Kinder- und Jugendpsychiatrie für Pädagogik und Soziale Arbeit

Hans-Joachim Kirschenbauer (Hrsg.)

Hans-Joachim Kirschenbauer (Hrsg.)

Kinder- und Jugendpsychiatrie für Pädagogik und Soziale Arbeit

Ein Handbuch für die Praxis

2. Auflage

Unter Mitarbeit von

Bernhard Gerhards
Joëlle Penzkofer
Heike Sänger-Seul
Tobias Stegmann

kontexte frankfurt
gemeinnützige GmbH

hogrefe

Dr. med. Hans-Joachim Kirschenbauer (Hrsg.), Arzt für Psychiatrie und Psychotherapie, Sozialmedizin, Rehabilitationswesen, Suchtmedizin, Leitender Medizinaldirektor a. D.

Bibliografische Information der Deutschen Nationalbibliothek
Die Deutsche Nationalbibliothek verzeichnet diese Publikation in der Deutschen Nationalbibliografie; detaillierte bibliografische Daten sind im Internet über http://www.dnb.de abrufbar.

Anregungen und Zuschriften bitte an:
Hogrefe AG
Lektorat Gesundheitsberufe
z. Hd.: Barbara Müller
Länggass-Strasse 76
3012 Bern
Schweiz
Tel. +41 31 300 45 00
info@hogrefe.ch
www.hogrefe.ch

Lektorat: Barbara Müller
Bearbeitung: Christina Nurawar Sani
Herstellung: Daniel Berger
Umschlaggestaltung: Claude Borer, Riehen
Satz: Claudia Wild, Konstanz
Druck und buchbinderische Verarbeitung: Finidr s. r. o., Český Těšín
Printed in Czech Republic
Auf säurefreiem Papier gedruckt

2. Auflage 2023

(E-Book-ISBN_PDF 978-3-456-96169-9)
(E-Book-ISBN_EPUB 978-3-456-76169-5)
ISBN 978-3-456-86169-2
https://doi.org/10.1024/86169-000

Inhaltsverzeichnis

Danksagung

Den Mitautoren der ersten Auflage, Frau Dr. med. Joëlle Penzkofer, Ärztin für Kinder- und Jugendpsychiatrie und Psychotherapie, Frau Heike Sänger-Seul, Diplom-Psychologin und Erzieherin sowie Herrn Dr. med. Tobias Stegmann, Arzt für Kinder- und Jugendpsychiatrie und Psychotherapie danke ich ganz herzlich für ihre engagierte Mitarbeit an der Entstehung dieses Buches im Rahmen ihrer Tätigkeit beim Kinder- und Jugendpsychiatrischen Dienst des Gesundheitsamtes der Stadt Frankfurt am Main.

Bei Herrn Bernhard Gerhards, Diplom-Psychologe und Diplom Pädagoge, bedanke ich mich ganz besonders gerne, denn er hat weit über das Maß dessen, was im Rahmen seiner Tätigkeit beim Kinder- und Jugendpsychiatrischen Dienst des Gesundheitsamtes der Stadt Frankfurt am Main erforderlich war, auch in seiner Freizeit sowohl bei der Erstauflage als auch im Rahmen der zweiten Auflage kreativ und intensiv mitgewirkt. Ohne ihn wäre das Buch sicher nicht in dieser Form möglich geworden.

Herrn Rolf Mayer, Geschäftsführer der Kontexte Frankfurt gGmbH, gilt mein besonderer Dank. Er hat den Kontakt zum Hogrefe Verlag gebahnt, zur zweiten Auflage motiviert sowie einen aktiven Teil zum Gelingen des Buches beigetragen.

Die Kontexte Frankfurt gGmbH ist die gemeinnützige Projektgesellschaft von vier großen sozialen Trägern in Frankfurt am Main, die im Sozial- und Gesundheitswesen mit ihren mehr als 3500 Fachkräften umfassende und vielfältige Komplexleistungen erbringen. Ein Schwerpunkt der Kontexte Frankfurt gGmbH sind Innovationen im Gesundheitswesen, insbesondere auch im Bereich der psychiatrischen Versorgung. Die Kontexte Frankfurt gGmbH hat die Veröffentlichung des vorliegenden Fachbuches ideell und finanziell unterstützt, da – so Kontexte Frankfurt gGmbH – „seine Ergebnisse für die psychiatrische Versorgung von Kindern und Jugendlichen von herausragender Bedeutung sind."

Alle an diesem Buch beteiligte Autoren verzichten auf ein Honorar zugunsten einer höheren Druck- und Designqualität sowie zugunsten eines geringeren Verkaufspreises.

Dem Hogrefe Verlag, in Person Frau Barbara Müller, danke ich für den unkomplizierten und freundlichen Umgang und das erfolgreiche Engagement für die vielfältigen Wünsche meinerseits.

Warum (immer)noch ein Buch ...?

Vorwort zur zweiten Auflage 2023

Diese Frage in der Überschrift ist leicht zu beantworten: Das Handbuch hat sich in der Praxis bewährt und deshalb wurden in der letzten Zeit die Stimmen lauter, die sich eine zweite Auflage wünschten, nachdem die erste Auflage vergriffen war.

Die erste Auflage des Handbuchs im Jahr 2012 wurde durch die Stadt Frankfurt am Main, vertreten durch den Magistrat in Verbindung mit dem Gesundheitsamt der Stadt, herausgegeben. Das war gut so, weil mit dieser ideellen und wirtschaftlichen Unterstützung der Stadt Frankfurt am Main genau das Handbuch geschaffen werden konnte, dass die interdisziplinäre Arbeit mit Kindern und Jugendlichen mit psychischen Störungen oder seelischen Behinderungen fördern soll. Und das ist auch gelungen. Da die Stadt Frankfurt am Main aber kein Verlag mit geeigneten Vertriebskanälen ist und deshalb für das Handbuch nur initial herausgebend tätig werden konnte, war es naheliegend, die Neuauflage unabhängig von der Stadt in Zusammenarbeit mit einem Verlag herauszubringen.

Für die zweite Auflage wurde das Handbuch durchgesehen und ergänzt. Insbesondere die Beschreibungen der kinder- und jugendpsychiatrischen Störungsbilder dürfen immer noch als aktuell gelten, insofern als sie sich mit den grundlegenden Aspekten der klinischen Manifestation und des pädagogischen Handelns befassen. In der Praxis haben sich diese trotz vielfältiger neuer Entwicklungen nicht wesentlich verändert. Zwar wird die neue ICD-11-Klassifikation einen Großteil dieser Störungsbilder nicht mehr nur auf die Kindheit beschränkt verstehen, sondern vor dem Hintergrund einer die ganze Lebensspanne umfassenden Prävalenz definieren und diagnostische Kriterien dementsprechend anpassen, für den praktischen Gebrauch kann aber, zumindest übergangsweise, an der etablierten Beschreibung dieser Störungsbilder festgehalten werden.

Es gibt weiterhin eine steigende Anzahl von Kindern und Jugendlichen, die aufgrund ihrer psychischen Situation Hilfe und Unterstützung benötigen, was sich in den Fallzahlen der Hilfe nach § 35a SGB XIII widerspiegelt. Auch die Einführung des Bundesteilhabegesetzes, das die Personenzentrierung und die Individualisierung der Unterstützung für Menschen mit Behinderungen und von Behinderung bedrohte Menschen gestärkt hat, bewirkt ebenfalls Veränderungen in der praktischen Arbeit mit Kindern und Jugendlichen.

Viele weitere Entwicklungen in den letzten Jahren, insbesondere auch in der Kinder- und Jugendpsychiatrie sowie in der Sozialen Arbeit und in der Pädagogik könnten hier aufgeführt werden. Dies würde allerdings den Rahmen eines Handbuchs sprengen, zumal eine reichhaltige Fachliteratur zu allen relevanten Themen, Diskussionen und Erkenntnissen analog und auch digital im Internet verfügbar ist. Aus unserer Sicht sollte ein Handbuch immer überschaubar und handlich bleiben, um sich in einer komplexen Thematik grundlegend orientieren und systematisch informieren zu können. Diesen Anspruch verfolgt auch die zweite Auflage. Es ist eine praxisorientierte Navigationshilfe, die nicht den Anspruch hat, umfassendere Einzeldarstellungen zu ersetzen.

Es ist zu wünschen, dass auch die zweite Auflage des Handbuchs den Dialog zwischen Kinder- und Jugendpsychiatrie und Sozialer Arbeit/Pädagogik in konstruktiver Weise fördert und hierdurch auch zu einer Verbesserung der Inklusions- und Teilhabechancen der psychisch belasteten jungen Menschen beiträgt.

Dr. med. Hans-Joachim Kirschenbauer
Frankfurt am Main, im November 2022

Warum noch ein Buch ...?

Vorwort zu ersten Auflage 2012

Mit dem vorliegenden Handbuch möchten die Autoren dazu beitragen, den notwendigen Dialog zwischen Kinder- und Jugendpsychiatrie und Jugendhilfe, der sich in den letzten Jahren mit hoffnungsvollen Ansätzen entwickelt hat, zu unterstützen.

Unser Ziel war es, Grundlagen der Kinder- und Jugendpsychiatrie verständlich darzustellen und für das pädagogische Handeln nutzbar zu machen. Das Buch richtet sich in erster Linie an Mitarbeiterinnen und Mitarbeiter der (teil-)stationären Jugendhilfe und nimmt deshalb häufig direkt Bezug auf Alltagsabläufe im Heimbereich. Aber auch Kolleginnen und Kollegen aus der Sozialen Arbeit und der Pädagogik können in ihrer Arbeit mit psychisch auffälligen Kindern, Jugendlichen und ihren Familien von den dargestellten Informationen profitieren, insbesondere die Fachkräfte der Jugendämter, der ambulanten Jugendhilfe, der Kindertagesstätten und Schulen.

Wie kamen wir dazu, dieses Buch zu schreiben? Die Erfahrung der vergangenen Jahre zeigte, dass die Zusammenarbeit zwischen Kinder- und Jugendpsychiatrie, freien Jugendhilfeträgern und Jugendamt vielerorts nicht unbedingt von Wertschätzung und gegenseitigem Respekt geprägt ist. Pädagogen, Psychologen und Psychiater, also Berufsgruppen, die sich professionell mit Beziehungsarbeit, mit Kommunikation und Interaktion sowie der Psyche des Menschen beschäftigen, machen im Umgang miteinander nicht immer eine „gute Figur". Anerkennung und Achtung der handelnden Personen und ihrer fachlichen Überzeugungen könnten mancherorts noch ein wenig Optimierung vertragen. Auch die Kooperation zwischen Kinder- und Jugendpsychiatrie und Jugendhilfe in der Stadt Frankfurt am Main bildete in dieser Hinsicht keine Ausnahme.

In der Abteilung Psychiatrie des Amtes für Gesundheit wurde im Jahr 2000 ein Kinder- und Jugendpsychiatrischer Dienst errichtet. Unter Moderation dieses Dienstes wurde ein Arbeitskreis mit den regionalen Protagonisten der Kinder- und Jugendpsychiatrie (Klinik, niedergelassener Kinder- und Jugendpsychiater, Kinder- und Jugendpsychiatrischer Dienst) und der öffentlichen Jugendhilfe ins Leben gerufen. Auch in diesem „Mikrokosmos" spiegelte sich der oben beschriebene Umgang der verschiedenen Berufsgruppen wider. Es bestand jedoch der Wille, Gegensätze durch kollegialen Dialog zu überbrücken und die Kooperation auszubauen, um ein gemeinsames Ziel zu erreichen: Die Verbesserung der Versorgung von Kindern und Jugendlichen mit psychischen Störungen und sozialem Unterstützungsbedarf in Frankfurt am Main.

Ein Ergebnis dieses Dialogs bestand in der Vereinbarung, ein gemeinsames Projekt zur Unterstützung und Qualifizierung von pädagogischen Fachkräften zu entwickeln, die in (teil-)stationären Jugendhilfeeinrichtungen arbeiten. Die Mitarbeiterinnen und Mitarbeiter sollten darin unterstützt werden, Kinder und Jugendliche, die in Heimen nach § 34 SGB VIII oder Tagesgruppen nach § 32 SGB VIII betreut werden und dort im Verlauf der Betreuungszeit psychisch auffällig werden, weiterhin zu betreuen.

Gleichzeitig sollten die genannten Regeleinrichtungen der Jugendhilfe dazu befähigt werden, Kinder und Jugendliche, die nach einer stationären psychiatrischen Behandlung nicht mehr in ihr Elternhaus zurückkehren können, angemessen und ihrem individuellen Bedarf gemäß zu betreuen und zu versorgen.

ALFI (Ablauflogistik für Institutionen) war der Arbeitstitel für dieses Projekt, das im Jahr 2008 von der Akademie für öffentliches Gesundheitswesen mit Sitz in Düsseldorf mit dem Qualitätspreis ausgezeichnet wurde.

Ein zentraler „Baustein“ des Projekts ALFI war eine Fortbildungsreihe mit 12 Seminaren für die Mitarbeiter der beteiligten Jugendhilfeeinrichtungen. In dieser Fortbildungsreihe wurden grundlegende Informationen über die häufigsten kinder- und jugendpsychiatrischen Störungen vermittelt. Außerdem wurden Handlungsmöglichkeiten aufgezeigt, die sich aus der kinder- und jugendpsychiatrischen Sichtweise im Hinblick auf die Betreuung in den Einrichtungen ergeben und die – bei Bedarf – im pädagogische Alltagshandeln berücksichtigt werden können.

Im Rahmen dieser Fortbildungsreihe äußerten viele Teilnehmerinnen und Teilnehmer den Wunsch, die Inhalte zu vertiefen und die Möglichkeit zu haben, auch im Alltag „mal rasch nachschlagen“ zu können. Dieses Anliegen veranlasste uns, das vorliegende Handbuch zu konzipieren, denn trotz intensiver Recherchen fanden wir zum damaligen Zeitpunkt nichts Entsprechendes auf dem Buchmarkt. Es ist in mehrjähriger Arbeit und unter intensiven Diskussionen der verschiedenen Berufsgruppen neben der eigentlichen Alltagsarbeit entstanden.

Eine Voraussetzung für Dialog und Verständigung ist die Kenntnis von medizinischen Fachausdrücken. Sie werden deshalb auch in diesem Handbuch verwendet. Damit das Buch jedoch auch ohne medizinische Vorkenntnisse gelesen werden kann, werden die Sachverhalte, welche durch die Fachbegriffe beschrieben werden, im Text alltagssprachlich dargestellt. In Klammern findet sich dann der jeweilige „terminus technicus“.

Um eine prozesshafte Optimierung des Handbuchs umsetzen zu können, freuen wir uns über jegliche Rückmeldung an die Autoren. Wir hoffen, dass dieses Buch zu einer besseren Zusammenarbeit der verschiedenen Berufsgruppen beiträgt und damit auch den betroffenen Kindern und Jugendlichen zugutekommt.

Dr. med. Hans-Joachim Kirschenbauer
Frankfurt am Main, im März 2012

Gender-Hinweis:
Die Autorinnen und Autoren haben im vorliegenden Handbuch bei der Bezeichnung von Personen häufig die maskuline Form verwendet (zum Beispiel Jugendlicher, Betroffener, Therapeut, Betreuer, Mitarbeiter etc.). Dies erfolgte ausschließlich mit der Zielsetzung, die Lesbarkeit des Buches zu verbessern. Selbstverständlich bezieht sich die Verwendung dieser Personenbezeichnungen immer auch auf weibliche Personen.

1 Allgemeines

Praktische Erfahrungen in der **Zusammenarbeit zwischen Kinder- und Jugendpsychiatrie und Jugendhilfe** zeigen, dass die Kooperation oft nicht reibungslos verläuft und die beiden Disziplinen häufig in einem Spannungsverhältnis zueinanderstehen. Der Pädagoge Christian Schrapper spricht von der Kinder- und Jugendpsychiatrie und der Jugendhilfe als „zwei Königskindern", die einander nicht mögen, aber in einer Schicksalsgemeinschaft miteinander verbunden sind.

Eine häufig geäußerte Kritik der Jugendhilfe ist beispielsweise, dass manche Kinder- und Jugendpsychiater Jugendhilfemaßnahmen „verordnen" würden, als wären es Medikamente. Pädagogische Mitarbeiter und die Mitarbeiter des Kinder- und Jugend-Sozialdienstes wären dazu da, das auszuführen, was ärztlicherseits angeordnet wurde. Beklagt wird auch ein Umgang „von oben herab", der eine „Begegnung auf Augenhöhe", wie sie seitens der Pädagogik gewünscht wird, verhindert. Umgekehrt kritisieren Klinikärzte ebenso wie niedergelassene Ärzte die häufig zu lang dauernden Entscheidungswege innerhalb der Jugendhilfe, die geringe Akzeptanz für die gegebenen ärztlichen Empfehlungen, die mangelnde Erreichbarkeit der Jugendhilfemitarbeiter und das oft fehlende Verständnis, wenn Medikamente verordnet werden.

Spätestens seit der **Ulmer Heimkinderstudie** ist bekannt, wie sehr Kinder- und Jugendpsychiatrie und Jugendhilfe im Grunde aufeinander angewiesen sind. Eine gute Kooperation zwischen beiden Disziplinen ist wichtig, gerade wenn man den in stationären Einrichtungen der Jugendhilfe untergebrachten Kindern und Jugendlichen nachhaltig helfen möchte. Die Studie zeigte, dass etwa jeder zweite junge Mensch, der in einer Einrichtung der stationären Jugendhilfe, also einem Heim lebt, eine psychische Auffälligkeit aufweist, die behandlungsbedürftig ist. Trotz dieses hohen Anteils sind viele Kinder und Jugendliche, die in Heimen leben, niemals kinder- und jugendpsychiatrisch untersucht worden. Entsprechend ist bei ihnen weder eine Diagnose gestellt noch eine bedarfsgerechte Behandlung eingeleitet worden. Gerade für diesen Personenkreis der psychisch auffälligen Heimkinder wäre aber eine gute Kooperation von Kinder- und Jugendpsychiatrie und Jugendhilfe besonders wichtig. Ein Hilfesystem allein wird diese Kinder und Jugendlichen nur unzureichend versorgen können.

1.1 Psychische Störungen und deren Klassifikationen

Was kennzeichnet psychische Störungen, und woran lassen sie sich erkennen? Ein Blick in die Geschichte der Psychiatrie zeigt, wie sehr das Verständnis für diese Erkrankungen – neben dem wissenschaftlichen Fortschritt – auch einem historisch-gesellschaftlichen Wandel unterworfen ist. Und es ist sehr wahrscheinlich, dass auch das heutige Verständnis von psychischen Störungen in der Zukunft einem weiteren Wandel unterliegen wird.

Ein Beispiel für den **historisch-gesellschaftlichen Wandel**: Sprach man in der Antike von „Melancholie", so war damit eines der vier typischen Temperamente des Menschen gemeint. Über die Jahrhunderte wandelte sich der Begriff und beschrieb am Ende des 20. Jahrhunderts eine Gemütslage mit ausgeprägter Schwermut, Niedergeschlagenheit und Traurigkeit. In der heutigen Psychiatrie würden wir von einer „depressiven Episode" oder – etwas allgemeiner – von einer „affektiven Störung" sprechen. Mit der Änderung der Begrifflichkeit gingen aber auch Unterschiede in der Definition einher. Das heißt: Trotz einiger Überschneidungen mit dem früheren Melancholie-Begriff verfügen wir heute über eine präzisere Definition, die sich insbesondere an beobachtbaren Verhaltenskriterien orientiert.

Umgangssprachlich würden wir den oben genannten Zustand vielleicht einfach als „Burnout" beziehungsweise als „Depression" bezeichnen. Beide Termini sind jedoch inzwischen zu häufig verwendeten Modebegriffen geworden, die für alle möglichen Zustände - auch solche, die eigentlich gar keinen Krankheitswert besitzen und eher als Ausdruck einer vorübergehenden Unlust oder Belastung anzusehen sind - verwendet werden. Und fast jeder verfügt bei diesen Begriffen über ein mehr oder minder umfangreiches Erfahrungswissen oder zumindest ein intuitives Vorwissen. Dieses Vorwissen kann von Person zu Person sehr unterschiedlich sein. Wenn aber jeder etwas anderes unter „Depression" oder „Burnout" versteht, kann dies zu erheblichen Verständigungsproblemen führen. Sie erschweren die Kommunikation und können im ungünstigen Falle geeignete und notwendige Behandlungsmaßnahmen verzögern oder gar verhindern.

Um sicherzustellen, dass Erkrankungen möglichst klar und nachvollziehbar definiert sind, hat die Weltgesundheitsorganisation (WHO) ein internationales Klassifikationssystem der Krankheiten erarbeitet, das seit seinen Anfängen im 19. Jahrhundert immer wieder fortgeschrieben und weiterentwickelt wurde. Es handelt sich um die **Internationale statistische Klassifikation der Krankheiten und verwandter Gesundheitsprobleme** (englisch: International Statistical Classification of Diseases and Related Health Problems), die in der 10. Auflage vorliegt, oder kurzum die ICD-10. Darin sind in 22 Kapiteln alle bekannten Krankheiten (zurzeit über 13.000) definiert und zusätzlich mit einer Buchstaben-Zahlen-Codierung versehen, die das Auffinden einer Erkrankung in dem Klassifikationssystem erleichtert. Die Psychischen Störungen sind im 5. Kapitel der ICD-10 verzeichnet. In Deutschland werden Diagnosen fast ausschließlich nach ICD-10 verschlüsselt, da diese Codierungen auch von den Krankenkassen als Abrechnungsgrundlage für erbrachte ärztliche oder therapeutische Leistungen verwendet werden.

Die USA haben sich der ICD-10 im Bereich der psychischen Störungen nicht angeschlossen, sondern mit dem **Diagnostischen und Statistischen Manual psychischer Störungen** (englisch: Diagnostic and Statistical Manual of Mental Disorders), das in der 5. Ausgabe vorliegt, ein eigenes, nationales Klassifikationssystem entwickelt. Dieses Klassifikationssystem der American Psychiatric Association (APA) wird oft kurz als DSM-5 bezeichnet. Für das DSM-5 liegt eine deutsche Übersetzung vor, und es wird auch in vielen Bereichen von Psychologie und Psychiatrie in Deutschland und Europa angewendet.

Auch wenn sich ICD-10 und DSM-5 in ihrer Systematik und in Bezug auf die diagnostischen Kriterien einzelner psychischer Störungen unterscheiden, so dienen beide Klassifikationssysteme dem Zweck, Diagnosen zu ermöglichen, welche anhand der definierten Kriterien für fachkundige Personen grundsätzlich nachvollziehbar sind. Sie verhindern damit eine willkürliche Ausweitung oder Reduzierung der Krankheitssymptome einer Störung und dienen einer schnellen Verständigung unter Fachleuten. Da in Deutschland die ICD-10 die größere Verbreitung hat, orientiert sich das vorliegende Handbuch überwiegend an diesem Klassifikationssystem. Bei einigen Störungsbildern wurde die Darstellung aber um die diagnostischen Kriterien des DSM-5 ergänzt, insbesondere dann, wenn die DSM-5-Kriterien eine Störung nach Ansicht der Autoren besser illustrieren als die ICD-10. ICD-10-Kapitel 5 und DSM-5 sind Klassifikationssysteme für alle Formen psychischer Störungen bei allen Altersgruppen. Beide Systeme enthalten also auch Erkrankungen, die sich vor allem oder sogar ausschließlich im Kindes- und Jugendalter manifestieren.

Eine in der psychiatrischen Diagnostik bei Kindern und Jugendlichen sehr bedeutsame Ergänzung der ICD-10-Kategorien wurde mit dem „**Multiaxialen Klassifikationsschema für psychische Störungen des Kindes- und Jugendalters nach ICD-10 der WHO**“, kurz MAS, vorgelegt. Die MAS verfolgt das Ziel, die Komplexität der individuellen und sozialen Situation von Kindern und Jugendlichen besser abzubilden. Die für die psychiatrische Diagnostik relevanten Aspekte werden auf insgesamt sechs Achsen oder Merkmalsdimensionen dargestellt.

Auf der ersten Achse wird das **klinisch-psychiatrische Syndrom** beschrieben. Hier wird vermerkt, ob diagnostisch zum Beispiel eine affektive Störung, Schizophrenie, Angststörung, emotionale Störung oder eine andere psychische Störung vorliegt. Auf der zweiten Achse werden **umschriebene Entwicklungsstörungen** aufgeführt, sofern diese vorliegen. Entwicklungsstörungen in diesem Sinne sind zum Beispiel sprachliche oder motorische Entwicklungsverzögerungen oder eine schulische Teilleistungsschwäche wie Lese-, Rechtschreib- oder Rechenstörungen. Da das Merkmal Intelligenz in der kinder- und jugendpsychiatrischen Diagnostik in den meisten Fällen zum Untersuchungsstandard gehört und sowohl im Hinblick auf die schulische Leistungsfähigkeit als auch für die Nutzung eigener Ressourcen eine hohe Bedeutung hat, wird auf der dritten Achse eine Angabe zum **Intelligenzniveau** des Kindes oder Jugendlichen gemacht. Die vierte Achse dient zur Information, inwieweit bei dem jungen Menschen auch **körperliche Erkrankungen** vorliegen.

Alle Angaben der ersten vier Achsen lassen sich durch ICD-10-Diagnosen beschreiben. Auch die Entwicklungsstörungen und das Intelligenzniveau sind im Kapitel 5 der ICD-10 enthalten, während für die Beschreibung der körperlichen Erkrankungen auf alle Kapitel der ICD-10 zurückgegriffen werden kann. Bei den Achsen V und VI handelt es sich dagegen nicht um Erkrankungen.

Die **assoziierten aktuellen abnormen psychosozialen Umstände** und Belastungsfaktoren werden auf der fünften Achse beschrieben. Hier werden in systematisierter Form die Einflüsse von Elternhaus, Umwelt und Umgebungsbedingungen erfasst, die für das Kind oder den Jugendlichen eine potenzielle Belastung im Rahmen seiner Entwicklung darstellen können. Vernachlässigung, Misshandlung, Missbrauch, Aufwachsen mit einem psychisch kranken oder drogenabhängigen Elternteil, Behinderung eines Geschwisterkindes, inadäquate intrafamiliäre Kommunikation, abnormes elterliches Erziehungsverhalten, kritische Lebensereignisse und weitere Aspekte können angegeben und codiert werden. Selbstverständlich kann auch festgestellt werden, dass die psychosoziale Situation des jungen Menschen als unauffällig eingeschätzt wird. Diese Angaben sind deshalb wichtig, weil sie für die Entstehung (Ätiologie), die Behandlung, den Verlauf und die Prognose einer psychischen Störung bedeutsam sein können. Die sechste Achse dient der **Globalbeurteilung der psychosozialen Anpassung**. Es handelt sich dabei um eine Einschätzung des psychosozialen Funktionsniveaus des Kindes oder Jugendlichen, insbesondere in den Bereichen „Soziale Beziehungen“, „Schule und Beruf“, „Selbständigkeit“ und „Freizeit“. Diese Achse ist für die Einschätzung eines möglichen Eingliederungshilfebedarfs im Sinne des § 35a SGB VIII relevant, also bei Kindern und Jugendlichen, bei denen die Teilhabe am Leben in der Gemeinschaft durch die sozialen Folgen der psychischen Störung beeinträchtigt sein könnte.

Multiaxiale kinderpsychiatrische Diagnostik

Die Multiaxiale kinderpsychiatrische Diagnostik hat sich in der Praxis gut bewährt. Sie unterstützt dabei, die psychisch auffälligen Kinder und Jugendlichen nicht nur individuell als Träger eines Symptoms zu sehen, sondern Ressourcen, Belastungen soziale Aspekte und den konkreten Hilfebedarf bei der Beurteilung der Symptomatik und später bei der Behandlung und Hilfeplanung mit zu berücksichtigen.

Eine weitere wichtige Klassifikation der WHO zur Beschreibung der gesundheitlichen Situation von Menschen ist die **ICF (Internationale Klassifikation der Funktionsfähigkeit, Behinderung und Gesundheit;** englisch: International Classification of Functioning, Disability and Health), die eine herausragende Ergänzung zur ICD-Klassifikation darstellt. Die ICF repräsentiert in direkter Weise das bio-psycho-soziale Modell und den in der UN-Behindertenrechtskonvention formulierten Anspruch auf vollständige Teilhabe von Menschen mit Behinderungen. Sie hat deshalb in den letzten Jahren zunehmend in den Unterstützungssystemen für Menschen mit Behinderungen an Bedeutung gewonnen. Im Bundesteilhabegesetz (BTHG) ist die ICF als Grundlage für die Erstellung von Teilhabeplänen verbindlich benannt und viele Träger der Eingliederungshilfe und Leistungserbringer haben ihre Dokumentationssysteme auf diesen Standard der ICF umgestellt. Die ICF ist ein wichtiger Baustein in der Qualitätssicherung des Sozial- und Gesundheitswesens.

Die ICF klassifiziert den Gesundheitszustand und mit Gesundheit zusammenhängende Zustände. Sie gliedert, ordnet und normiert die Darstellung der von ihr erfassten Sachverhalte in den Bereichen Körperstrukturen, Körperfunktionen, Umweltfaktoren, Aktivitäten und Partizipation/Teilhabe. Für die ebenfalls wichtigen personbezogenen Faktoren des bio-psycho-sozialen Modells stellt die ICF keine Klassifikation zur Verfügung. Personbezogene Faktoren sind in der ICF sonstige Gegebenheiten des Lebens und der Lebensführung einer Person, die nicht unmittelbarer Teil des infrage stehenden Gesundheitszustandes sind, aber dafür eine Rolle spielen können. Solche Faktoren können zum Beispiel Geschlecht, Alter, Bildung, Lebensstil, Gewohnheiten, Erziehung, Problembewältigungsstrategien etc. sein. Da personbezogene Faktoren in der ICF nicht klassifiziert sind, erfolgt ihre Benennung und Beschreibung mittels der (Fach-)Sprache, die die beteiligten Personen üblicherweise für solche Zwecke verwenden.

Speziell für die Beschreibung des Gesundheitszustandes von Kindern und Jugendlichen wurde eine gesonderte Version der ICF erstellt: die **ICF-CY (International Classification of Functioning, Disability and Health – Children and Youth Version).**

Die ICF-CY verfügt wie die ICF über mehr als 1.400 unterschiedliche Items, die mit Codes und Beschreibungen versehen sind, um damit den Gesundheitszustand einer Person und die mit ihrer Gesundheit zusammenhängenden Zustände darstellen zu können. Diese Items sind mit ihren Codes und Beschreibungen die Basiselemente der Klassifikation, mit denen konkret die gesundheitliche Situation einer Person beschrieben werden kann. Die ICF-CY ist in zwei Teile gegliedert: zum einen für die **Beschreibung der „Funktionsfähigkeit und Behinderung"** mit den zwei Komponenten „Körperfunktionen und Körperstrukturen" sowie „Aktivitäten und Partizipation (Teilhabe)", zum anderen für die **Beschreibung der „Kontextfaktoren"** mit den zwei Komponenten „Umweltfaktoren" und „personbezogene Faktoren". Diesen vier Komponenten sind dann weitere Untergliederungen (Ebenen) mit den dazugehörigen Items in einer sich verästelnden Baumstruktur zugeordnet. Die einzelnen Codierungen der ICF-CY beinhalten jeweils eine kürzere oder längere inhaltliche Beschreibung (Definition) und bestehen immer aus einer Kombination von Kleinbuchstaben für die Komponente und Ziffern für die nachfolgenden Ebenen.

So ist zum Beispiel dem Code „b140" der Begriff „Funktionen der Aufmerksamkeit" zugeordnet. Hier steht der Kleinbuchstabe b für die Komponente der Körperfunktionen („body function"), die Ziffer 1 für die Gesamtheit der „Mentalen Funktionen". Auf den nächsten Ebenen sind weitere Differenzierungen möglich. Die „Funktionen der Aufmerksamkeit" mit der erwähnten Codierung b140 sind in der Systematik der ICF-CY den „Spezifischen mentalen Funktionen" zugeordnet. Für eine noch genauere Beschreibung können Untercodes wie zum Beispiel b1400 „Daueraufmerksamkeit" oder b1402 „Geteilte Aufmerksamkeit" verwendet werden.

Ergänzt werden die Codes durch Beurteilungsmerkmale der ICF-CY zu dem Ausmaß oder der Größe eines Problems, um dadurch ein genaues Bild einer Funktionsstörung oder eines Strukturschadens und um Art und Umfang des Aktivitäts- und Partizipationsniveaus sowie des positiven oder negativen Einflusses von Umweltfaktoren zu dokumentieren.

Oftmals wird die ICF-CY auf das **Erlernen und die Anwendung dieser alphanumerischen Codes** reduziert. Diese Art der Anwendung stellt für viele potenzielle Anwender aber angesichts der Vielzahl der Items und der dazugehörigen Codes eine abschreckende Hürde dar. Die differenzierte Codierung muss aber auch für die meisten Nutzer nicht die oberste Priorität in der Arbeit mit der ICF-CY haben. Die ICF-CY wurde für einen breiten Anwendungsbereich entwickelt, der von statistischen und wissenschaftlichen Erhebungen umfassender Daten und deren Analyse bis zur Anwendung in der personzentrierten Versorgung reicht. Eine umfassende und detaillierte Codierung steht im Vordergrund von statistischen und wissenschaftlichen IT-gestützten Vorhaben, um größere Datenmengen valide erfassen und aussagekräftig auswerten zu können. In der alltäglichen Arbeit mit einzelnen Personen ist eine solche umfassende und detaillierte Codierung in der Regel nicht notwendig. Die konsequente Anwendung des bio-psycho-sozialen Modells der ICF-CY in Verbindung mit den für den jeweiligen Zweck wichtigsten Items eröffnet einen gut strukturierten Zugang zur gesundheitlichen Situation einer Person und bildet damit schon eine gute Basis für die Erstellung von individuellen Profilen und Teilhabeplanungen. Auf dieser Basis kann dann schrittweise die differenzierte Anwendung der ICF-CY erfolgen, die mit einem weiteren Zuwachs an Präzision verbunden ist.

Die **Erstellung eines Funktionsprofils** auf der Grundlage von ICF-CY dient der systematischen Planung von Interventionen. Die detaillierte Bestandsaufnahme des **funktionalen Gesundheitszustands**, des **Aktivitäts- und Partizipationsniveaus**, der relevanten **Umweltfaktoren** sowie wichtiger personbezogene Faktoren unterstützt die Formulierung von individuellen Zielen, die mit bedarfsgerechten Interventionsmaßnahmen in einem definierten Zeitraum erreicht werden sollen. Hierbei sollen in Absprache mit dem Kind oder Jugendlichen bzw. den Sorgeberechtigten Prioritäten gesetzt werden, um konkretes Handeln mit überprüfbaren Zielen zu ermöglichen.

<u>Ein Beispiel</u>: Bei einem 8-jährigen Jungen wurde die Diagnose einer einfachen Aktivitäts- und Aufmerksamkeitsstörung (ICD-10 F90.0) gestellt, mit den drei bekannten Leitsymptomen „Unaufmerksamkeit", „Hyperaktivität" und „Impulsivität". Neben der Leitsymptomatik wurden auch ausgeprägte Schulleistungsprobleme, Beeinträchtigungen der Merkfähigkeit, eine erhöhte Reizbarkeit und Konfliktbereitschaft, Neigung zu Wutausbrüchen und eine ausgeprägte Distanzlosigkeit gegenüber fremden Personen beobachtet.
Über die psychosoziale Funktionsfähigkeit des Kindes im Alltag sagt die Diagnose einer einfachen Aktivitäts- und Aufmerksamkeitsstörung nichts aus. Vielmehr wird man die konkreten Verhaltensweisen einer genaueren

Betrachtung unterziehen und die für das Kind und seine Umgebung besonders belastend erscheinenden Verhaltensweisen in den Fokus nehmen.

In der Systematik der ICF-CY können verschiedene Schwerpunktsetzungen für die Beschreibung des Gesundheitszustandes vorgenommen werden, um ein detailliertes und individuelles Profil der Funktionsfähigkeit zu erstellen. Die Beschreibung des Gesundheitszustandes schließt vorhandene Ressourcen mit ein.

Setzt man einen Schwerpunkt bei der Komponente der **Körperfunktionen**, so sollten vor dem Hintergrund der im Fallbeispiel angedeuteten Symptomatik vor allem die *Mentalen Funktionen* in die Beschreibung der Funktionsfähigkeit Eingang finden.

Für den oben genannten Jungen könnten zum Beispiel die „Funktionen der Aufmerksamkeit" näher beschrieben werden. Dabei wäre von Interesse, inwieweit es ihm gelingt, die Aufmerksamkeit über einen geforderten Zeitraum aufrechtzuerhalten (Daueraufmerksamkeit), ob er sich auf unterschiedliche oder wechselnde Reize konzentrieren kann (Lenkung der Aufmerksamkeit), inwieweit er sich gleichzeitig auf zwei oder mehr Reize einstellen kann (Geteilte Aufmerksamkeit) oder seine Aufmerksamkeit unter Gruppenbedingungen aufrechterhalten kann (Codierung b140). Natürlich können auch mehrere oder alle genannten Funktionen beeinträchtigt sein.

Ebenso ließe sich eine Beschreibung der „Funktionen der psychischen Energie und des Antriebs" (b130) vornehmen, beispielsweise wenn der Junge Mühe hat, seine Impulse altersentsprechend zu regulieren und zu kontrollieren.

Die Behaltensleistungen können bei den „Funktionen des Gedächtnisses" (b144) genauer nach Kurz- oder Langzeitgedächtnis unterschieden werden. Ebenso kann dargestellt werden, in welcher Weise es dem Kind gelingt, Informationen aus dem Langzeitgedächtnis zu erinnern und abzurufen.

Wenn – wie im Fallbeispiel – wiederholt beobachtet wurde, dass der Junge seine Affekte nicht oder nur eingeschränkt kontrollieren kann (Wutausbrüche), so lässt sich dieser Sachverhalt unter den „Emotionalen Funktionen" (b152) näher erläutern.

Einen weiteren Schwerpunkt für die Beschreibung der Funktionsfähigkeit liefert die Komponente der **Aktivitäten und Partizipation**.

Die Schulleistungsprobleme im Falle des 8-jährigen Jungen können im Bereich des *Lernens und der Wissensanwendung* zum Beispiel das Lesenlernen (d140), Schreibenlernen (d145) oder Rechnenlernen (d150) betreffen, aber auch die Frage, auf welche Weise er sich bestimmte Fertigkeiten aneignet (zum Beispiel dabei, Spiele und deren Regeln zu erlernen, d155).

Interpersonelle Interaktionen und Beziehungen nehmen die Interaktionen in den Blick. Hier lässt sich darstellen, inwieweit Begegnungen mit anderen Personen oft konflikthaft oder aggressiv verlaufen oder inwieweit sich das Verhalten des Jungen an den sozialen Regeln und Konventionen orientiert (d720). Ebenso kann hier die Art und Weise dargestellt werden, wie die Beziehungen zu Autoritätspersonen (Erziehern, Lehrkräften, d7400) oder gleichrangigen Personen (Mitschülern, d7402) gestaltet werden. Im Fallbeispiel wurde ferner die Distanzlosigkeit gegenüber unbekannten Personen erwähnt, also wie der Junge sich bei Begegnungen mit fremden Menschen verhält (d730).

In vielen Fällen sind bei der Hilfeplanung die Familienbeziehungen (d760) von Interesse. Sie betreffen neben der Kernfamilie auch die zwischenmenschlichen Beziehungen im erweiterten Familienkreis.

Schließlich können auch **Umweltfaktoren** in die Problematik hineinwirken. Ein einfaches Beispiel hierfür wäre die Sitzposition im Klassenraum (Nähe zur Lehrkraft, e130).

Eine herausragende Rolle kommt zweifellos dem Bereich *Unterstützung und Beziehungen* zu, wo beschrieben werden kann, wie sich die emotionale Unterstützung oder Vernachlässigung durch das Elternhaus (e310) oder die außerfamiliären Unterstützungsangebote (zum Beispiel: Jugendhilfe, e340; Psychotherapie, Ergotherapie e355; Förderunterricht, e360) auf das Kind auswirken. Ferner können die *Einstellungen* bestimmter Personen eine Rolle spielen, beispielsweise eine positive oder ablehnende Einstellung der Lehrkraft gegenüber dem Schüler (e430) oder die Einstellung der Freunde (e420). Auch diese Aspekte werden in der Systematik der ICF-CY den Umweltfaktoren zugeordnet.

Die **Sprache der ICF-CY** beinhaltet medizinische Terminologien bei der Beschreibung von Körperstrukturen und Körperfunktionen neben alltagssprachlichen Begriffen bei der Beschreibung von Umweltbedingungen, Aktivitäten und Partizipation. Mit diesen Begriffen und den dazugehörigen Beschreibungen lässt sich die gesundheitliche Situation einer Person recht präzise beschreiben. Diese Kenntnisse helfen dann in der praktischen Arbeit bei der Erstellung von Therapie- und Behandlungsplänen auf der Basis eines dialogischen, partizipativen und teilhabeorientierten Umgangs mit den Kindern und Jugendlichen, aber auch mit den Eltern, Erziehungsberechtigten und Institutionen.

Die **Struktur der ICF-CY**, die Begriffe für die Items sowie die dazugehörigen Texte für die Beschreibung wurden in einem umfangreichen und langjährigen Erarbeitungsprozess erstellt, an dem eine Vielzahl von internationalen Experten beteiligt war. Man kann sich einen solchen Prozess vorstellen wie die Erarbeitung eines Gesetzes, das aus unterschiedlichen Perspektiven geprüft und nach vielen Richtungen abgesichert sein muss, damit es eine anerkannte und damit gültige Grundlage für wichtige Entscheidungen bilden kann. Auf diese Weise erstellte Texte, die einem hohen Anspruch an Eindeutigkeit und innerer Logik genügen müssen, entfernen sich naturgemäß von alltagssprachlichen Textkonzepten. Letztere lassen aufgrund ihrer Mehrdeutigkeit zu viele Interpretationsspielräume zu und sind damit für eine präzise Verständigung nicht hinreichend geeignet.

Alltagssprachlich formulierte Berichte lassen sich unter Umständen schneller lesen, haben aber gegebenenfalls zu wenig präzisen Informationsgehalt, um ein klares Bild eines Sachverhaltes zu vermitteln, auf dem aufbauend dann ohne weitere Rückfragen Entscheidungen getroffen werden können. Andererseits führt der Anspruch, logisch-präzise Sachverhalte zu beschreiben, auch zu Formulierungen, die wiederum schwer verständlich sein können. In diesem Spannungsfeld von Eindeutigkeit, Klarheit und allgemeiner Verständlichkeit sind nicht nur theoretische Kenntnisse der ICF-CY, sondern auch eine fundierte Praxis und Erfahrung in ihrer Anwendung notwendig. Die Nutzung der ICF-CY als Instrument des Erkenntnisgewinns und einer gut lesbaren Dokumentation sollte deshalb immer mit einer dazu passenden Gesprächsführung, wie zum Beispiel Motivational Interviewing, sowie mit anschaulich verfassten Berichten verbunden werden. Mit einem solchen **Verständnis der ICF-CY als einem kreativ zu nutzendem Instrument für die Teilhabeförderung** erfolgt eine Abgrenzung von den Ansätzen, die die ICF-CY vor allem als eine umfängliche Checkliste im bürokratischen Sinne verstehen. Für die produktive Anwendung der ICF-CY sind deshalb gesonderte Fortbildungen für Fachkräfte zwingend erforderlich, um das Potential der ICF-CY als kreativ einzusetzendes Instrument der Qualitätssicherung in der Teilhabeförderung zu erschließen.

Es ist davon auszugehen, dass die Beschreibung der gesundheitlichen Situation mit Hilfe der ICF-CY weiter an Bedeutung gewinnen, diese Entwicklung aber nur in kleinen Schritten vonstattengehen wird, da das Erlernen dieser Klassifikation und ihre sichere und produktive Anwendung in der Praxis einige Zeit benötigt. Sich damit konstruktiv auseinanderzusetzen stellt jedoch eine Bereicherung und eine gute fachliche Unterstützung in der täglichen Arbeit dar. Mit zunehmender Einarbeitung und Routine erleichtert es nicht nur die Arbeit, sondern verbessert auch die Zufriedenheit der Mitarbeitenden und die Qualität der erbrachten Leistungen. Je mehr Fachkräfte die ICF-CY in der Teilhabeplanung und Teilhabeförderung anwenden, desto eher sind sinnvoll vernetzte (interdisziplinär) und qualitativ stimmige Arbeitsergebnisse zu erwarten. Diese werden dann zu konkreten Teilhabezielen und Teilhabemaßnahmen beitragen. Eine **systematische, ICF-CY-basierte Teilhabeplanung und Teilhabeförderung** unterstützt die pragmatische Zielfokussierung, strukturiert die Planung und Umsetzung von Maßnahmen, begründet und dokumentiert die Notwendigkeit von (Förder-) Leistungen, macht für alle Beteiligten das Vorgehen und die Ergebnisse transparent, trägt zur notwendigen Evaluation der Teilhabeförderung sowie zur Koordinierung der beteiligten Institutionen bei und ermöglicht es den Kindern und Jugendlichen, auch ihre Entwicklung und ihre Fortschritte zu sehen.

Ausblick auf ICD-11

Geplant ist eine aktuelle Ausgabe des Diagnostikmanuals ICD. Diese dann **ICD-11** genannte Version wird zunächst parallel zu der derzeit gültigen ICD-10-Version eingeführt werden und soll bis 2025 laufend überprüft und ggf. korrigiert werden. Das heißt, es gelten zunächst beide Versionen nebeneinander. Da zur Drucklegung des Buches weder eine abschließende gültige Version noch eine deutschsprachige Übersetzung der ICD-11 vorhanden war, wird die weiterhin aktuelle Version ICD-10 in diesem Buch verwendet, um möglichst große Kontinuität und Klarheit beizubehalten, bis eine abschließende, geprüfte und abgestimmte Version der ICD-11 vorhanden sein wird.

Eine allgemeine, größtenteils alle Störungsbilder betreffende Neuerung des 6. Kapitels (Mental, behavioral and neurodevelopmental disorders) der ICD-11 wird der **dimensionale Ansatz** mit Blick auf die Entwicklung über die ganze **Lebensspanne** hinweg sein.

Jene dimensionale Sichtweise ermöglicht eine **individuellere und feinere Diagnostik und Therapie**, gerade auch für Kinder und Jugendliche, erleichtert durch das Absenken diagnostischer Schwellen an vielen Stellen frühere und langfristigere Interventionen und kann zu einer realitätsnäheren und wertfreieren Einschätzung mancher Störungsbilder führen, indem diese innerhalb eines Kontinuums von Krankheit und Gesundheit oder psychischer und organischer Erkrankung gesehen werden.

Der Aspekt der Lebensspanne führt dazu, dass die **Störungen des Kinder- und Jugendalters (F90), aufgelöst** werden und in der ICD-11 ihre Entsprechung finden als Störungen, die sowohl Erwachsende als auch Kinder- und Jugendliche betreffen können. Dies betrifft insbesondere die Emotionalen Störungen des Kinder- und Jugendalters (F93) sowie die Störungen sozialer Funktionen (F94); Fütter- und Essstörungen (F98.2 und F98.3), die Störungen des Sozialverhaltens (F91 und F92), aber auch Ausscheidungsstörungen (F98.0, F98.1). Ferner auch neurologische Entwicklungsstörungen wie ADHS bzw. hyperkinetische Störungen (F90) sowie Autismus, Lernstörungen, motorische Störungen usw. (F8).

Teilweise in **Anlehnung an DSM-5** werden einige Störungsbilder neu eingeführt, was u.a. für die Kinder- und Jugendpsychiatrie relevant ist, insofern dadurch Verhaltens- und Konsumgewohnheiten gerade der jüngeren Generation fasslich werden (Computerspielsucht, wobei auch Konsum sozialer Medien diskutiert wird, Körperdysmorphe Störung, Zwanghafte Sexualverhaltensstörung, schädlicher Gebrauch von synthetischen Drogen oder Energiedrinks).

Einige Gruppen von Krankheitsbildern werden gänzlich in andere der 28 Kapitel ausgelagert, wie Schlafstörungen (F51), Tic-Störungen (F95), das Rett-Syndrom (F84.2) oder Störungen, die die sexuelle Gesundheit oder die Geschlechtsidentität betreffen (F52, F66, F64). Organisch bedingte und dissoziative

Störungen werden verstärkt unter der Optik ihrer Doppelrolle zwischen psychischer und somatischer bzw. neurologischer Manifestation betrachtet. Neue Erkenntnisse durch bildgebende Verfahren, aber auch ein Bewusstsein für gesellschaftliche und soziokulturelle Faktoren können als Gründe für dieses Umdenken genannt werden.

1.2 Erklärungsmodelle zur Entstehung psychischer Erkrankungen

Diagnosen werden erstellt anhand von Symptomen und Befunden. Sie liefern in der Regel aber keine Hinweise oder Erklärungen, wie eine psychische Erkrankung entsteht, welche Ursache sie hat und wie mit ihr umzugehen ist. Dieser Verzicht ist durchaus gewollt, da dieselbe Symptomatik von verschiedenen theoretischen Standpunkten ganz unterschiedlich erklärt werden kann. Auch deshalb sind Klassifikationssysteme, die lediglich beschreiben, durch welche Symptome eine bestimmte Störung definiert wird, notwendig. Denn auf die phänomenologischen Aspekte einer Störung können sich Wissenschaftler erfahrungsgemäß leichter einigen als auf die ätiologischen Aspekte.

Historisch war es so, dass manche „Diagnosen" einem **bestimmten Theoriegebäude** entstammten, welches spezifische Annahmen über die Entstehung einer Störung postulierte. Ein typisches Beispiel hierfür ist der Begriff der „Neurose", der insbesondere durch die von Sigmund Freud begründete Psychoanalyse nicht nur eine hohe Bekanntheit, sondern auch eine spezifische Bedeutung erhielt. Eine Neurose im Sinne Freuds beinhaltete die Annahme, dass dieser Störung ein unbewusster, meist frühkindlicher Konflikt zugrunde liegt, der im Laufe der Entwicklung nicht adäquat gelöst werden konnte und deshalb verdrängt wurde. Durch Ereignisse im späteren Leben, die zu dem unbewussten Konflikt passen wie der Schlüssel zu einem Schloss, wird der unbewusste Konflikt wieder aktualisiert. Die damit verbundenen inneren Spannungen drücken sich in den psychopathologischen Symptomen aus, welche in der psychoanalytischen Modellvorstellung als neurotische Konfliktlösungen verstanden werden. In den modernen Klassifikationssystemen hat eine Abkehr von solchen theoretisch „vorbelasteten" Begriffen stattgefunden. Dies geschah in der Absicht, bestimmte Krankheitsbezeichnungen von ihrem spezifischen gesellschaftlichen, ätiologischen oder theoretischen Kontext zu lösen. Stattdessen werden in der **modernen Psychiatrie und Psychopathologie** vorwiegend **beschreibende (deskriptive) Kategorien** verwendet. Man findet also weder in der ICD-10 noch im DSM-5 Erklärungen darüber, wie es zu den Störungen und Symptomen kommt, die dort beschrieben werden. Auch der „Neurose"-Begriff ist aus den Klassifikationssystemen verschwunden.

Dennoch ist es eine der spannendsten Fragen der Psychiatrie und der Psychologie, wie psychische Störungen und Erkrankungen entstehen. Darauf gibt es keine einfachen Antworten. Im Gegenteil: Je intensiver psychische Störungen wissenschaftlich erforscht werden, umso komplexer ist die Datenlage, mit der die Entstehungsbedingungen beschrieben werden können. Deshalb gelten die einfachen, manchmal auf eine einzige Ursache abzielenden (monokausalen) Erklärungsmodelle wissenschaftlich als überholt.

1.2.1 Das bio-psycho-soziale Modell

Stattdessen wird einem Modell der Vorzug gegeben, das sich vor allem auf empirisch belegte Forschungsergebnisse stützt: Das sogenannte bio-psycho-soziale Modell. Nach diesem Modell sind immer **mehrere Faktoren** beteiligt, die bei der Entstehung einer psychischen Störung zusammenwirken und schließlich zur Symptommanifestation führen.

Zu den **biologischen Faktoren** zählen beispielsweise genetische Aspekte, Erkenntnisse aus der Zwillingsforschung, konstitutionelle Faktoren, hirnorganische Veränderungen oder angeborene Besonderheiten. **Psychologische Faktoren** beschreiben Temperaments- und Persönlichkeitsmerkmale und Aspekte der Bindung an Bezugspersonen. Eine große Vielfalt von Einflüssen wird schließlich in den **sozialen Faktoren** zusammengefasst. Sie umfassen das elterliche Erziehungsverhalten, Modelllernen, Einflüsse der Peer-Group, kritische Lebensereignisse, Medieneinflüsse, das Ausmaß der sozialen Integration und ökonomische Aspekte wie Armut, Arbeitslosigkeit und Wohnverhältnisse.

Neben diesem bio-psycho-sozialen Modell, das vor allem die empirische Befundlage berücksichtigt, haben selbstverständlich weiterhin die ab etwa Ende des 19. Jahrhunderts entwickelten psychodynamischen und die lerntheoretischen Erklärungsmodelle in der Praxis und vor allem bei der psychotherapeutischen Behandlung eine herausragende Bedeutung.

Bei der nachfolgenden Übersicht handelt es sich um eine verkürzte und vereinfachte Darstellung der Ursprünge dieser Therapieformen. Sie wird den vielfältigen Weiterentwicklungen und Variationen, die auch innerhalb der einzelnen „Therapieschulen“ stattgefunden haben, nicht gerecht, bietet aber einen allgemeinen Überblick. Man sollte sich auch klar machen, dass die Erklärungsansätze dieser „Schulen“ immer im Rahmen des eigenen Theoriegebäudes bleiben. Die Theorien zur Entstehung einer psychischen Erkrankung greifen infolgedessen manchmal auf Annahmen zurück, die nicht immer empirisch überprüft sind.

1.2.2 Psychodynamische Theorie

Die psychodynamischen Erklärungsmodelle und Therapien haben sich aus der von Sigmund Freud begründeten **Psychoanalyse** entwickelt. Das theoretische Modell der Erklärung, wie eine „Neurose“ entsteht, wurde bereits kurz skizziert. Zentrales Merkmal der psychoanalytischen Theorie ist das Konzept des „Unbewussten“. Unbewusste Inhalte und Vorstellungen sind für das Bewusstsein definitionsgemäß unerträglich. Nach Freud sind die unbewussten Inhalte – gemeinsam mit den Trieben – Teil des „Es“, das gemeinsam mit dem „Ich“ und dem „Über-Ich“ in Freuds Modellvorstellung den psychischen Apparat bildet. Man spricht auch vom Drei-Instanzen-Modell. Das „Über-Ich“ repräsentiert die Verinnerlichung der gesellschaftlichen und sozialen Normen und bildet somit die Gewissensinstanz, während das „Ich“ für die bewussten Gedanken und geplante Handlungen sorgt und für die Realitätsprüfung zuständig ist.

Eine große Bedeutung für die Entwicklung und die Genese psychischer Erkrankungen maß Freud der Sexualität bei. Die von ihm postulierten Phasen der psychosexuellen Entwicklung – orale, anale und ödipale Phase – werden nach dieser Theorie von jedem Kind in den ersten Lebensjahren durchlaufen, aber jede der Phasen ist durch ungelöste unbewusste Konflikte „störanfällig“. Bleiben diese Konflikte auf Dauer ungelöst und werden im späteren Leben durch Ereignisse oder Lebensumstände erneut angestoßen, müssen die ins Bewusstsein drängenden Impulse vom Ich abgewehrt werden und können zu psychischen Störungen führen. Die **Triebtheorie** Freuds erfuhr im 20. Jahrhundert vielfache Weiterentwicklungen, beispielsweise durch die psychoanalytische Selbstpsychologie, die psychoanalytische Ich-Psychologie und die Objektbeziehungstheorie.

Freuds Konzeptualisierungen bilden auch das theoretische Fundament für die **psychodynamischen Behandlungsmethoden**. Von den Krankenkassen bezahlt werden die „tiefenpsychologisch fundierte Psychotherapie“ und die „Psychoanalyse“. Beide Behandlungsformen versuchen, auf der Grundlage der Beziehung zwischen dem Patienten und dem Therapeuten den zugrunde liegenden unbewussten Konflikt zu bearbeiten und auf diese Weise zu bewältigen. Dabei spielt die „Übertragung“ des unbewussten Konflikts eine herausragende Rolle für den therapeutischen Prozess. Es wird angenommen, dass sich in der Beziehung zum Therapeuten auf Dauer eine ähnliche Dynamik entwickelt, wie sie dem unbewussten frühkindlichen Konflikt zu einer primären Bezugsperson zugrunde lag. Diese Übertragung dient als wesentliches Element, dem Patienten die unbewussten Anteile seines Handelns bewusst zu machen, so dass die neurotische Konfliktlösung bzw. die psychopathologische Symptomatik aufgegeben werden kann.

Die Zusammenarbeit mit dem Patienten löst aber auch beim Therapeuten Reaktionen, Gefühle, Gedanken oder Handlungsimpulse aus. Die Gesamtheit dieser Reaktionen, die beim Therapeuten hervorgerufen werden, wird in den psychodynamischen Therapien als „**Gegenübertragung**" bezeichnet. Sie kann den therapeutischen Prozess massiv behindern, wenn sie unverarbeitete Themen anstößt, welche die eigene Persönlichkeit und Biographie des Therapeuten betreffen. Aus diesem Grund machen alle psychoanalytisch und tiefenpsychologisch fundiert ausgebildeten Psychotherapeuten eine mehrjährige Lehranalyse, um sich mit den eigenen „blinden Flecken" auseinanderzusetzen. Damit soll ein unkontrolliertes und unreflektiertes Einfließen von unbewältigten Konflikten des Therapeuten in die Beziehung zum Patienten vermieden werden. Auf der anderen Seite ist die Gegenübertragung ein außerordentlich wertvolles diagnostisches Instrument, das für die therapeutische Arbeit genutzt werden kann.

1.2.3 Lerntheorie

Ein weiteres von den Krankenkassen bezahltes Psychotherapie-Verfahren ist die **Verhaltenstherapie**. Sie hat sich in Abgrenzung und teilweise konträr zur Psychoanalyse Freuds entwickelt und ist in ihrer Entstehungsgeschichte eng mit den Namen Pawlow, Skinner, Thorndike und Bandura verknüpft. Ihre grundlegenden Erkenntnisse werden oft unter dem gemeinsamen Titel der Lerntheorien zusammengefasst.

Iwan P. Pawlow beschrieb den Vorgang der „**klassischen Konditionierung**" und zeigte damit, dass ein mehr oder minder beliebiger Reiz mit einer bestimmten, physiologisch determinierten Reaktion gekoppelt werden kann. Im Tierexperiment mit Hunden stellte Pawlow fest, dass diese beim Anblick des Futters mit Speichelfluss reagierten, also mit einer natürlichen, physiologischen Reaktion. Bot er etwa zeitgleich mit der Fütterung ein akustisches Signal dar, so reagierten die Hunde bald schon alleine auf die Darbietung des Signals mit Speichelfluss, auch wenn das Futter gar nicht verabreicht wurde. Aus dem ursprünglich neutralen Stimulus, also dem akustischen Signal, das vor der Konditionierung lediglich zu einer Orientierungsreaktion der Hunde (zum Beispiel Ohren aufstellen) geführt hatte, war ein konditionierter Stimulus geworden, der eine konditionierte Reaktion (Speichelfluss) nach sich zog. Die klassische Konditionierung ist ein hilfreiches Modell, um die Entstehung von Angststörungen oder posttraumatischen Belastungsstörungen zu erklären.

Ein weiterer grundlegender Beitrag war die Beschreibung der „**operanten Konditionierung**" durch Burrhus F. Skinner. Im Tierversuch beobachtete er, dass eine bestimmte Handlung, die beim ersten Mal vielleicht nur „zufällig" erfolgte (ein Tier drückte im Käfig einen Hebel), öfter wiederholt wird, wenn dieser Handlung eine Belohnung folgt (Futterpille). Dieses Phänomen, dass Lernen durch „Bekräftigung" und „Verstärkung" gefördert werden kann, wird in der Verhaltenstherapie aufgegriffen und genutzt. „Verstärkerpläne" werden inzwischen auch in vielen pädagogischen Handlungsfeldern eingesetzt. Skinner unterschied außerdem zwischen positiver und negativer Verstärkung. Während die Belohnung als positive Verstärkung fungierte, war die negative Verstärkung die Beendigung eines zuvor bestehenden unangenehmen (aversiven) Reizes. In diesem Fall war das Versuchstier einem unangenehmen Reiz (zum Beispiel: Bodengitter unter Strom) ausgesetzt und konnte diesen aversiven Zustand durch Drücken des Hebels beenden. „Negative Verstärkung“ darf also nicht mit Strafe verwechselt werden, sondern es handelt sich um die Beendigung eines zuvor bestehenden unangenehmen Zustandes. Die Beendigung dieses Zustandes durch die „erwünschte“ Reaktion wird vom Individuum – anders als bei einer Strafe – als positiv empfunden. Klassisches und operantes Konditionieren werden häufig auch unter dem Begriff des „**Behaviorismus**“ zusammengefasst, dem ein sehr mechanistisches Weltbild zugrunde lag, das vielfach als zu stark vereinfachend und der Komplexität der menschlichen Psyche nicht gerecht werdend kritisiert wurde. Dem Behaviorismus folgten aber zahlreiche Weiterentwicklungen und Differenzierungen.

Bandura und Walters beschrieben beispielsweise die **Einflüsse von Vorbildern oder „Modellen**“ auf das Verhalten der Beobachter und führten damit erstmals Aspekte des sozialen Lernens in die Theoriebildung ein. Die Wissenschaftler zeigten Kindern im Alter von 4 bis 5 Jahren einen Film, in dem dargestellt wurde, wie ein Erwachsener in einem Spielzimmer eine große Plastikpuppe aggressiv attackierte. Einem Teil der Versuchspersonen wurde eine Filmversion gezeigt, bei der der Akteur am Ende für sein Verhalten von einer hinzutretenden zweiten Person gelobt wurde. Einem weiteren Teil der Versuchspersonen wurde der gleiche Film gezeigt, jedoch wurde der Akteur für sein Verhalten getadelt und bestraft. Bei einer dritten Gruppe endete der Film „neutral“, also ohne das Auftreten einer weiteren Person. Im Anschluss an die Darbietung des Films wurden die Versuchspersonen einzeln in das gleiche Spielzimmer geführt, das im Film zu sehen war, um ihr Verhalten zu beobachten. Die Experimente zeigten, dass ein Modell besonders häufig nachgeahmt beziehungsweise imitiert wurde, wenn keine negativen Folgen zu erwarten waren. Die Gruppen, welche die „Belohnungsversion“ oder die neutrale Version des Films gesehen hatten, zeigten in der Beobachtungssituation ein deutlich aggressiveres Verhalten als die Gruppe, der die „Bestrafungsversion“ gezeigt worden war. In einem weiteren Schritt wurde den Kindern eine Belohnung versprochen, wenn sie möglichst viele der im Film gezeigten Handlungen nachahmen würden. Dies führte bei allen drei Gruppen zu einer nochmaligen Steigerung des Imitationsverhaltens. Hieraus wurde geschlossen, dass ein Verhalten, das bei einem Modell beobachtet und dann nachgeahmt wird, seinerseits verstärkt werden kann. Damit erhöht sich die Wahrscheinlichkeit, dass das imitierte Verhalten noch häufiger gezeigt wird.

Abweichend vom frühen Behaviorismus haben sich die Lerntheorien etwa seit den 1960er-Jahren auch mit menschlichen Denkprozessen beschäftigt und die Theorie auf diese Weise weiterentwickelt. Die Einbeziehung der „Kognitionen“ in die Lerntheorien führte schließlich zur Entwicklung der **kognitiven Verhaltenstherapie**, einer heute vielfach angewandten Therapiemethode. Sie geht von der Annahme aus, dass Gedanken, Überzeugungen und Einstellungen das Erleben und Verhalten von Menschen entscheidend steuern können. Psychische Störungen gehen nach diesem Verständnis mit irrationalen Überzeugungen und unangemessenen (dysfunktionalen), für die tägliche Lebensbewältigung untauglichen Kognitionen und Gedanken einher. Ziel der Therapie ist eine „kognitive Umstrukturierung“, die zu alltagsangemessenen, realitätsnahen Überzeugungen und Bewertungen befähigt und auf diese Weise Einfluss auf das Erleben und Verhalten nehmen soll. Fortschritte werden in der bekannten Weise durch operante Konditionierung verstärkt.

Eine Weiterentwicklung der kognitiven Verhaltenstherapie ist die **Schematherapie** nach Jeffrey E. Young. Sie bezieht neben den Kognitionen auch die emotionalen Erlebnisinhalte ein, die in der Kindheit entstanden sind und sich als Gefühle, Erinnerungen, Beziehungserfahrungen oder körperliche Empfindungen manifestieren. Im Sinne von grundlegenden, dysfunktionalen Mustern können Schemata das

Erleben und Verhalten negativ beeinflussen. Die Einbeziehung von Kindheitserfahrungen bei der Schematherapie stellt somit eine Annäherung von verhaltenstherapeutischen und psychodynamischen Konzepten in der Behandlung von psychischen Erkrankungen dar.

1.2.4 Bindungstheorie

Neben den psychodynamischen und den lerntheoretischen Modellen gelten auch die Erkenntnisse der **Bindungstheorie von John Bowlby und Mary Ainsworth** als einflussreiche Beiträge, um zu erklären, wie psychische Störungen entstehen. Demnach haben Säuglinge und Kleinkinder ein angeborenes Bedürfnis, sich emotional an eine Bezugsperson zu binden, um auf diese Weise das eigene körperliche und psychische Überleben zu sichern. Ängste oder Trennungen aktivieren das Bindungsbedürfnis, während die körperliche Nähe zur Bindungsperson zu einer Beruhigung führt („sicherer Hafen"). Kinder versuchen unter allen Umständen diese Bindung aufrecht zu erhalten, selbst wenn sie dadurch – im Einzelfall – für ihre Entwicklung Schaden nehmen. Die Entwicklung der Bindung zwischen Eltern und Kleinkind ist anfällig für Störungen, insbesondere wenn die Bezugsperson nicht in der Lage ist, auf das kindliche **Bedürfnis nach Beruhigung, Sicherheit und emotionaler Zuwendung** in angemessener Weise einzugehen. Verhaltensauffälligkeiten und psychische Störungen haben – nach dem Verständnis der Bindungstheorie – ihren Ursprung in einer Störung der Bindungsentwicklung.

Im Rahmen der empirischen Überprüfung der Theorie gestaltete Ainsworth eine Untersuchungssituation („strange situation") in einem Spielzimmer, bei der sie die Reaktionen von ein- bis eineinhalb-jährigen Kindern auf die Anwesenheit oder Abwesenheit beziehungsweise auf das Wiedererscheinen ihrer Bezugsperson beobachtete. Sie kategorisierte diese Reaktionen und fand auf diese Weise **vier verschiedene Bindungsmuster**:

- ***Die sichere Bindung***: sicher gebundene Kinder protestierten gegen die Trennung von ihrer Bezugsperson, suchten aktiv nach ihr oder weinten. Nach der Rückkehr der Bezugsperson und deren Zuwendung beruhigten sich die Kinder schnell und konnten sich wieder auf die Umgebungsreize des Spielzimmers einlassen.
- ***Die unsicher-vermeidende Bindung***: Kinder mit unsicher-vermeidender Bindung protestierten kaum oder gar nicht gegen die Trennung von ihrer Bezugsperson. Sie schränkten ihre Spielhandlungen während der Abwesenheit der Bezugsperson geringfügig ein und zeigten bei deren Rückkehr keine Wünsche nach Körperkontakt oder Nähe.
- ***Die unsicher-ambivalente Bindung***: Gegen die Trennung von der Bezugsperson protestierten die Kinder mit unsicher-ambivalenter Bindung sehr heftig. Während der Abwesenheit der Bezugsperson waren sie untröstlich, weinten heftig und konnten sich auch nach deren Rückkehr lange Zeit nicht beruhigen. Die Interaktionen der Kinder schwankten zwischen der Suche nach Nähe und aggressivem Verhalten. Eine Rückkehr zum entspannten Spiel und die Beschäftigung mit den Angeboten des Spielzimmers gelang in der Regel nicht mehr.
- ***Die desorganisierte Bindung***: Kinder mit desorganisiertem Bindungsverhalten zeigten unerwartete, teilweise bizarr anmutende Verhaltensweisen, wie zum Beispiel Verhaltensstereotypien oder ein Einfrieren beziehungsweise eine Erstarrung in ihren Bewegungen. Ferner wurde aus dem teilweise widersprüchlichen Verhalten der Kinder (Suche nach Nähe versus Vermeiden des Kontaktes) abgeleitet, dass die Bezugsperson, bei der das Kind eigentlich Schutz, Nähe, Zuwendung und Trost suchte, gleichzeitig eine Bedrohung darstellte.

Besonders der desorganisierte Bindungstyp gilt als prädestinierend für die spätere Entwicklung einer psychischen Störung. Aber auch unsicher gebundene Kinder weisen ein höheres Erkrankungsrisiko auf. Umgekehrt gilt eine sichere Bindung zu einer oder mehreren Bezugspersonen als außerordentlich wichtiger protektiver Faktor.

Die Erkenntnisse der Bindungstheorie machen deutlich, wie wichtig es für das körperliche und seelische Wohlbefinden von Kleinkindern ist, dass sie Bezugspersonen haben, die auf ihre Wünsche nach Bindung und Nähe eingehen können. Erst die mediale Berichterstattung über einige tragische Fälle vernachlässigter und misshandelter Säuglinge und Kleinkinder löste jedoch eine gesellschaftliche Debatte aus, die im Ergebnis dazu führte, dass eine Ausweitung geeigneter Hilfemaßnahmen erfolgte.

Für besonders beratungs- und unterstützungsbedürftige Familien bestehen in vielen Regionen Angebote der sogenannten „**Frühen Hilfen**", bei denen Familienhebammen Eltern direkt und vor Ort während der ersten Lebensphase ihrer Kinder unterstützen und auf diese Weise dazu beitragen, Störungen der Bindungsentwicklung möglichst erst gar nicht entstehen zu lassen. Für Babys mit frühkindlichen Regulationsstörungen stehen in „Schreiambulanzen" geeignete Beratungs- und Behandlungsmöglichkeiten zur Verfügung. Durch die individuelle Vermittlung positiver Erziehungskompetenzen und konkreter Lösungsmöglichkeiten für den Umgang der Eltern mit ihrem Kind tragen diese Hilfen dazu bei, Überforderungen und daraus resultierende Störungen in der Eltern-Kind-Beziehung zu vermeiden.

1.3 Psychiatrische und psychotherapeutische Versorgung

Psychoanalyse, tiefenpsychologisch fundierte Psychotherapie und (kognitive) Verhaltenstherapie sind allgemein anerkannte und wissenschaftlich als wirksam erachtete Behandlungsverfahren, die im Kinder- und Jugendbereich von approbierten Kinder- und Jugendlichen-Psychotherapeuten oder von Kinder- und Jugendpsychiatern angewandt werden dürfen. Als sogenannte „Richtlinienverfahren" werden die Kosten für diese Therapien von den Krankenkassen übernommen, wenn die Behandler über eine Kassenzulassung verfügen.

Kinder- und Jugendpsychiater sind Fachärzte und dürfen daher neben der Psychotherapie auch mit Medikamenten behandeln. Approbierte **Kinder- und Jugendpsychotherapeuten** haben vom Grundberuf her ein Diplom- oder Masterstudium in den Studiengängen Psychologie, Pädagogik oder Soziale Arbeit absolviert und durch eine Zusatzausbildung in einem anerkannten Therapieverfahren die Approbation erworben.

Andere bekannte Therapieverfahren wie die **systemische (Familien-)Therapie, die klientenzentrierte Gesprächstherapie oder die Gestalttherapie** werden nicht von den Krankenkassen bezahlt, obwohl sie bei entsprechender Indikation sinnvoll und wirksam sein können.

Vorsicht ist dagegen bei den zahlreichen Verfahren des „grauen Psychomarktes" geboten, die oft von klinisch unzureichend ausgebildeten „Therapeuten" angewandt werden und vorhandene psychische Erkrankungen verstärken oder – bei entsprechender Disposition – auslösen (triggern) können.

Psychiatrische und psychotherapeutische Leistungen werden überwiegend in **Praxen** und in **Kliniken** erbracht. Viele Kliniken verfügen zusätzlich über eine **Ambulanz** (Psychiatrische Institutsambulanz, PIA), also einen Funktionsbereich zur ambulanten Diagnostik und Therapie. Weitere Erbringer von Leistungen im Kinder- und Jugendbereich sind beispielsweise die Sozialpädiatrischen Zentren (SPZs), Ambulanzen von Fachinstituten, Beratungsstellen oder Jugendhilfeeinrichtungen mit entsprechenden Leistungsvereinbarungen.

Kinder- und jugendpsychiatrische Kliniken der Pflichtversorgung haben die Möglichkeit, mit richterlicher oder polizeilicher Genehmigung Patienten vorübergehend geschlossen aufzunehmen (**Freiheitsentziehende Maßnahmen**). Bei akuter Selbst- und Fremdgefährdung sind die

Psychisch-Kranken-Gesetze (PsychKGs) oder die Polizeigesetze der Bundesländer anwendbar. Im Kindes- und Jugendalter wird hiervon jedoch nur selten Gebrauch gemacht.

Weitaus häufiger erfolgt eine zeitlich befristete geschlossene stationäre Behandlung auf der Grundlage des **§ 1631b** des Bürgerlichen Gesetzbuchs. Den Antrag hierzu müssen die Personensorgeberechtigten beim zuständigen Familiengericht stellen. Vor einer Genehmigung muss ein Richter die Betroffenen anhören – also auch das Kind oder den Jugendlichen selbst. Sofern wegen der besonderen Eilbedürftigkeit des Einzelfalls eine Klinikeinweisung bereits erfolgte, muss die Anhörung umgehend in der Klinik nachgeholt werden.

Falls der Richter nach Würdigung der ihm zur Verfügung gestellten Informationen dem Antrag auf Unterbringung mit Freiheitsentziehung zustimmt, genehmigt er den Personensorgeberechtigten, ihr Kind in einer geschlossenen Station der psychiatrischen Klinik aufnehmen zu lassen. Sobald die Voraussetzungen für die freiheitsentziehende Maßnahme nicht mehr vorliegen, kann diese jederzeit beendet werden.

Freiheitsentziehende Maßnahmen in der Kinder- und Jugendpsychiatrie sind zu Recht strengen Restriktionen unterworfen, um willkürliche Unterbringungen mit Freiheitsentziehung zu verhindern. Es gibt aber Lebenssituationen – wie zum Beispiel bei akuter Selbst- und/oder Fremdgefährdung, bei fehlender Krankheitseinsicht oder bei einer fortbestehenden Uneinsichtigkeit gegenüber unbedingt notwendigen Behandlungsmaßnahmen – die solche massiven Eingriffe in die persönlichen Freiheitsrechte eines jungen Menschen erforderlich machen. Dies hat nichts mit „Wegsperren" oder „Ruhigstellen" zu tun. Bei sorgfältiger medizinischer Indikation und unter juristischer Kontrolle können auch aus einer vorübergehenden zwangsweisen Unterbringung für den Betroffenen Chancen erwachsen, sein Leben neu zu ordnen und autonom zu gestalten.

Nicht selten wird in der Jugendhilfe aber zu lange gewartet, bis psychisch auffällige Kinder und Jugendliche einer psychiatrischen und/oder psychotherapeutischen Behandlung zugeführt werden. Oft wird – aus wohlmeinenden Gründen – zu lange versucht, psychischen Problemen von Kindern und Jugendlichen ausschließlich mit pädagogischen Mitteln zu begegnen. Mitunter vergehen Jahre, bis eine notwendige und geeignete Behandlung eingeleitet wird. Manchmal erfolgt die Behandlung nie, was gravierende Konsequenzen für den weiteren Lebenslauf haben kann.

Die nachfolgenden Kapitel über die verschiedenen Störungen, die im Kindes- und Jugendalter auftreten können, sind Grundlageninformationen für alle, die im Bereich der öffentlichen oder freien Jugendhilfe Verantwortung für junge Menschen tragen. Neben der Information über die Störung und ihre Symptome wird dargestellt, welche Hilfen von der Kinder- und Jugendpsychiatrie und Psychotherapie erwartet werden können. Jedes Kapitel schließt – ohne Anspruch auf Vollständigkeit – mit verschiedenen pädagogischen Empfehlungen, die sich nach Ansicht der Autoren aus der Symptomatik ableiten lassen und die sich im pädagogischen Umgang mit psychisch auffälligen Kindern und Jugendlichen schon bewährt haben. Wir hoffen, dass es vielen Leserinnen und Lesern dieses Buches gelingt, mit dem hier vermittelten Grundlagenwissen und der spezifischen Kenntnis des Einzelfalls aus dem eigenen pädagogischen Alltag, den individuellen Betreuungsbedarf psychisch auffälliger Kinder und Jugendlicher besser einzuschätzen, sie rechtzeitig einer notwendigen Behandlung zuzuführen und ihr eigenes pädagogisches Handeln kreativ weiterzuentwickeln.

1.4 Qualitätsmanagement

Jeder folgt in seiner Arbeit **Strukturen und Routinen**, die er gut beherrscht, die sich für ihn bewährt haben und die die Qualität der eigenen Leistungen sichern. Diese Routinen des Arbeitens sind im Alltag selbstverständlich. Die diesen Routinen zugrundeliegenden Leitideen,

Strategien, Ziele, Aufgaben und Maßnahmen werden meist nicht explizit benannt. Sie sind erst einmal selbstverständlich und oft intuitiv da. Dies betrifft auch den Umgang mit der Situation und den Anliegen von Kindern und Jugendlichen im Bereich der Pädagogik und der Sozialen Arbeit. Diese Routinen kommen auf den Prüfstand, wenn – aufgrund welcher inneren oder äußeren Gründe und Herausforderungen auch immer – darüber nachgedacht wird, ob sie tatsächlich den Anforderungen an eine gute Qualität der Leistungen genügen. Dann stellt sich zugleich auch die Frage, auf welcher Grundlage eine **Qualitätsprüfung** durchgeführt werden kann und soll, welche Konzepte und Standards dafür einschlägig sind.

Qualitätsmerkmale sind als Ankerpunkte hilfreich, um zum einen die Diskussion zu führen, welche Qualitäten für die Unterstützung von Kindern und Jugendlichen wichtig sind, zum anderen um auch eine Standortbestimmung vornehmen zu können, wie die Qualität der eigenen Leistungen zu beurteilen ist. Es gibt eine Reihe von Werkzeugen, die eingesetzt werden, um Qualitätsmanagement zu betreiben und Institutionen und Einrichtungen zu zertifizieren. Eine der häufig benutzten Instrumente ist die **Zertifizierung nach der Norm DIN ISO 9001:2015**.

Das 1917 gegründete Deutsche Institut für Normung (DIN) ist eine unabhängige Plattform für Normung und Standardisierung in Deutschland und weltweit. Die wohl bekannteste Norm ist DIN A4, die dafür sorgt, dass Papier in jeden Drucker, Briefumschlag, Ordner etc. passt. Diese recht einfache Normierung unterscheidet sich von der Norm DIN ISO 9001:2015 hinsichtlich des Umfangs, der weniger komplexen Ausgestaltung sowie der Zielsetzung. Die Unterteilung in sieben Normabschnitte der DIN ISO 9001:2015 dient der Praxistauglichkeit, der besseren Übersichtlichkeit sowie der einfacheren Strukturierung und Zuordnung.

Die **Entscheidung, ob eine Zertifizierung in einer Einrichtung durchgeführt wird**, ist in der Regel eine Träger- und/oder Leitungsentscheidung, da hiermit sowohl zeitliche (Personalkosten) als auch finanzielle Aufwendungen verbunden sind.

Mitarbeiter können einen solchen Prozess anregen und ihn vor allen Dingen nach einer positiven Entscheidung für die Zertifizierung engagiert begleiten. Häufig bestehen aber auch Ängste und Verunsicherung, wenn die Leitung oder der Träger einer Institution eine solche Norm-Zertifizierung ankündigt. Eine gute und verständliche Information kann die Vorbehalte gegenüber **Qualitätsmanagement** reduzieren helfen.

Für die meisten Menschen wirkt ein solches Projekt auf den ersten Blick etwas befremdlich. Abgesehen von zusätzlichem Arbeitsaufwand verwendet die DIN ISO 9001:2015 mitunter eine Sprache, die im ersten Moment nicht einfach zu verstehen ist. Das bedeutet, sich mit meist berufsfremden Tätigkeiten zu beschäftigen, deren Sinnhaftigkeit und Vorteil sich nicht unmittelbar erschließt. Lediglich der Mehraufwand wird spürbar.

1.4.1 Qualität strukturieren

Zur Strukturierung des gesamten Prozesses und zur besseren Übersicht sind die zu bearbeitenden Themen in einzelne Abschnitte, sogenannte **Normabschnitte** eingeteilt. Folgende Normabschnitte sind dabei zu bearbeiten:

1. Kontexte der Einrichtung/Organisation
2. Führung und Leitung
3. Planung
4. Unterstützung
5. Betrieb/Behandlung
6. Bewertung der Leistung
7. Verbesserung

Was heißt das? Als Einrichtung, Organisation oder Institution sollen die Themen, Abläufe und Strukturen, die notwendig für die Arbeit sind und für wichtig erachtet werden, beobachtet und analysiert werden. Es geht darum, **die eigene Organisation in ihrem Kontext zu verstehen und Risiken zu erkennen.**

Beispiel: Der Pilot eines Flugzeugs. Was beeinflusst das Ziel, sicher von A nach B zu kommen? Der Wetterbericht und die Routeninformationen, die Berechtigung für die Landung am Zielflughafen und die Kenntnis über die Bedingungen der Landung dort, aber auch die Vorgaben der Flugzeugeigentümer, die gesetzlichen Vorschriften (zum Beispiel Kenntnis über ein Nachtflugverbot, die Ausbildung des Piloten, die Berechtigung zum Führen bestimmter Flugzeugtypen, regelmäßige Gesundheitschecks, die Ausbildung des Kabinenpersonals) und vieles mehr. Diese unterschiedlichen zu beachtenden Aufgaben und Voraussetzungen stehen also miteinander in Zusammenhang für die Erreichung des Ziels. Der Wetterbericht oder die gesetzlichen Vorschriften allein reichen nicht aus. Der gesamte Kontext ist zu beachten.

Genau das verlangt DIN ISO 9001:2015. Es soll eine **Auseinandersetzung mit allen relevanten Themen der täglichen Arbeit und ihren Wechselwirkungen** stattfinden, die für die Einrichtung, Organisation, den Standort oder einen bestimmten Ablauf wichtig sind, damit die angestrebten Ziele erreicht werden können. Welche gesetzlichen Vorschriften sind relevant und müssen beachtet werden? Welche neuen Möglichkeiten der Therapie, der Pädagogik müssen beachtet werden? Welche internen Themen, Strukturen und Prozesse beeinflussen den Erfolg? Was ist überhaupt Erfolg in der Pädagogischen und Sozialen Arbeit? Welche Ziele und Interessen haben die Kinder und Jugendlichen und welche die Erziehungsberechtigten, welche die Mitarbeiter und Mitarbeiterinnen? Eventuell ist es auch erforderlich zu wissen, wie die wirtschaftliche Lage der Einrichtung oder des Trägers ist. Nicht nur der Kontext, der von außen auf die Einrichtung wirkt, sondern auch der Kontext innerhalb der Institution findet eine Berücksichtigung. **Das gesamte Handlungsumfeld ist bedeutsam.**

Keine Einrichtung, keine Organisation und kein Standort agieren für sich allein. Es existieren Beziehungen zu Partnern, Trägervertretern, Kollegen sowie Behörden, Kliniken, Gerichten etc. und natürlich zu den Kindern und Jugendlichen, für die die Leistungen erbracht werden.

Von Organisationen verlangt DIN ISO 9001:2015, dass sie die Erwartungen dieser unterschiedlichen Akteure verstehen und gemäß dieses Verständnisses handeln. Es gilt, sich mit diesen – häufig unterschiedlichen – Interessen auseinanderzusetzen und sich des Spannungsfelds bewusst zu sein. DIN ISO 9001:2015 fordert nicht, einen Kompromiss zwischen all diesen Interessensgruppen auszuhandeln. Das ist ein häufiges Missverständnis. Es geht darum, bewusste Entscheidungen zu treffen, wenn bestimmte Interessen vernachlässigt werden.

1.4.2 Qualität umsetzen

Wenn die Norm DIN ISO 9001:2015 Qualitätsmanagement sein soll, dann muss auch die Möglichkeit bestehen, **Qualität** zu **erkennen,** sie zu **benennen und in der Praxis umzusetzen**. Es reicht nicht, nur schematisch eine Sollvorgabe zu erfüllen. Das ist allerdings in der Pädagogik oder der Sozialen Arbeit nicht ganz so einfach, wie es vielleicht auf den ersten Blick erscheinen mag.

Am Ende keinen (Therapie/Behandlungs-)Erfolg zu haben, bedeutet nicht unbedingt, versagt zu haben, genauso wenig, wie tatsächlich alles erfolgreich gelungen sein muss, wenn das Ende gut ist.

Die qualitative Bearbeitung der oben genannten einzelnen Normabschnitte ist schon sehr hilfreich hinsichtlich der Struktur und Organisation einer Einrichtung sowie der Abläufe und Prozesse. Doch was sind die Merkmale einer guten Versorgung? Wie kann ich erkennen, ob in meiner Einrichtung gute Arbeit geleistet wird?

An dieser Stelle soll eine strukturierte **Merkmalliste mit 37 Items, die für die Beurteilung einer guten Versorgung von Kindern und Jugendlichen in Einrichtungen und Institutionen hilfreich sind**, dabei systematisch unterstützen, alle wesentlichen Bereiche abzubilden. Sie kann im Sinne einer Stichwortliste der Gefahr der „Betriebsblindheit" vorbeugen:

A. **Die zentralen Aufgaben** beschreiben wesentliche Leitgedanken für die Betreuung:
   1. Schutz der Kinder und Jugendlichen
   2. Halt und Struktur geben
   3. Entlastung der Kinder und Jugendlichen sowie der Angehörigen (Erziehungsberechtigten)
   4. Geborgenheit und das Wohlfühlen der Kinder und Jugendlichen
   5. Diskriminationsfreiheit
   6. ökonomische Absicherung (soweit notwendig, Taschengeld etc.).

B. Die **Leistungserbringung** erfolgt:
   1. klientenzentriert, Bewohner/Nutzerzentriert, patientenzentriert
   2. professionell
   3. ICF-CY-basiert
   4. partizipativ, also unter aktiver Beteiligung des Kindes oder Jugendlichen
   5. wertschätzend, offen, authentisch
   6. die eigene Kompetenz des Kindes bzw. des Jugendlichen vor dem Hintergrund seiner Lebenserfahrung anerkennend
   7. unter Einbezug des persönlichen sozialen Netzes (Sorgeberechtigte, Angehörige, Freunde, Bekannte, Nachbarn etc.)
   8. zur Erziehung, Begleitung, Heilung, Linderung und/oder Vermeidung von Verschlimmerung
   9. teilhabeorientiert gemäß der Hilfeplanung
   10. auf der Grundlage aktueller evidenzbasierter wissenschaftlicher Erkenntnisse (Leitlinien, „best practice")
   11. auf der Grundlage einer ständig reflektierten praktischen Expertise
   12. im Rahmen einer guten Einbindung in die regionale Versorgung.

C. **Interdisziplinäres Arbeiten** beinhaltet:
   1. berufsgruppenübergreifende, alters- und entwicklungsadäquate, leitliniengerechte Aufklärung des Kindes oder Jugendlichen über die diagnostizierte psychische Erkrankung, ihren Verlauf und ihre Prognose sowie über die möglichen Behandlungsformen. Dies schließt eine informelle Einwilligung oder Zustimmung („informed consent") ein, soweit dies störungs- und altersbedingt sinnvoll und möglich ist
   2. Verständnis für Gedanken, Befürchtungen und Widerstände des Kindes oder Jugendlichen durch berufsgruppenübergreifenden Austausch von Informationen
   3. Erkennen von Erwartungen, Hoffnungen und Entscheidungspräferenzen des Kindes oder Jugendlichen durch berufsgruppenübergreifenden Austausch von Informationen
   4. Herbeiführung von Entscheidungen mit den beteiligten Fachleuten
   5. Verabredungen von Folgevereinbarungen zur Sicherung der Lebensqualität sowie der schulischen und beruflichen Ausbildung
   6. Transparenz der Hilfestrukturen zwischen den beteiligten Fachleuten.

D. **Fördernde Handlungskonzepte** beschreiben die grundlegende Zielrichtung der Förderung:
   1. Empowerment (Förderung der Eigeninitiative/Selbstbewusstsein)
   2. partizipative Entscheidungsfindung, also gemeinsam mit dem Kind oder Jugendlichen
   3. Schaffung eines friedlichen Miteinanders durch Reduktion von Ursprungsfaktoren von Konflikten sowie durch die Eindämmung von Konflikten
   4. Förderung der Zuversicht/Selbstbestimmung/Selbstkontrolle des Kindes oder

Jugendlichen, so dass ein befriedigendes Leben innerhalb der störungsbedingten Grenzen möglich ist und Förderung der Veränderungsbereitschaft für eine selbstbestimmte und zufriedenstellende Lebensführung.

E. **Strategisches Entscheiden** umfasst insbesondere Absprachen mit dem institutionellen Umfeld:
   1. zielgerichtete Priorisierung
   2. Bereitstellung der Ressourcen für die Umsetzung der Aufgaben, Leistungen, Handlungskonzepte und die Qualitätssicherung
   3. fachliche, wirtschaftliche und organisatorische Absprachen mit den Verantwortlichen der regionalen Behörden und Versorgungseinrichtungen

F. **Systematische Qualitätssicherung** erfolgt mit folgenden Schwerpunkten:
   1. Klientenorientierung, Bewohner/Nutzer-Orientierung, Patientenorientierung
   2. Führungskräfte müssen als Vorbild agieren und dafür Sorge tragen, dass die Unternehmensphilosophie durch operative Ziele und Maßnahmen umgesetzt wird. Es ist wichtig, dass die Mitarbeiter aller Ebenen die Qualitätsphilosophie des Unternehmens verstehen. Um die Akzeptanz zu steigern, muss die Leitung die Mitarbeiter einbeziehen und mitnehmen. Dies ist u.a. die Aufgabe der Unternehmensführung
   3. prozessorientierte Planung und Umsetzung
   4. Einbeziehung von Personen in allen Handlungsbereichen
   5. ständige Analyse, Weiterentwicklung und Verbesserung der Leistungen
   6. faktengestützte Entscheidungen
   7. systematisches Beziehungsmanagement bedeutet, interessierte Parteien/Fachleute/Institutionen konkret und direkt einzubeziehen, damit deren Wünsche, Bedürfnisse und Anforderungen erkannt werden. Das gemeinsame Nutzen von Wissen und Ressourcen ist ebenso möglich wie das frühzeitige Erkennen von Risiken und Chancen. Dadurch wird erst eine nachhaltig erfolgreiche Arbeit in der Einrichtung/Organisation möglich.

Wenn diese stichwortartig formulierten Items als Überschriften genutzt werden, unter denen die Beschreibung der eigenen Arbeit bzw. der Einrichtung skizziert und beschrieben wird, gewinnt man schnell einen Zugang und Überblick zu wesentlichen Qualitätsfragen. Man sieht, wie die Merkmale und die damit verbundenen Anforderungen verstanden werden, wo die weißen Flecken sind und wo Unklarheiten herrschen, und hat damit eine Handreichung für Diskussionen und die systematische Erarbeitung relevanter Themen.

Notizen

2 Aufmerksamkeitsdefizit-/ Hyperaktivitäts-Störung (ADHS)

ADHS ist einer der häufigsten Gründe, die Kinder- und Jugendpsychiatrie zu konsultieren. Im Allgemeinen werden Kinder und Jugendliche mit dieser Störung als zappelig, unkonzentriert, laut, störrisch und chaotisch wahrgenommen. Andererseits sind sie aber auch kreativ, spontan, lebendig, reaktionsschnell und temperamentvoll.

Wohl über keine Diagnose ist in den vergangenen Jahren weltweit so viel, so heftig und so kontrovers diskutiert worden – in Fachkreisen ebenso wie in der Öffentlichkeit. Eine besondere Brisanz erhält die Diskussion, weil die Störung nicht nur mit **Konzentrationsschwäche** und **motorischer Unruhe** einhergeht, sondern oft auch mit ausgeprägten **Verhaltensstörungen**. Die Betroffenen, meist Jungen, können deshalb die Bildungsangebote im Kindergarten und vor allem in der Schule nicht für ihre Entwicklung nutzen. Die Symptomatik wird je nach Ausprägung auch mit HKS für Hyperkinetische Störung und ADS für Aufmerksamkeits-Defizit-Störung bezeichnet. Der Einfachheit halber ist im Folgenden ausschließlich von ADHS die Rede.

Gängige Vorurteile

ADHS ist die Folge mangelnder Erziehung: Das stimmt so nicht: Ursache von ADHS ist eine Kombination aus biologischen, psychologischen und sozialen Faktoren.

ADHS ist eine „Zivilisationskrankheit: Untersuchungen zeigen, dass die Störung in unterschiedlichen Kulturen fast gleich häufig auftritt. Beinahe überall sind etwa zwei bis sechs Prozent der Kinder und Jugendlichen zwischen 6 und 18 Jahren betroffen; davon Jungen etwa viermal so oft wie Mädchen.

Kinder mit ADHS können sich nie konzentrieren: Keineswegs. Bei Aufgaben, die sich die Kinder selbst stellen und die sie interessant finden, können sie durchaus aufmerksam, ruhig und ausdauernd sein.

Aufmerksamkeitsgestörte Kinder sind immer zappelig: Das trifft nicht immer zu. Es gibt auch Kinder, die fast ausschließlich durch ihre Unaufmerksamkeit auffallen, aber keine motorische Unruhe zeigen.

ADHS wächst sich aus: So einfach ist es leider nicht. Mit der Pubertät lässt zwar die Hyperaktivität oft nach, Probleme mit der Aufmerksamkeit und impulsivem Verhalten können aber bis ins Erwachsenenalter bestehen bleiben.

Methylphenidat (zum Beispiel Ritalin®) macht abhängig: Obwohl die Substanz ein eigenes Suchtpotential hat, werden die Kinder und Jugendlichen bei Einnahme nicht davon abhängig, wenn tatsächlich eine ADHS vorliegt. Nach dem aktuellen Stand der Forschung scheint die Einnahme von Methylphenidat das Risiko für die Entwicklung einer Suchterkrankung im weiteren Leben, bei Kindern und Jugendlichen mit ADHS, zu reduzieren.

2.1 Grundlagen

2.1.1 Symptomatik

Die Symptome lassen sich in drei Bereiche aufteilen: Aufmerksamkeitsdefizit, Hyperaktivität und Impulsivität. Die Ausprägung ist individuell verschieden.

Das **Aufmerksamkeitsdefizit** äußert sich dadurch, dass die Kinder allgemein unaufmerksam und leicht ablenkbar sind und sich nur mit Mühe über längere Zeit auf eine Sache konzentrieren können. Sie vergessen und verlieren viel, hören oft nicht zu. Außerdem haben sie große Schwierigkeiten damit, Dinge vorauszuplanen und zu organisieren. Wenn von außen mehrere Reize gleichzeitig auf die Kinder einwirken, nimmt die Konzentrationsstörung zu – auch wenn die Reizmenge von anderen durchaus noch als normal empfunden wird.

Zur **Hyperaktivität** (oder Hyperkinese) gehört, dass die Kinder ständig und übermäßig in Bewegung sind. Sie zappeln, rutschen auf ihrem Stuhl hin und her, laufen, klettern oder springen herum. Und zwar auch dann, wenn eigentlich ruhiges Verhalten erwartet wird, also beim Essen, bei manchen Spielen oder während des Unterrichts. Oft kommen noch lautes Reden und Schreien dazu.

Die **Impulsivität** der Kinder führt dazu, dass sie extrem ungeduldig und unausgeglichen sind. Sie stören oder unterbrechen andere häufig und können nicht abwarten, bis sie an der Reihe sind. Ihre Handlungen sind oft impulsiv und unüberlegt. Sie reagieren oft unangemessen heftig, fühlen sich schnell angegriffen oder ungerecht behandelt. Die Impulsivität führt auch dazu, dass die Kinder sich häufig verletzen oder in Unfälle verwickelt sind.

Wann spricht man von ADHS?

Die Diagnose ADHS wird erst dann gestellt, wenn zusätzlich zu den oben genannten Symptomen die folgenden Kriterien zutreffen:

- Die Symptome haben vor dem sechsten Lebensjahr begonnen und dauern seit mindestens sechs Monaten an.
- Mehrere Symptome treten in ausgeprägter Form auf und betreffen mindestens zwei Lebensbereiche, also zum Beispiel das Elternhaus und die Schule.
- Die Beeinträchtigung für das Kind ist erheblich. Das kann der Fall sein, wenn es wegen seines Verhaltens isoliert ist oder wenn deswegen massive Leistungsprobleme in der Schule auftreten.
- Andere Ursachen für die Verhaltensprobleme müssen ausgeschlossen werden, zum Beispiel organische Störungen oder psychosoziale Faktoren wie familiäre Probleme und traumatische Ereignisse.

Die unterschiedlichen Formen

Die **Einfache Aktivitäts- und Aufmerksamkeitsstörung** schließt alle drei Bereiche ein: Hyperaktivität, impulsives Verhalten und Unaufmerksamkeit.

Die **Hyperkinetische Störung des Sozialverhaltens** vereint Hyperaktivität, Unaufmerksamkeit und Impulsivität mit wiederholten und anhaltenden sozialen Auffälligkeiten. Dazu gehören zum Beispiel aufsässiges Verhalten, erhöhte Aggressivität sowie häufiges Lügen und Stehlen. Diese Diagnose wird häufig gestellt.

Kinder mit einer **Aufmerksamkeitsstörung ohne Hyperaktivität** wirken auf den ersten Blick oftmals gar nicht auffällig. Sie sind nach außen hin eher still und verträumt, dabei allerdings leicht ablenkbar. In der Praxis wird diese Form der Störung am seltensten diagnostiziert, da sie häufig nicht als solche erkannt wird.

2.1.2 Diagnostik

Die Diagnose erfolgt anhand einer ausführlichen Erfassung der Vorgeschichte (**Anamnese**) sowie einer **körperlich-neurologischen Untersuchung** mit **Beobachtung des Verhaltens** und einer **testpsychologischen Untersu-**

chung. Bei der Anamnese sind möglichst Personen aus verschiedenen Lebensbereichen wie Familie und Schule zu befragen; bei der Untersuchung müssen körperlich verursachte Krankheitsbilder ausgeschlossen werden.

Um die Symptomatik einzuordnen, helfen unter anderem **Konzentrations- und Aufmerksamkeitstests** sowie die Einschätzung von Eltern, Lehrern und den Betroffenen selbst. Hier werden auch **Fragebögen** eingesetzt. Gibt es Hinweise auf Leistungsprobleme in der Schule, ist eine ausführliche Untersuchung der intellektuellen Leistungsfähigkeit und von schulischen Teilleistungen notwendig.

Da sich die Diagnose aus der Lebensgeschichte ableiten lässt, ist die Exploration der Eltern und von älteren Kindern und Jugendlichen die wichtigste diagnostische Maßnahme bei ADHS. Nur so lassen sich Auswirkungen der Kernsymptome und der begleitenden (komorbiden) Störungen in der Biographie erkennen. Ein besonderer Fokus liegt dabei auf der **Entwicklungsgeschichte** der Störungen. Hier ist es von herausragender Bedeutung, ob die Leitsymptome vor dem sechsten Lebensjahr begonnen oder sich erst später manifestiert haben. Ein weiteres Augenmerk gilt zusätzlichen Auffälligkeiten, vor allem Störungen des Sozialverhaltens und der körperlichen und geistigen Entwicklung; auch emotionale Beeinträchtigungen sollten Beachtung finden.

Zudem müssen weitere Faktoren erfasst werden, die für die Störungen relevant sein können. Deshalb ist es wichtig, sich im Kindergarten oder in der Schule über das **Sozial- und Arbeitsverhalten** sowie über die Integration in der Gruppe Gleichaltriger zu informieren. Das kann im Gespräch und mit Hilfe von standardisierten Fragebögen zur Verhaltensbeurteilung geschehen. Eine videogestützte Beobachtung von ADHS-Symptomen in simulierten Situationen ist nach den Leitlinien der Deutschen Gesellschaft für Kinder- und Jugendpsychiatrie für eine qualifizierte Diagnose nicht notwendig. Bei sorgfältiger und fachgerechter Diagnostik durch einen erfahrenen Arzt ist der Befund mit einer sehr hohen Sicherheit zu stellen.

2.1.3 Ätiologie

Das bio-psycho-soziale Modell

Zu den **biologischen Faktoren**, die zur Entstehung von ADHS beitragen, gehören die genetische Disposition sowie Störungen im Neurotransmitterstoffwechsel des Gehirns. Nach diesem Modell kann eine genetische Disposition vorliegen, die zu einer Störung im Stoffwechsel bestimmter Botenstoffe (Neurotransmitter) des Gehirns führt. Weiterhin kann es zu einer Fehlfunktion in der Kommunikation von Frontalhirn und den Basalganglien kommen – ersteres ist für die Handlungsplanung verantwortlich, letztere steuern unbewusste Bewegungen.

Neuropsychologisch können daraus verschiedene Störungen der Selbstregulation entstehen, die sich im Verhalten als Hyperaktivität, Aufmerksamkeitsstörung und Impulsivität ausdrücken. Das führt immer wieder zu negativen Interaktionen zwischen dem Kind und seinem sozialen Umfeld, also Eltern, Geschwistern, Gleichaltrigen, Lehrern und Erziehern. Wegen der häufigen negativen Reaktionen fühlt sich das Kind abgelehnt und entwickelt unter Umständen ein unzureichendes Selbstwertgefühl – ein negatives Selbstbild, das sich in weiteren Verhaltensauffälligkeiten ausdrücken kann. So besteht zunehmend die Gefahr, dass das Kind wegen seines Verhaltens ausgegrenzt und zum Außenseiter gemacht wird. Es versucht auf unterschiedliche Art und Weise, das beschädigte Selbstwertgefühl zu kompensieren – zum Beispiel als Klassenclown oder durch die Flucht in eine totale Ablehnung der Schule. Dadurch können bereits bestehende Wissensdefizite noch gravierender werden. Es entsteht ein Teufelskreis: Das impulsive, hyperaktive Verhalten zieht negative Konsequenzen der Umwelt nach sich, die wiederum auf das Kind zurückwirken und die ADHS-Symptomatik verstärken.

Zwar werden **soziale Bedingungen** von den meisten Wissenschaftlern nicht als primäre Ursachen von ADHS angesehen. Sie können aber den Schweregrad erheblich beeinflussen und entscheidend zur Verstärkung und Verfestigung unerwünschter, negativer Verhaltensweisen beitragen. Das bio-psycho-soziale Modell gilt heute als das wahrscheinlichste.

Weitere theoretische Erklärungsmodelle

Aus **psychodynamischer Sicht** wird das Verhalten hyperaktiver und aufmerksamkeitsgestörter Kinder als Flucht in die Aktion verstanden, die auf einer kaum erträglichen und anders nicht abzuleitenden inneren Spannung beruht. Die überschießende Motorik und die ständig wechselnde Aufmerksamkeit drücken also in der Körpersprache aus, was auf andere Weise nicht vermittelt werden kann. Zu ihrem Innenleben scheinen diese Kinder wenig Zugang zu finden. Was sie bewegt, kann motorisch nach außen getragen, aber nicht in Sprache übersetzt werden. Ein innerer Halt, der Gefühlen und Gedanken eine Struktur gibt, fehlt weitgehend. Die Erfahrung der psychodynamischen Therapie hat gezeigt, dass tiefsitzende Ängste und das Gefühl einer elementaren Bedrohung hervorstechende Merkmale bei Kindern mit ADHS sind. Hier spielen vor allem sehr frühe Ängste eine wichtige Rolle, die mit Hilfe der primären Objektbeziehungen – also in den meisten Fällen in der Beziehung zur Mutter – nicht ausreichend abgefangen werden konnten.

Aus **verhaltenstherapeutischer Sicht** wird weniger die tatsächliche Entstehung der ADHS erklärt als vielmehr die Entstehung und Aufrechterhaltung des oben genannten Teufelskreises.

2.1.4 Verlauf

ADHS wird heute als eine chronische Störung betrachtet, die von der frühkindlichen Entwicklung bis ins Erwachsenenalter hinein andauert. Die Anamnese bei ADHS führt häufig bis ins **Säuglingsalter** zurück. Das Temperament der Kinder wird oft als unausgeglichen beschrieben. Zugleich können sich die Babys nur schlecht an Veränderungen anpassen. Sie fallen durch Ess- und Schlafprobleme, motorische Unruhe und unerklärliche lange Schreiphasen auf. Zudem lehnen sie Körperkontakt ab, lassen sich durch Körperkontakt nicht ausreichend beruhigen und werden insgesamt von den Eltern als übermäßig anstrengend empfunden.

Generell stellen wohl auch bei **Kleinkindern** ein unausgeglichenes Temperament, Schlaf- und Essprobleme sowie eine gereizte Stimmungslage Risikofaktoren für psychische Auffälligkeiten im späteren Kindesalter dar. Aber für die Entwicklung von ADHS sind sie nicht spezifisch.

Im **Kindergarten- und Vorschulalter** zeigt sich die motorische Hyperaktivität als auffälligstes Symptom. In der Folge haben die Kinder häufig Unfälle und können sich nur mit Mühe in die Gruppe integrieren. Es fällt ihnen schwer, sich an Grenzen und Regeln zu halten, sich über längere Zeit mit einer Sache zu beschäftigen und abzuwarten, bis sie an der Reihe sind. Im Umgang mit gleichaltrigen Kindern wollen sie häufig „der Bestimmer“ sein, was unter anderem das Schließen von beständigen Freundschaften erschwert.

Im **Grundschulalter** verlagert sich die Problematik vor allem auf die Konzentrations- und Lernfähigkeit sowie die Schulleistungen. Zunehmend wird im Unterricht und während der Hausaufgaben ein strukturiertes Arbeiten und Handeln verlangt. Dies lässt die Aufmerksamkeitsschwäche und die Impulsivität in den Vordergrund treten. Im Vergleich zu unauffälligen Kindern ist bei der Schullaufbahn von Kindern mit ADHS eine größere Häufigkeit an Klassenwiederholungen, Ausschluss vom Unterricht, Schulverweisen und Schulabbrüchen zu beobachten. Auch ein Wechsel in Sonderschulen, zum Beispiel für Lern- und Erziehungshilfe, kommt eher vor.

Neben den hyperkinetischen Auffälligkeiten treten auch Konflikte mit Gleichaltrigen auf.

ADHS-Kinder sind häufig Außenseiter und haben nur wenige Freunde. Dabei sind die Probleme im Sozialverhalten umso stärker ausgeprägt, je früher sie auftreten. Das Risiko für die Entwicklung späterer Delinquenzkarrieren und einer antisozialen Persönlichkeitsstörung steigt.

Im **Jugendalter** bleibt die Störung bei 30 bis 70 Prozent der Betroffenen stabil. Die Symptomatik verändert sich zwar bis zu einem gewissen Grad, weil die motorische Hyperaktivität nachlässt. Die Impulsivität und die Aufmerksamkeitsstörung bleiben jedoch bestehen. Problematisch sind nun neben den Schulleistungen zunehmend auch Störungen im sozialen Verhalten und delinquente Handlungen. Sie treten bei 25 bis 50 Prozent der Jugendlichen mit ADHS auf. Hinzu kommt ein gegenüber dem Durchschnitt erhöhter Alkohol- und Drogenmissbrauch.

ADHS wurde lange Zeit ausschließlich als Erkrankung des Kindes- und Jugendalters angesehen. Mehrere Langzeitstudien belegen aber inzwischen etwas anderes. Bei etwa 35 bis 60 Prozent der Betroffenen setzt sich die Störung bis ins **Erwachsenenalter** fort. Bei einem Drittel davon liegt noch die gesamte Symptomatik vor, die übrigen zeigen zumindest eine Restsymptomatik. Heute geht man davon aus, dass eine konstitutionelle Prägung lebenslang bestehen bleibt. Bei Erwachsenen kann sich das durch ständige Reizsuche, geringe Frustrationstoleranz, Konzentrationsprobleme und Schwierigkeiten bei der Organisation des Alltags äußern. Oft lassen sich auch ein quälendes Langeweilegefühl, ein ungebremster Redefluss, hohe Umtriebigkeit und die Tendenz zu häufigen Turbulenzen im Leben beobachten. Darüber hinaus bevorzugen die Betroffenen bei der Berufswahl Tätigkeiten mit größeren Freiräumen und weniger festgeschriebenen Arbeitsabläufen. Diese Auffälligkeiten bei Erwachsenen werden bisher oft im Rahmen anderer psychiatrischer Störungen diagnostiziert. Dazu gehören zum Beispiel Borderline- oder bipolare Störungen, die sich aber auch als Folge von ADHS entwickelt haben können.

Häufigkeit

In Deutschland sind bis zu 5 Prozent der Kinder und Jugendlichen im Alter von 3 bis 17 Jahren betroffen. Die Erkrankung wird etwa viermal häufiger bei Jungen diagnostiziert als bei Mädchen.

2.1.5 Differentialdiagnosen

Psychiatrische Störungen

Nicht immer, wenn ein Kind besonders lebhaft ist oder Verhaltensauffälligkeiten zeigt, liegt ADHS vor. So muss man zum Beispiel das **Temperament** des Kindes und **schwierige Entwicklungsphasen** berücksichtigen, ebenso besondere Einschnitte in der Lebenssituation, die Verhaltensweisen auslösen können, die denjenigen bei ADHS ähneln. Allein ein Orts- oder Schulwechsel kann für Kinder und Jugendliche eine enorme Belastung darstellen. Andere schwierige oder außergewöhnlich belastende Situationen können durch eine Trennung der Eltern oder den Tod eines Angehörigen entstehen. Da auch die Eltern solche Situationen erst bewältigen müssen, werden die Kinder in diesen Zeiten manchmal nicht ausreichend unterstützt.

In schweren Fällen sind Stimmungsschwankungen und Rückzug, aber auch oppositionelles Verhalten, Unkonzentriertheit und Leistungsabfall Signale einer **Anpassungsstörung**. Sinkt die Konzentrationsfähigkeit eines Kindes oder zeigt sich eine starke Unruhe, können auch **Ängste** die Ursache sein. Ebenso ist es möglich, dass eine anhaltende Über- oder Unterforderung in der Schule zu Verhaltensschwierigkeiten führt. Darüber hinaus kommen psychiatrische Störungen wie **Psychosen** und **Depressionen** als Ursache für die Verhaltensauffälligkeiten in Frage.

Körperliche Ursachen

Verschiedene körperliche Erkrankungen, wie Hörstörungen, epileptische Krampfanfälle, Schilddrüsen-Überfunktion und die Folgen eines Schädel-Hirntraumas können ähnliche Verhaltensauffälligkeiten auslösen. Die Symptome können auch durch Medikamente hervorgerufen werden.

2.1.6 Komorbidität

ADHS kommt selten allein. Zusätzliche Störungen treten bei etwa zwei Drittel der betroffenen Kinder auf und stellen für ihre Entwicklung weitere Risikofaktoren dar. Dabei sind externale, also nach außen gerichtete Verhaltensstörungen mit aggressiven und dissozialen Symptomen deutlich häufiger als internale, nach innen gerichtete Störungen wie Angst und Depressivität. Bei diesen besteht jedoch die Gefahr, dass sie übersehen werden.

Da ADHS und Störungen des Sozialverhaltens häufig gemeinsam vorkommen, wird dies in einer eigenen Diagnose, nämlich der **Hyperkinetischen Störung des Sozialverhaltens** zusammengefasst. Bei Kindern bis zu 12 Jahren manifestiert sich dies in der Regel als oppositionelles und aufsässiges Verhalten, ab dem Jugendalter können zunehmend dissoziale Verhaltensstörungen in den Vordergrund treten. Kinder mit einer kombinierten Störung haben weitaus größere Entwicklungsrisiken als ADHS-Kinder ohne Komorbidität. Im Durchschnitt sind bei ihnen auch die Hyperaktivität und das Aufmerksamkeitsdefizit stärker ausgeprägt. Die Langzeitprognose beider Gruppen zeigt deutliche Unterschiede. Kinder und Jugendliche mit ADHS, bei denen die zusätzliche Störung des Sozialverhaltens besonders früh auftritt und sehr ausgeprägt ist, haben ein viel höheres Risiko für spätere Delinquenz, Alkohol- oder Drogenmissbrauch und die Entwicklung einer antisozialen Persönlichkeitsstörung.

Eine begleitende **Depressive Störung** tritt bei bis zu 38 Prozent der Betroffenen auf, wobei die Symptome meistens erst nach der Manifestation von ADHS auftreten. Diese Entwicklung wird vermutlich dadurch unterstützt, dass anhaltendes Schulversagen und die zunehmenden sozialen Probleme dieser Kinder den Aufbau eines gesunden Selbstbewusstseins verhindern.

Bei bis zu 30 Prozent der Kinder mit ADHS tritt zusätzlich eine **Tic-Störung** auf. Umgekehrt zeigen Kinder und Jugendliche mit einem Tourette-Syndrom in bis zu 70 Prozent der Fälle eine ADHS-Symptomatik, die bereits vorher bestand. Beim Tourette-Syndrom handelt es sich um eine neurologisch-psychiatrische Erkrankung, deren Ursache noch ungeklärt ist. Sie geht mit Tics einher – unwillkürlichen, raschen, meist plötzlich einschießenden und mitunter sehr heftigen Bewegungen, die immer wieder in gleicher Weise einzeln oder serienartig auftreten können. Dazu kommen ungewollte verbale Äußerungen, Ausrufe oder eigenartige Geräusche. Bei der Entstehung und Entwicklung der Krankheit könnte es Parallelen zu ADHS geben. Es wird ebenfalls eine Störung des Neurotransmitterstoffwechsels im Gehirn vermutet.

Etwa 25 Prozent der Kinder mit ADHS haben zusätzlich **Angststörungen**; die Durchschnittsrate in der Bevölkerung beträgt lediglich fünf bis 15 Prozent. Die Diagnose begleitender Angststörungen bei ADHS-Kindern bereitet allerdings einige Schwierigkeiten, da die Eltern ihre Aufmerksamkeit vor allem auf die nach außen gerichteten Auffälligkeiten ihres Kindes richten.

Kinder mit ADHS zeigen häufiger umschriebene **Entwicklungsstörungen, Lernstörungen und Teilleistungsschwächen**. Nicht selten kommt es zu Verzögerungen in der psychomotorischen Entwicklung und in der Sprachentwicklung. Zudem werden im Schulalter vermehrt Lese-Rechtschreib-Störungen und/oder Rechenstörungen festgestellt.

2.2 Kinder- und Jugendpsychiatrische Behandlungsmöglichkeiten

Eine Therapie, die zur vollständigen Heilung von ADHS führt, existiert nach dem aktuellen Kenntnisstand nicht. Es gibt jedoch verschiedene Behandlungsmöglichkeiten, die – rechtzeitig und angemessen eingesetzt – die Symptome deutlich reduzieren können und helfen, Folgeschäden zu vermeiden. Ziel der Therapie ist es, das Kind sozial zu integrieren, die Eltern-Kind-Beziehung zu verbessern, die Entwicklung eines stabilen Selbstwertgefühls zu fördern und eine der Begabung entsprechende Schul- und Berufsausbildung zu ermöglichen.

2.2.1 Das multimodale Behandlungskonzept

Nachdem die Diagnose ADHS feststeht, sollte die Behandlung auf mehreren, miteinander verzahnten Ebenen erfolgen. Dieser Anspruch wird im so genannten multimodalen Behandlungskonzept umgesetzt. Es umfasst die Beratung von Eltern, Angehörigen und anderen Bezugspersonen ebenso wie psychotherapeutische, psychosoziale und medikamentöse Behandlung und Betreuung. So können alle Maßnahmen und Hilfestellungen aufeinander abgestimmt werden. Dabei ist die Zusammenarbeit mit dem Kindergarten oder der Schule ein wichtiger Bestandteil der Behandlung.

Die Unterstützung durch einen Pädagogen ist oft ebenfalls sinnvoll. Das kann zum Beispiel im Rahmen von **„Hilfen zur Erziehung“** geschehen, die auf Antrag der Familie nach dem Kinder- und Jugendhilfe-Gesetz (SGB VIII) vom Jugendamt zur Verfügung gestellt werden können. Da bei Kindern mit ADHS der Schweregrad, die Probleme und die Begleitstörungen ganz unterschiedlich sind, ist es sinnvoll, einen individuellen Therapieplan zu erstellen. Der Psychiater oder Psychotherapeut, der die Behandlung leitet, sollte den Plan im Rahmen einer ausführlichen Beratung mit den Eltern besprechen und dabei die betroffenen Kinder oder Jugendlichen in altersgemäßer Weise einbeziehen. Weil sich bei den meisten Kindern Beeinträchtigungen in verschiedenen Fähigkeiten und Lebensbereichen zeigen, werden in neueren Therapierichtlinien generell Kombinationsbehandlungen gefordert, die **kind-, familien- und schulbezogene Maßnahmen** miteinander verbinden.

Ambulant oder stationär?

Meistens lässt sich die Behandlung ambulant durchführen.
Eine stationäre oder teilstationäre Therapie kann in folgenden Fällen angezeigt sein:

- bei besonders schwer ausgeprägter ADHS-Symptomatik
- bei besonders schwer ausgeprägten zusätzlichen Störungen, zum Beispiel im Sozialverhalten
- bei mangelnden Ressourcen in der Familie oder besonders ungünstigen psychosozialen Bedingungen
- bei unzureichenden Ergebnissen einer ambulanten Therapie.

Psychotherapie

Unter den verschiedenen Psychotherapieformen war es vor allem die Verhaltenstherapie, bei der eine Wirksamkeit wissenschaftlich nachgewiesen werden konnte. Deshalb werden in den Leitlinien der Fachgesellschaften entsprechende Behandlungsstrategien bei ADHS empfohlen.

Die **kognitive Verhaltenstherapie** hat das Ziel, angemessenes Verhalten durch positive Verstärkung aufzubauen. Das heißt: Reagiert das Kind in einer Weise, die vorher gemeinsam als angemessen verabredet wurde, wird es dafür belohnt. Das kann durch positive Reaktionen oder durch kleine Geschenke geschehen, aber auch durch Bonuspunkte, die gesammelt und später eingetauscht werden. Die Konsequenzen auf eine unangemessene Reaktion sind ebenfalls vorher festgelegt worden – zum Beispiel der Entzug von Bonuspunkten oder ein zeitlich befristeter Ausschluss von gemeinsamen Aktivitäten.

Aus den Erkenntnissen der Verhaltenstherapieforschung wurden **therapeutische Manuale** erstellt. In Deutschland sind es vor allem die Arbeitsgruppen von Prof. Dr. Manfred Döpfner in Köln und von Prof. Dr. Franz Petermann in Bremen, die sich mit dem Thema ADHS beschäftigt haben. Aus Köln stammt das „Therapieprogramm für Kinder mit hyperkinetischen und oppositionellen Problemverhalten“, kurz THOP, aus Bremen kommt das Manual „Training mit aggressiven Kindern“, das bei zusätzlichem aggressivem Verhalten eingesetzt werden kann.

Einer der wichtigsten Bausteine bei der Behandlung von ADHS ist die Beratung und Unterstützung der **Betreuungspersonen** – seien es Eltern oder professionelle Betreuer. Zum einen benötigt das Kind in vielen alltäglichen Situationen besondere Hilfestellungen, zum anderen ist durch sein schwieriges Verhalten oft eine negative Beziehung zu den Bezugspersonen entstanden. Deshalb wurden Trainingsprogramme für Eltern und Betreuer entwickelt. Im Rahmen von Therapieprogrammen können Eltern und Betreuer lernen, wie sich die Verhaltensauffälligkeiten eines Kindes durch gezielte Maßnahmen reduzieren lassen. Zum THOP gehört zum Beispiel ein Elternleitfaden, der auch für die sozialpädagogische Arbeit von Nutzen ist. In einem 14-stufigen Programm wird Schritt für Schritt dargelegt, wie man schwierige Situationen verändern und Lösungen für spezielles Problemverhalten des Kindes entwickeln kann. Typische Beispiele geben dabei ganz konkrete Hilfestellungen, damit sich auch schwierige Situationen gezielt beeinflussen lassen. Um eine dauerhafte Veränderung zu erreichen, müssen diese Programme über einen längeren Zeitraum konsequent durchgeführt werden.

Eine besondere Bedeutung kommt klaren **Regeln** und eindeutigen **Grenzen** zu. Verlässliche und berechenbare Abläufe helfen Kindern mit ADHS, mit alltäglichen Situationen besser zurechtzukommen. Die Regeln sollte man mit dem Kind gemeinsam aufstellen und besprechen. Es muss auch geklärt sein, was geschieht, wenn sie nicht eingehalten werden. Hier kommt es auf einfache und nachvollziehbare Absprachen an. Ganz wichtig ist, dass die vereinbarten Konsequenzen wirklich erfolgen. Dabei sollten die beteiligten Erwachsenen in gleicher Weise reagieren. Ebenso wichtig ist es, das Kind zu **loben**, wenn Regeln eingehalten werden. Da erwünschtes Verhalten als selbstverständlich vorausgesetzt wird, findet es meistens gar keine Beachtung. So hat sich in den Familien- und Betreuungsbeziehungen oft ein Kreislauf verfestigt, in dem vor allem auf störende Verhaltensweisen reagiert wird. Deshalb sollte man zu Beginn schon bei kleinen Fortschritten dem Kind unmittelbar signalisieren, dass die Bereitschaft zur Mitarbeit wahrgenommen wird. Auf diese Weise lernt es, dass andere nicht nur auf negatives, sondern auch auf positives Verhalten reagieren. Eine konsequente Verstärkung durch Aufmerksamkeit und **Lob** regt das Kind dazu an, dieses Verhalten häufiger zu zeigen. Hilfreich können auch Pläne sein, bei denen das Kind durch die Erfüllung bestimmter Anforderungen Punkte sammelt, die später in Belohnungen umgetauscht werden können.

Durch ständige Auseinandersetzungen ist häufig die emotionale Beziehung innerhalb der Familie oder in der Betreuungssituation gestört. Die liebenswerten Eigenschaften des Kindes mit ADHS sind fast ganz aus dem Blick geraten, weil sich alles nur noch um das „Fehlverhalten“ dreht. Mit Hilfe des Therapieprogramms wird auch daran gearbeitet, das Familienklima wieder zu verbessern. Für die Kinder und Jugendlichen gibt es ebenfalls **störungsspezifische Trainingsprogramme,** die gezielt auf bestimmte Problembereiche zugeschnitten sind. Sie werden im Rahmen einer Gesamtbehandlung unter anderem von Kinder- und Jugendpsychiatern oder verhaltenstherapeutisch orientierten Kinder- und Jugendlichen-Psychotherapeuten angeboten.

Nachfolgend einige Beispiele: Mit Hilfe von **Aufmerksamkeits- und Konzentrationstrainings** lernen die Kinder in mehreren Sitzungen, wie sie ihre Aufmerksamkeit erhöhen, ihr Verhalten besser steuern und Handlungen gezielt planen können. Dann werden die erworbenen Techniken Schritt für Schritt auf Alltagssituationen übertragen. Diese Methode hat sich zum Beispiel für die Erledigung der Hausaufgaben bewährt.

Die **Programme zum Selbstmanagement** können den Kindern helfen, eigenes Verhalten besser zu steuern und einen angemessenen Umgang mit anderen zu entwickeln. Zunächst wird das Kind darin unterstützt, eigenes und fremdes Verhalten genauer wahrzunehmen und wiederzugeben. Danach zeigt man Möglichkeiten auf, wie sich eine Reaktion kontrollieren oder verzögern lässt. Indem das Kind versucht, sich an bestimmte Regeln zu halten und sich bei Erfolgen selbst positiv verstärkt, soll es lernen, sich in den kritischen Situationen angemessen zu verhalten.

Mit Hilfe von **Rollenspielen** und anderen Methoden werden Strategien zur Bewältigung von Ablenkungen, Fehlern und Frustration eingeübt. So können die Kinder mit der Zeit auch im Alltag Situationen besser einschätzen und angemessen reagieren.

Auch wenn diese nicht ausdrücklich in den Leitlinien empfohlen werden, können **psychodynamische Behandlungsmethoden** ebenfalls sinnvoll und effektiv sein. Nach diesem Ansatz werden die ADHS-typischen Symptome als Ausdruck starker innerer Spannungen verstanden. Im Rahmen der Therapie soll der Betroffene mit Hilfe des Therapeuten lernen, die zugrundeliegenden Gefühle und Konflikte zu erkennen und alternative Ausdrucks- beziehungsweise Lösungsmöglichkeiten zu entwickeln.

Medikamentöse Therapie

Die Behandlung mit Medikamenten ist eine der meistdiskutierten Fragen in der Diskussion um ADHS. Dabei geht es vor allem um die am häufigsten eingesetzten Präparate Ritalin® und Medikinet® mit dem Wirkstoff **Methylphenidat**, der seit 1954 auf dem Markt ist. Die Substanz ist kein Beruhigungsmittel, wie es oft fälschlicherweise dargestellt wird, sondern ein sogenanntes Aufputschmittel. Allerdings hat sie bei hyperaktiven Kindern die gegenteilige Wirkung: Die Betroffenen werden ruhiger, bleiben aber geistig wach. Methylphenidat normalisiert die Hirnfunktion und schaltet im übertragenen Sinn einen Filter ein, der es ermöglicht, Störreize auszublenden. So kann das Kind Wichtiges von Unwichtigem unterscheiden.

Auf diese Weise verbessern sich:

- die Aufmerksamkeit
- die Selbststeuerung
- die Ausdauer
- die Konzentration
- die Fähigkeit zuzuhören und das Gehörte sinnvoll umzusetzen
- die Motivation zur Leistung
- die Motivation, Dinge zu Ende zu bringen
- die Fähigkeit, übermäßiges Reden zu kontrollieren
- die Körperkoordination
- das Schriftbild sowie die Anzahl der Flüchtigkeitsfehler.

Die Wirkung tritt 20 bis 30 Minuten nach der Einnahme ein und hält bis zu vier Stunden an. Die häufigsten unerwünschten Nebenwirkungen sind Kopf- oder Bauchschmerzen in der Einstellungsphase sowie Appetitverlust, der zu einer Gewichtsabnahme führen kann. Dadurch ist auch eine Verzögerung des Längenwachstums möglich, die jedoch wieder aufgeholt wird.

Grundsätzlich gilt: Die Entscheidung über eine medikamentöse Behandlung von ADHS kann nur individuell von dem behandelnden Arzt und den Eltern getroffen werden, nachdem die Diagnose mit Sorgfalt gestellt und eingehend besprochen wurde. Auch ein Absetzen des Medikaments sollte nur in Abstimmung mit dem behandelnden Arzt erfolgen.

Nicht jedes Kind mit ADHS braucht eine Behandlung mit Medikamenten. In vielen Fällen ist es angebracht, zunächst andere Möglichkeiten in Betracht zu ziehen. So sollte vor der Entscheidung folgendes geprüft werden:

- Wurden die pädagogischen Möglichkeiten ausgeschöpft?
- Lassen sich ungünstige Rahmenbedingungen verändern?

- Wie belastet ist die Eltern-Kind-Beziehung?
- Welche Folgen entstehen für das Kind, wenn es nicht mit Medikamenten behandelt wird?

Haben Eltern und Arzt gemeinsam die Entscheidung für eine medikamentöse Behandlung getroffen, sollte sie von Lehrkräften sowie von sozialpädagogischen und anderen professionellen Bezugspersonen respektiert und mitgetragen werden. Auch wenn man diese Art der Therapie vielleicht persönlich ablehnt, ist es wichtig, die Eltern und das Kind nicht unnötig zu verunsichern.

Eine medikamentöse Behandlung ist meistens angezeigt, wenn sich folgendes Bild ergibt:

- Die ADHS-Symptome sind stark ausgeprägt und treten in unterschiedlichen Situationen auf.
- Es kommt zu einer erheblichen Beeinträchtigung des Betroffenen oder seines Umfelds.
- Die psychosoziale Anpassung ist deutlich eingeschränkt, zum Beispiel durch den drohenden Wechsel in eine Förderschule oder eine massive Belastung der Eltern-Kind-Beziehung.

In der Praxis zeigt sich, dass neben der medikamentösen Behandlung oft keine weiteren therapeutischen Maßnahmen eingeleitet werden. Wenn ein Kind auf das Medikament anspricht – bei etwa 85 Prozent der Kinder zeigt sich eine deutliche Verminderung der Symptome – hilft das zwar, die momentane Situation zu entspannen. Die Einnahme hat jedoch keine grundsätzliche Veränderung zur Folge, da das Nachlassen der Symptome allein von der Wirkung des Medikaments abhängt. Deshalb ist eine zusätzliche psychotherapeutische Behandlung unbedingt notwendig, damit die Kinder und Jugendlichen lernen können, mit ihren Schwierigkeiten konstruktiv umzugehen.

Methylphenidat gilt als Betäubungsmittel und kann bei Erwachsenen zu körperlicher Abhängigkeit führen. Deshalb fürchten viele Eltern, diese Gefahr bestehe auch für ihr Kind, wenn es mit dem Wirkstoff behandelt wird. Im Langzeitverlauf zeigt sich jedoch genau das Gegenteil: Methylphenidat führt bei Kindern nicht zu einer körperlichen Abhängigkeit. Dafür haben Betroffene mit ADHS, die nicht angemessen behandelt werden, ein größeres Risiko, im Lauf ihres Lebens eine Drogensucht zu entwickeln. Das ist auf die negative soziale und persönliche Entwicklung sowie auf die komorbiden Störungen bei ADHS zurückzuführen. Im Allgemeinen sind Menschen mit ADHS eher gefährdet, eine Suchterkrankung zu entwickeln als gesunde Menschen – dieses Risiko wird aber durch die Störung selbst verursacht und nicht durch die Therapie mit Methylphenidat.

Mittlerweile gibt es Methylphenidat-Präparate, deren Wirkung länger als vier Stunden anhält. Sie müssen nur einmal täglich eingenommen werden, was deutlich besser akzeptiert wird als die Einnahme zweimal am Tag.

Seit 2005 gibt es ein weiteres Medikament zur Behandlung von ADHS: Strattera® mit dem

Erfolgreiche Kombination

1999 wurden im Rahmen einer Studie in den USA vier Therapiemöglichkeiten verglichen: Beratung und Medikamente, Verhaltenstherapie, eine Kombination aus allem sowie eine Routinebehandlung, die nur aus Beratung bestand. Untersucht wurden 579 Kinder im Alter von 7 bis 9 Jahren mit ADS/ADHS, 80 Prozent davon waren Jungen.

Das Ergebnis zeigte:
Bei ADHS war der Erfolg mit Beratung und Medikamenten größer als allein mit Verhaltenstherapie oder Routinebehandlung.
Bei ADHS mit zusätzlichen Störungen war die Kombination aus Medikamenten, Beratung und Verhaltenstherapie einer Behandlung überlegen, die nur Beratung und Medikamente umfasste. Außerdem konnte im ersten Fall die Dosierung niedriger angesetzt werden. (Quelle: MTA-Studie, Multimodal Treatment of ADS/ADHS, 1999)

Wirkstoff **Atomoxetin**. Dieses Medikament unterliegt nicht dem Betäubungsmittelgesetz. Es ist kein Psychostimulans und verfügt über kein Suchtpotential. Dennoch gilt nach wie vor Methylphenidat in der ADHS-Therapie als Medikament der ersten Wahl.

Wo gibt es psychotherapeutische Hilfe?

- Bei niedergelassenen Kinder- und Jugendpsychiatern
- Bei niedergelassenen Kinder- und Jugendlichen-Psychotherapeuten
- Bei psychiatrischen Institutsambulanzen/Kliniken

2.3 Der pädagogische Umgang

Allgemeine Anforderungen an Einrichtungen und Mitarbeiter

Kinder und Jugendliche mit ADHS brauchen – wie viele andere Kinder auch – **klare Regeln**, feste Strukturen und berechenbare Reaktionen ihrer Eltern und Bezugspersonen. Gleichzeitig benötigen sie sehr viel positive Zuwendung. Das gilt natürlich auch für den täglichen Umgang mit ihnen. Nicht alle Verhaltensprobleme von Kindern mit ADHS lassen sich gleichzeitig angehen. Günstiger ist eine Beschränkung auf wenige, dafür aber sinnvolle und eindeutig formulierte Regeln des sozialen Umgangs. Hier gilt: Weniger ist mehr. Umso wichtiger ist es jedoch, auf der Einhaltung dieser wenigen Regeln zu bestehen und die Bereitschaft mitzubringen, das auch durchzusetzen. Dabei gilt es, unmittelbar in der Situation zu handeln, und nicht erst später. **Sanktionen und Konsequenzen** sollten möglichst direkt im Zusammenhang mit dem Verhaltensproblem stehen. Im Umgang mit Kindern und Jugendlichen mit ADHS sind oft **viel Geduld** und ein langer Atem gefragt. Ermahnungen helfen meist wenig – wirkungsvoller ist es, die eigenen Erwartungen an das Verhalten positiv zu formulieren.

Kindern mit ADHS eilt meist ein schlechter Ruf voraus. Wer sich dessen bewusst ist, kann **dem Kind eine Chance geben**, sich anders zu verhalten. Andererseits sollte man die Erfahrungen von anderen nicht außer Acht lassen. Für die sozialpädagogische Hilfeplanung und Förderung ist es wichtig zu wissen, welche Maßnahmen bereits unternommen wurden und warum sie fehlgeschlagen sind.

Gerade in pädagogischen Settings mit begrenzter Personalausstattung können Kinder mit ADHS durch ihr Verhalten die Bezugspersonen oft an den Rand ihrer Kräfte bringen. Deshalb ist es für die **eigene Psychohygiene** wichtig, Hilfen von außen zu nutzen – zum Beispiel die kollegiale Beratung im Team und Supervision. Auch **verbindliche Absprachen** mit allen Beteiligten und eine gute Koordination der Maßnahmen sind wichtig, um das Kind von außen zu unterstützen. Die Abstimmung mit Eltern, Familie, Lehrern, Erziehern, Therapeut und Arzt ist eine wichtige Basis für den Umgang mit Kindern und Jugendlichen mit ADHS. Dabei sollte auch auf Beratungsmöglichkeiten und Elterntrainings hingewiesen werden.

Spezifische Empfehlungen

Wichtig ist eine **klare Tagesstruktur** mit festgelegten Aufsteh-, Essens- und Schlafenszeiten. Sofern dies möglich ist, sollte es wenig Abweichung von dieser Struktur geben. Auf voraussehbare Veränderungen sollten die Kinder und Jugendlichen vorbereitet werden, um so mögliche Problemsituationen bewusst zu steuern.

Man sollte den Kindern oder Jugendlichen signalisieren, was man an ihnen mag und dabei auch Kleinigkeiten beachten. Wenn Regeln befolgt oder Aufgaben selbständig erfüllt werden, sollten die Kinder mit einem **Lob** belohnt werden – und zwar sofort, nicht erst später. Auch ist es sinnvoll, jeden Abend im Gespräch den Tag Revue passieren zu lassen.

Es ist sinnvoll, eine kurze Liste mit den wesentlichen **Verhaltensgrundsätzen in der Gemeinschaft** aufzustellen, die genau zwischen Regeln und Bitten unterscheidet. Aufforderungen dürfen jeweils nur eine Sache betreffen und müssen klar und eindeutig formuliert sein. Dabei sollte man konsequent überprüfen, ob und wie das Kind der Aufforderung nachgekommen ist. Negative Konsequenzen von unangemessenem Verhalten, zum Beispiel die Art der Bestrafung, müssen vorab mit den Kindern oder Jugendlichen besprochen werden. Falls eine Vereinbarung nicht gehalten oder eine Aufforderung nicht befolgt wird, sollte man sofort und auf keinen Fall aggressiv reagieren. Gleichzeitig sollte man nicht vergessen zu loben, wenn eine Vereinbarung eingehalten wurde.

Einzelne Teile eines Therapieprogramms lassen sich in den Alltag integrieren, wenn sie auf die Bedürfnisse und Schwierigkeiten des Kindes abgestimmt sind. Alltag ist aber keine (Psycho-) Therapie: Weder für die betroffenen Kinder und Jugendlichen noch für ihre Bezugspersonen ist es wünschenswert, alle diese Gesichtspunkte zu berücksichtigen. Für die ambulante und stationäre Jugendhilfe sowie für andere pädagogische Einrichtungen gibt es aber Empfehlungen, die ohne großen Aufwand umgesetzt werden können.

Reduzieren Sie unnötige Reize: Gerade in Gruppensituationen ist es günstig, eine möglichst ruhige Arbeitsatmosphäre und entspannende Phasen für alle zu schaffen.

Typische **kritische Situationen**, die besonders strukturiert werden müssen, sind Aufstehen, Mahlzeiten, das Verhalten in der Öffentlichkeit und gegenüber Gleichaltrigen, Hausaufgaben und Schlafengehen. Darauf sollte man in pädagogischer Hinsicht vorbereitet sein.

Aufträge und Mitteilungen sollen auf das Kind eindeutig verbindlich wirken. Das heißt, man sollte alles **klar und unmissverständlich formulieren**. Auch ist es sinnvoll, die Mitteilung durch Blickkontakt – zum Beispiel direktes Anschauen auf Augenhöhe – sowie gegebenenfalls durch Körperkontakt zu unterstützen. Das eigene Verhalten sollte ebenfalls klar und eindeutig sein; so wirkt es zum Beispiel verwirrend, wenn Kritik mit einem Lächeln ausgesprochen wird.

Kinder und Jugendliche mit ADHS können mehr als andere junge Menschen mit dem pädagogisch wohlmeinenden Auftrag überfordert sein, Arbeitsanforderungen selbständig zu erledigen. Deshalb ist es günstig, **Arbeitsaufträge** zu **strukturieren**, in Teilschritte zu gliedern und Hilfen zu geben.

Die Einstellung „Das Kind kann doch, wenn es nur will“ trifft meistens nicht zu. Kinder mit ADHS können oft wirklich nicht anders und **ihr Verhalten ist keineswegs vorsätzlich**, wie oft unterstellt wird. Kein Kind will Misserfolg, Strafe oder Ablehnung.

Oft wird empfohlen, unerwünschtes Verhalten einfach zu ignorieren und nicht auf alle Probleme mit erzieherischen Maßnahmen zu reagieren. Das kann im Einzelfall auch effektiv sein, doch grundsätzlich ist Vorsicht geboten. Es führt häufig bei Kindern und Jugendlichen zu verstärkten Bemühungen, negative Aufmerksamkeit auf sich zu ziehen, denn so bekommen sie wenigstens irgendeine Reaktion. Auf diese Weise wird unerwünschtes Verhalten aber eher verfestigt.

Die betroffenen Kinder und Jugendlichen haben oft ein eingeschränktes Selbstwertgefühl. Sie brauchen Pädagoginnen und Pädagogen, die an sie glauben, denn sie spüren sehr genau, wenn man sie abgeschrieben hat. Deshalb ist es für alle Beteiligten wichtig, die **positiven Fähigkeiten** und Ressourcen der Kinder und Jugendlichen wahrzunehmen und zu **verstärken**. So lässt sich auch vermeiden, dass man nur noch auf problematische Verhaltensweisen reagiert.

Bei Kindern mit stark ausgeprägter motorischer Unruhe sollten pädagogische Strategien eingesetzt werden, um den **Bewegungsdrang** zu **kanalisieren**. Dafür sind zum Beispiel Hilfsdienste oder kleine Botengänge geeignet; erlebnis- und freizeitpädagogische Maßnahmen erfüllen den gleichen Zweck. So wird das individuelle Bewegungsbedürfnis auch in der Gruppe „legalisiert“.

Notizen

3 Angststörungen

Angst und Furcht sind Grunderfahrungen des Menschseins. Obwohl beide Begriffe oft synonym verwendet werden, gibt es Unterschiede, die im allgemeinen Sprachgebrauch jedoch meist nicht berücksichtigt werden: Angst bezeichnet ein diffuses Gefühl, das nicht mit einem speziellen Auslöser verbunden ist. **Furcht** dagegen ist eine Alarmreaktion, die durch ein bestimmtes reales Objekt oder durch eine konkrete Situation ausgelöst wird. Sie ruft in der Regel starke Emotionen hervor, die mit der Tendenz zu fliehen und einer Aktivierung des vegetativen Nervensystems verbunden sind. Eine spezielle Form der Furcht stellen die **Phobien** dar – sie sind irrational und werden als Störung mit Krankheitswert eingestuft. Dazu gehört unter anderem die Klaustrophobie, die Furcht vor engen Räumen, wie sie zum Beispiel in Aufzügen oder in öffentlichen Verkehrsmitteln auftreten kann.

Bezogen auf die Stammesgeschichte des Menschen sind Angst und Furcht sinnvolle und notwendige Reaktionsmöglichkeiten. Die damit verbundenen **körperlichen Reaktionen bereiten den Körper auf eine Kampf- oder Fluchtsituation** vor, um eine aktuelle Gefahr zu überwinden. Wird die bedrohliche Lage bewältigt, kommt es zur körperlichen Entspannung, die mit einem Gefühl gewonnener Sicherheit einhergeht. Aus evolutionstheoretischer Sicht ist bekannt, dass bestimmte Ängste – zum Beispiel vor Dunkelheit, Unwetter oder wilden Tieren – in der frühen Menschheitsgeschichte durchaus sinnvoll waren. Obwohl diese Situationen und Objekte heute unter den veränderten Umweltbedingungen meist keine reale Gefährdung

Gängige Vorurteile

Angststörungen haben immer einen konkreten Auslöser: Das stimmt zwar für Phobien und Trennungsängste, die durch konkrete Gegenstände oder Situationen hervorgerufen werden, andere Angststörungen wie Panikattacken oder diffuse Ängste treten jedoch ohne erkennbare Auslöser auf.

Angst äußert sich nur als Gefühl: Angst kann sich auch unmittelbar in körperlichen Symptomen wie Herzrasen, Atemnot, Schwindel, Schweißausbrüchen oder Schmerzen zeigen. Häufig werden diese körperlichen Symptome aber nicht mit den Angstgefühlen in Zusammenhang gebracht.

Um die Angst in den Griff zu bekommen, sollte man den Auslöser meiden: In vielen Fällen – zum Beispiel bei Phobien – gilt das Gegenteil: Durch Vermeidungsverhalten kann sich die Symptomatik verstärken. Eine erfolgreiche Behandlungsmethode ist es, dass sich die Betroffenen mit Unterstützung des Therapeuten schrittweise der Angst auslösenden Situation aussetzen.

Angstsymptome sind immer psychisch bedingt: Keineswegs. Auch organische Ursachen, zum Beispiel eine Fehlfunktion der Schilddrüse oder der Konsum von Alkohol und Drogen können Angstsymptome hervorrufen.

mehr darstellen, sind sie dennoch als Angstauslöser weit verbreitet.

Bei Kindern und Jugendlichen treten immer wieder Phasen vermehrter Ängste auf. Diese sind Teil der normalen Entwicklung und haben je nach Altersstufe unterschiedliche Inhalte. Meistens gehen die Ängste wieder vorüber. Klinisch relevant werden sie erst, wenn sie besonders stark sind, über mehrere Wochen anhalten und die Entwicklung sowie die Alltagsbewältigung negativ beeinflussen. Zwischen normaler und krankhafter Angst gibt es jedoch keine eindeutige Grenze; es besteht ein **Kontinuum von Angst als Alarmreaktion bis hin zu Angst als Störung**. In einer Befragung aus dem Jahr 2001 berichteten mehr als die Hälfte der sechs- bis 14-jährigen Kinder in Deutschland über starke Ängste. Angststörungen gehören zu den häufigsten psychiatrischen Erkrankungen im Kindes- und Jugendalter. Sie stellen eine große Belastung für die Betroffenen und ihre Angehörigen dar und beeinträchtigen das Leben oft erheblich. Darüber hinaus können sich die Angststörungen im Erwachsenenalter fortsetzen und das **Risiko für weitere psychische Störungen** wie Depressionen und Medikamenten-, Drogen- oder Alkoholabhängigkeit erhöhen. Deshalb ist es von größter Bedeutung, Angsterkrankungen im Kindes- und Jugendalter rechtzeitig zu erkennen und zu behandeln.

Ängste können aber auch auftreten, weil eine reale Bedrohung der Betroffenen besteht – das sollte immer ausgeschlossen sein, bevor eine Angststörung festgestellt wird. So ist es zum Beispiel möglich, dass Kinder von missbrauchenden Personen eingeschüchtert werden oder junge Frauen Opfer eines Stalkers sind. Selbstverständlich handelt es sich in solchen Fällen um eine angemessene Angstreaktion.

3.1 Grundlagen

3.1.1 Symptomatik

Angst als elementare menschliche Erfahrung ist ein komplexer Zustand, der durch die Wahrnehmung einer Gefahr oder Bedrohung ausgelöst wird. Dabei gibt es große individuelle Unterschiede. Die **körperlichen Reaktionen** der Angst, die bei Gefahr reflexartig aktiviert werden, stellen ein biologisches Alarmsystem dar. Der Mensch wird auf Handlungen vorbereitet, die automatisch zu seinem Schutz und zur Sicherung des Überlebens ablaufen. Auf der gedanklichen, kognitiven Ebene verstärken sich Wachheit und **Aufmerksamkeit für die Umgebung**. Das Denken ist darauf fokussiert, auf die Bedrohung zu reagieren – deshalb kann man sich in einer Angst auslösenden Situation kaum auf alltägliche Aufgaben konzentrieren. Das ist normal und auch wichtig, denn nun kommt es allein darauf an, die Umgebung nach weiteren Gefahren abzusuchen und gegebenenfalls darauf zu reagieren. Dabei beschränkt sich die Wahrnehmung nur auf die Reize, die für die akute Situation relevant sein könnten – vereinfacht gesagt geht es nur um Angreifen oder Weglaufen, um Kampf oder Flucht.

Angstsymptome zeigen sich jedoch nicht nur im Erleben und im Verhalten, sondern auch in körperlichen Reaktionen, die automatisch ablaufen. Durch die Aktivierung des sympathischen Nervensystems kommt es zur vermehrten Ausschüttung der Botenstoffe Adrenalin und Noradrenalin. Das bereitet den Körper auf eine Kampf- oder Fluchtreaktion vor und erhöht kurzfristig die gesamte Leistungsfähigkeit. Die Herzfrequenz steigt, der Herzschlag wird stärker wahrgenommen. Die Muskeln werden mit mehr Sauerstoff versorgt. Die Atmung ist schneller und tiefer. Es kommt zu vermehrtem Schwitzen und die Pupillen weiten sich. All diese Reaktionen lassen sich nicht bewusst beeinflussen. Bei manchen Menschen ist dieses Alarmsystem überempfindlich geworden und hat sich verselbständigt. Die Angstsymptomatik wird selbst bei kleinsten, ungefährlichen Veränderungen in der Umwelt oder auch im eigenen Körper ausgelöst. Man bezeichnet dies auch als **pathologische Angstreaktion**. In diesem Fall haben vorher Lernerfahrungen stattgefunden, durch die das Gefühl der Angst und körperliche Reaktionen miteinander verknüpft wurden.

Bei Angststörungen kann es zum sogenannten **Teufelskreis der Angst** kommen. Ein Beispiel: Schlägt das Herz schneller, ohne dass man eine Erklärung dafür hat, wird das Symptom unter Umständen als bedrohlich erlebt. Das kann Angst auslösen, die wiederum zu weiteren, intensiveren körperlichen und auch psychischen Reaktionen führt. Charakteristische Symptome sind Herzklopfen, Schweißausbrüche, Atembeschwerden, Schmerzen und körperliche Missempfindungen. Auch Schwindel-, Schwäche- und Unwirklichkeitsgefühle können auftreten sowie Angst, die Kontrolle zu verlieren. Auf diese Weise verstärkt sich die Angst noch und der **Teufelskreis** ist in Gang gesetzt. Als Reaktionsmöglichkeiten bleiben Flucht, die Bewältigung der vermeintlich Angst auslösenden Situation oder deren Vermeidung. Typisch für Menschen mit Angststörungen ist es, dass sie sich zunehmend aus dem täglichen Leben zurückzuziehen – sie hoffen, auf diese Weise den Situationen zu entgehen, die bei ihnen Angst auslösen.

Hat sich der Teufelskreis der Angst erst einmal etabliert, kann er an jeder Stelle in Gang gesetzt werden (**Abbildung 3-1**).

Alterstypische normale Ängste und Angststörungen: Bei Kindern und Jugendlichen können Ängste ein normales Entwicklungsphänomen sein, das mit dem Älterwerden meist verschwindet. In Einzelfällen können sie sich jedoch auch verfestigen und zu einer manifesten Angststörung entwickeln. Die nachfolgende **Tabelle 3-1** gibt einen Überblick über normale Ängste im Entwicklungsverlauf und über die pathologischen Ausformungen. Die Altersangaben dienen lediglich zur Orientierung; manche Angstinhalte können auch noch in einem späteren Lebensalter bedeutsam sein.

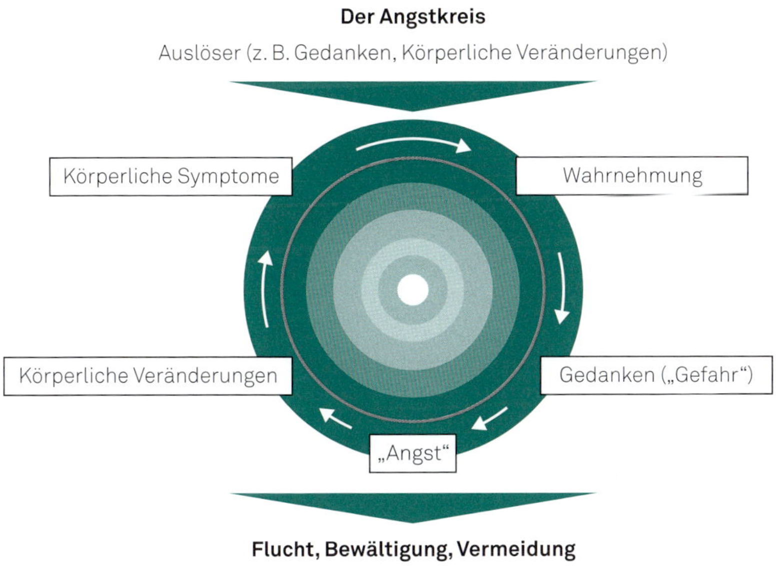

Abbildung 3-1: Teufelskreis der Angst. Quelle: modifiziert nach Margraf/Schneider (1990, S. 74)

Tabelle 3-1: Überblick über normale Ängste im Entwicklungsverlauf und über die pathologischen Ausformungen. Quelle: modifiziert nach Carr (2006, S. 462)

Alter	normale Ängste	Angststörungen
0 bis 6 Monate	Schreckreflexe; laute Geräusche; Verlust von Geborgenheit	
6 bis 24 Monate	Angst vor Trennung von Bezugspersonen; Fremdeln	
2 bis 4 Jahre	Angst vor Einbrechern, Fantasiefiguren, Monstern; vor der Trennung von Bezugspersonen; vor Dunkelheit und Lärm	pathologische Trennungsangst
5 bis 7 Jahre	Angst vor Gewitter, Feuer und Naturkatastrophen; vor Tieren; vor körperlichen Verletzungen, vor Dunkelheit, vor „bösen Menschen"	Phobische Störung des Kindesalters, Störung mit sozialer Ängstlichkeit des Kindesalters
8 bis 11 Jahre	schlechte schulische oder sportliche Leistungen; Angst um die eigene Sicherheit	Spezifische Phobie, Soziale Phobie, Schulphobie, Schulangst
12 bis 18 Jahre	Angst vor Ablehnung durch Gleichaltrige; Angst vor dem Tod	Generalisierte Angststörung, Agoraphobie, Panikstörung

Wann spricht man von Angststörungen?

Wenn die Angstreaktion besonders intensiv ist, durch ungefährliche Objekte hervorgerufen wird oder sogar unabhängig von äußeren Auslösern auftritt und zu einer Beeinträchtigung der Alltagsbewältigung führt, spricht man von einer Angststörung. Für eine Diagnosestellung ist von Bedeutung, dass die Angstsymptome über einen gewissen Zeitraum bestehen bleiben und zu einer Beeinträchtigung der persönlichen und sozialen Entwicklung führen. Die Diagnose einer Angststörung wird gestellt, wenn folgende Kriterien zutreffen:

- Die Symptome treten als charakteristisches Muster auf.
- Die Symptomatik ist unangemessen stark oder lang anhaltend und nicht kontrollierbar.
- Die persönliche und die soziale Entwicklung werden beeinträchtigt, das Leben ist eingeschränkt.
- Oft besteht ein Leidensdruck für die Betroffenen und für die Angehörigen.

Die unterschiedlichen Formen von Angststörungen

Es gibt zahlreiche Formen von Angststörungen (**Abbildung 3-2**), die sich unter anderem in der Art ihres Auftretens unterscheiden. So werden Trennungsangst und Phobien durch spezifische Situationen oder Objekte ausgelöst, während eine Panikstörung plötzlich und aus heiterem Himmel auftritt. Bei einer Generalisierten Angststörung sind die Ängste kontinuierlich vorhanden und gehen mit vielfältigen, vor allem körperlichen Symptomen, einher.

Eine verbreitete Angsterkrankung im Kindesalter ist die **Emotionale Störung mit Trennungsangst**. Je nach Untersuchung schwanken die Angaben zur Häufigkeit zwischen zwei und fünf Prozent. Viele Kinder haben vor allem im zweiten und dritten Lebensjahr vorübergehend

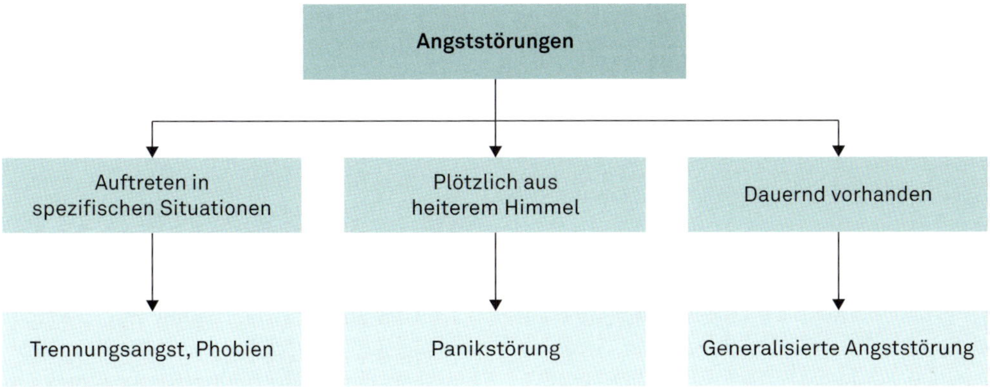

Abbildung 3-2: Angststörungen

Angst vor einer Trennung von ihrer Bezugsperson. Dieses Verhalten ist normal und wird meistens bald überwunden. Eine Störung liegt vor, wenn die Kinder im weiteren Entwicklungsverlauf eine exzessive und unangemessene Angst zeigen, sich von den Eltern oder anderen Bezugspersonen zu trennen oder dies auch nur erwarten. Sie befürchten, dass den Eltern oder ihnen selbst etwas Schlimmes zustoßen könnte, was zu einer dauerhaften Trennung führen würde.

Um die bevorstehende Trennung zu verhindern, weinen die Kinder und klammern sich an ihre Bezugsperson. Meistens treten auch körperliche Beschwerden auf, zum Beispiel Bauch- oder Kopfschmerzen, Übelkeit und Erbrechen. Gerade die körperlichen Symptome führen häufig zu Fehleinschätzungen und verunsichern die Eltern. Sie schonen die Kinder, vermeiden eine Trennung und gehen oft auch zum Kinderarzt. Doch in medizinischen Untersuchungen trennungsängstlicher Kinder ergeben sich keine organischen Ursachen für die körperlichen Symptome -vielmehr handelt es sich um Reaktionen des vegetativen Nervensystems. „Krankschreibungen“, auch wenn sie als Hilfe gedacht sind, können in diesem Fall die Symptome verstärken und so das Vermeidungsverhalten des Kindes stabilisieren. Kommt es zu einer Trennung von der Bezugsperson, kann sich die Störung durch ausgeprägtes Unglücklichsein äußern. Das Kind reagiert wütend oder ängstlich, ist niedergeschlagen, apathisch und zieht sich aus dem sozialen Kontakt zurück.

Oft haben Kinder mit Trennungsangst Albträume und mögen nicht allein im Dunkeln und bei geschlossener Tür einschlafen; auch Übernachtungen bei Freunden werden vermieden. Eine der wichtigsten Manifestationsformen bei kleineren Kindern ist aber die **Weigerung, in den Kindergarten zu gehen**. Das kann dazu führen, dass Eltern ihr Kind erst gar nicht hinbringen, weil sie es entlasten wollen. Es kommt auch vor, dass die Eltern das Haus nicht mehr verlassen und das gesamte Familienleben um die Trennungsängstlichkeit herum organisieren, was mit erheblichen Beeinträchtigungen für die Familienangehörigen einhergehen kann. Solche Maßnahmen können zwar kurzfristig die Angst des Kindes reduzieren – mittel- und langfristig tragen sie jedoch zur Aufrechterhaltung und Generalisierung der Störung bei. Nicht selten wird erst im Schulalter Hilfe gesucht. Dann nämlich kann sich die Trennungsangst in einer **wochenlangen Schulvermeidung** äußern. Doch nun lässt sich die Trennung von den Eltern wegen der Schulpflicht nicht mehr umgehen.

Nach ICD-10, dem Klassifikationssystem für Krankheiten der Weltgesundheitsorganisation WHO, lässt sich eine Emotionale Störung mit Trennungsangst unter anderem dann diagnostizieren, wenn folgende Kriterien vorliegen:

- Die Symptome bestehen seit mindestens vier Wochen und der Beginn der Störung liegt vor dem sechsten Lebensjahr.
- Davon abweichend weisen neuere wissenschaftliche Untersuchungen jedoch darauf hin, dass die Störung auch später beginnen kann.

Als **Phobie** bezeichnet man eine unangemessene, dauerhafte und starke Angstreaktion auf bestimmte Objekte, Situationen oder Tiere, von denen in der Regel keine reale Gefahr ausgeht. Durch das Wissen, dass diese von anderen Menschen keineswegs als bedrohlich und gefährlich empfunden werden, lässt sich die Angst nicht reduzieren. Auch Fantasievorstellungen können die Angstsymptomatik bereits hervorrufen. Die körperlichen und psychischen Reaktionen sind die gleichen wie bei anderen Angstformen. Charakteristisch für Menschen mit einer Phobie ist es, dass sie versuchen, sich der Angst auslösenden Situation oder dem gefürchteten Objekt nicht auszusetzen. Dieses **Vermeidungsverhalten** kann erhebliche Ausmaße annehmen und das gesamte soziale Leben einschränken. Wenn es nicht anders möglich ist, ertragen die Betroffenen die phobisch besetzten Erlebnisse mit ausgeprägten Angstgefühlen. Abhängig vom **Auslöser der Furcht** werden nach ICD-10 Phobien unter verschiedenen Kategorien zusammengefasst. Bei der Spezifischen Phobie – bei Kindern spricht man von einer phobischen Störung des Kindesalters – handelt es sich um eine eng umgrenzte Furcht, zum Beispiel vor Gespenstern oder Spinnen.

Die **Soziale Phobie** – bei Kindern als Störung mit sozialer Ängstlichkeit bezeichnet – ist dagegen mit Ängsten verbunden, die immer in sozialen Situationen auftreten. Hier befürchtet das Kind, sich zu blamieren, zum Beispiel, wenn es vor der Klasse sprechen soll.

Eine **Agoraphobie** liegt vor, wenn jemand Angst vor verschiedenen Situationen wie Menschenansammlungen und öffentlichen Orten hat oder davor, seine vertraute Umgebung zu verlassen.

Für die Diagnosestellung müssen die Symptome nach ICD-10 mindestens vier Wochen anhalten. Im Rahmen der normalen kindlichen Entwicklung sind ängstliche Reaktionen auf bestimmte Situationen (zum Beispiel Dunkelheit) oder Objekte (wie Spinnen und Hunde) ein häufig zu beobachtendes Phänomen. In der Regel verschwinden diese Ängste wieder oder wirken im Alltag nicht sehr beeinträchtigend.

Bei der **Spezifischen Phobie** zeigen Kinder und Jugendliche über längere Zeit eine unangemessene, dauerhafte und starke Angstreaktion gegenüber bestimmten Objekten, Situationen oder Tieren, von denen in der Regel keine reale Gefahr ausgeht. Die Reaktion wird meist unmittelbar durch die Konfrontation mit dem phobischen Stimulus ausgelöst und kann weder kontrolliert noch rational erklärt werden. Es können auch Panikattacken auftreten, die im Gegensatz zur Panikstörung jedoch an den konkreten Auslöser gekoppelt sind. Die Betroffenen versuchen, die Angst auslösenden Situationen zu vermeiden. Gelingt dies, ist der Leidensdruck bei dieser Störung nicht sehr hoch und das psychosoziale Funktionsniveau wird kaum beeinträchtigt. Der Beginn der Störung liegt meist zwischen dem fünften und zehnten Lebensjahr.

Bei einer **Phobischen Störung des Kindesalters** handelt es sich um eine zwar alterstypische, aber übersteigerte Form der Angst – zum Beispiel Dunkelangst bei Vierjährigen. Die Betroffenen leiden unter einer abnorm großen Furcht vor bestimmten Objekten oder Situationen.

Bei Kindern und Jugendlichen, die nicht zur Schule gehen, spielen Ängste häufig eine zentrale Rolle. Von den drei Hauptformen der **Schulvermeidung** stehen zwei in direktem Zusammenhang mit Ängsten: die Schulphobie und die Schulangst. Davon zu unterscheiden ist als dritte Form das Schulschwänzen, das in der Regel, nicht primär durch Ängste motiviert ist. Schulvermeidung ist ein Beispiel dafür, dass das gleiche beobachtbare Verhalten – der Schüler erscheint nicht zum Unterricht – durch ganz unterschiedliche psychologische

Tabelle 3-2: Schulangst

Schulphobie	
Motiv:	Angst vor einer Trennung von den Eltern
Diagnose:	Emotionale Störung mit Trennungsangst des Kindesalters
Schulangst	
Motiv:	Angst vor der Schule und den damit verbundenen Leistungssituationen, aber auch vor bestimmten Schülern oder Lehrern
Diagnose:	Phobische Störung des Kindesalters/Spezifische Phobie
Schulschwänzen	
Motiv:	allgemeine Unlust und Verweigerung
Diagnose:	z. B. Störung des Sozialverhaltens, ADHS

Motive und Bedürfnisse geleitet sein kann (**Tabelle 3-2**).

Bei Schulvermeidung sollte der Schulbesuch – außer in besonderen Einzelfällen – nicht unterbrochen beziehungsweise so schnell wie möglich wieder aufgenommen werden.

Kinder mit einer **Sozialen Phobie** sind unsicher und im sozialen Kontakt oft unbeholfen und ungeschickt. Sie haben Angst davor, im Mittelpunkt zu stehen und fühlen sich in Anwesenheit von Fremden unwohl. Auch befürchten sie, in sozialen Situationen zu versagen, sich vor anderen lächerlich zu machen oder von ihnen gedemütigt zu werden – deshalb vermeiden sie neue, unbekannte Situationen. Diese Kinder ziehen sich zurück und haben kaum ihrem Alter entsprechende soziale Kontakte. Die Kinder empfinden viele soziale Situationen als bedrohlich, die andere nicht so wahrnehmen und reagieren mit Weinen, Schweigen oder Rückzug. Fremden gegenüber sind sie befangen, doch die Beziehungen zur Familie und gut bekannten Gleichaltrigen gestalten sich für sie unproblematisch.

Die **Störung mit sozialer Ängstlichkeit des Kindesalters** beginnt häufig in einer Lebensphase, in der diese Ängste entwicklungsbedingt auftreten können. Im Unterschied zur alterstypischen Entwicklung sind sie jedoch übermäßig ausgeprägt und lang andauernd. Die Diagnose soll nur für Störungen gestellt werden, die vor dem 6. Lebensjahr beginnen, das übliche Maß überschreiten und die altersgemäße Entwicklung beeinträchtigen.

Der Begriff **Agoraphobie** („agora" griechisch: Marktplatz) bezeichnet die Angst vor öffentlichen Plätzen, Menschenmengen, Kaufhäusern oder öffentlichen Verkehrsmitteln, die Angst allein unterwegs zu sein, aber auch ganz allgemein die Angst, die eigene Wohnung zu verlassen. Die Agoraphobie kann zu Isolation führen, wenn zum Beispiel betroffene Jugendliche sich deshalb nicht mit Gleichaltrigen treffen oder nicht zur Schule gehen. Im Vordergrund stehen körperliche Symptome wie Herzrasen, Schweißausbrüche und Übelkeit. Die Betroffenen haben das Gefühl mit der Situation nicht fertig zu werden und entziehen sich. Dabei steht nicht unbedingt der Ort an sich im Mittelpunkt der Angst, sondern die Befürchtung, nicht schnell oder nur unter peinlichen Umständen die Situation verlassen zu können. Viele brauchen deshalb das Gefühl einer gewissen Absicherung und entfernen sich nur ungern von zuhause.

Kinder und Jugendliche mit einer **Generalisierten Angststörung** zeigen in vielen Lebensbereichen eine anhaltende Besorgnis, bei ganz alltäglichen Dingen zu versagen – zum Beispiel nicht pünktlich zu sein, etwas falsch zu machen oder in der Schule nicht genug zu leisten. Sie haben wenig Selbstvertrauen, stufen Alltägliches als bedrohlich ein, sehen eher mögliche negative Konsequenzen und unterschätzen die eigenen Einflussmöglichkeiten auf Ereignisse. Neben dem starken Bedürfnis nach Anerkennung und Bestätigung suchen sie Rückversicherung bei Eltern oder Lehrern. Diese sollen ihnen erklären, wie sie alltägliche Anforderungen meistern können. Meistens stehen Kinder und Jugendliche mit einer Generalisierten Angststörung unter einer ständigen körperlichen Anspannung, haben Schlaf- und Konzentrationsstörungen, sind unruhig, reizbar und nervös, kauen Nägel oder drehen exzessiv in den Haaren. Auch treten häufig körperliche Symptome wie Kopf- und Bauchschmerzen auf.

Panikstörungen kommen im Kindesalter äußerst selten vor, im Jugendalter werden sie dagegen häufiger diagnostiziert. Sie zeichnen sich durch Panikattacken aus – wiederkehrende schwere Angstzustände, die im Erleben der Betroffenen weder mit einer bestimmten Situation verbunden noch vorhersehbar sind. Die Attacken treten aus heiterem Himmel auf und werden deshalb als besonders bedrohlich empfunden; meist dauern sie nur wenige Minuten. Sie gehen mit massiven Symptomen des vegetativen Nervensystems wie Herzklopfen, Brustschmerzen, Erstickungsgefühlen und Schwindel einher. In der Folge entwickelt sich oft eine ausgeprägte Furcht vor weiteren Panikattacken. Bei jeder Angststörung kann es zusätzlich zu **Panikattacken** kommen.

3.1.2 Diagnostik

Für eine diagnostische Untersuchung und ein Gespräch mit dem Kind oder dem Jugendlichen ist es wichtig, eine **angstfreie Situation** zu schaffen. Dies kann sich insbesondere bei Kindern mit Trennungsängsten schwierig gestalten. Es kann dann erforderlich sein, das Gespräch mit dem Kind zunächst in Anwesenheit eines Elternteils zu führen. Im Wesentlichen stützt sich die Diagnose auf eine sorgfältige Erfassung der Vorgeschichte, auf die Beobachtungen der Eltern und Bezugspersonen sowie auf Gespräche mit dem Kind oder Jugendlichen über die empfundenen Ängste. Ein weiterer wichtiger Teil der Diagnostik ist die Einschätzung des Verhaltens durch den Behandler. Diese ist im Rahmen einer ambulanten Untersuchung – anders als bei einer stationären Aufnahme – nur eingeschränkt möglich.

Durch eine **körperliche Untersuchung** müssen mögliche organische Ursachen für die Angstsymptome ausgeschlossen werden. Im **Gespräch mit dem Kind und den Eltern** ist zu klären, welche speziellen Situationen die Angst auslösen und welche Symptome auf kognitiver, emotionaler und körperlicher Ebene sowie im Verhalten des Kindes auftreten. Entstehung und Verlauf der Symptomatik sind für die Diagnose ebenso bedeutsam wie der Einfluss auf die familiären Beziehungen und das soziale Umfeld. Dabei sollte im Gespräch mit den Eltern nicht nur deren Einschätzung thematisiert werden. Auch ihre eigenen Ängste sowie Aspekte der familiären Vorbelastung sind zu berücksichtigen. Weiterhin ist es wichtig zu erfahren, wie groß der **subjektive Leidensdruck** für das Kind und die Familie ist, in welchem Ausmaß die Störung die normale Entwicklung beeinträchtigt und welche begleitenden Störungen vorliegen. Bei den Angaben zu Art und Häufigkeit der Symptome lassen sich oft große Unterschiede zwischen den Einschätzungen der Eltern und denen des Betroffenen feststellen. Es gibt auch den Fall, dass Kinder und Jugendliche aus Scham die Symptomatik verschweigen oder so gut kaschieren, dass sie nicht einmal den nächsten Bezugspersonen auffällt. Die Gespräche werden gegebenenfalls durch **strukturierte Interviews, Selbstbeurteilungsfragebögen** – sogenannte Angstfragebögen – und **Selbstbeobachtungsverfahren** in Form eines Tagebuchs ergänzt. Aber auch das Verhalten des trennungsängstlichen oder sozial ängstlichen Kindes gegenüber dem Untersucher kann wichtige Hinweise liefern.

3.1.3 Ätiologie

Das bio-psycho-soziale Modell

Wie bei den meisten anderen psychischen Störungen gibt es auch für die Entstehung von Angststörungen nicht die eine Ursache, sondern unterschiedliche Faktoren, die zusammenwirken. Bei einigen Angststörungen finden sich Hinweise auf **biologische Faktoren**, die bei der Entstehung eine Rolle spielen. Die bei der Panikstörung und der sozialen Phobie gefundenen familiären Häufungen könnten Hinweise für eine genetische Disposition sein. Des Weiteren sind Vorgänge im Gehirn beteiligt. Diskutiert werden die Rolle verschiedener Neurotransmittersysteme – den Botenstoffen zur Reizübertragung zwischen den Nervenzellen – sowie Fehlfunktionen des limbischen Systems, das unter anderem für die Verarbeitung von Emotionen zuständig ist.

Nach dem Temperamentsmodell, das die prädisponierenden physiologischen und **psychologischen Faktoren** beschreibt, können sich bestimmte Temperamentsmerkmale ungünstig auswirken. Als wichtigster konstitutioneller Risikofaktor wird dabei die sogenannte Verhaltenshemmung (behaviorale Inhibition) angesehen. Damit bezeichnet die Temperamentsforschung ein angeborenes, eher zurückhaltendes und schüchternes Verhalten gegenüber nicht vertrauten Personen sowie in unbekannten Situationen. Kinder mit dieser Eigenschaft sind schon als Säuglinge leicht irritierbar und zeigen bereits in diesem Alter eine erhöhte Erregbarkeit des sympathischen Nervensystems. Kleinkinder mit Verhaltenshemmung sind schüchtern und ängstlich, Schulkinder eher sozial zurückgezogen. Auf diesem Ansatz baut das neuere Verhaltenshemmungs-Bindungsmodell auf. Danach kann die Prädisposition einer Verhaltenshemmung in Verbindung mit einem unsicheren Bindungsstil Angststörungen begünstigen.

Die psychologischen Entstehungsfaktoren werden durch **soziale Faktoren** beeinflusst. Studien weisen darauf hin, dass auch die Eltern und ihr Erziehungsverhalten die Entstehung von Angststörungen beeinflussen. Überbehütung, ein Übermaß an Kritik sowie mangelnde emotionale Wärme und Feinfühligkeit gelten hier als bedeutsam. Darüber hinaus spielen die Eltern als Vorbilder eine Rolle. Kinder mit Ängsten haben häufig Eltern, die selbst Angststörungen aufweisen. Auch belastende Lebensereignisse können bei der Entstehung von Angststörungen von Bedeutung sein, sind aber nicht spezifisch.

Weitere theoretische Erklärungsmodelle

Die **psychodynamische Theorie** sieht als einen wichtigen Faktor für die Entstehung von Angststörungen unbewusste innerpsychische Konflikte. Ein solcher in der Kindheit entstandener, Konflikt, der nicht gelöst und deshalb verdrängt wurde, kann zu einem späteren Zeitpunkt durch aktuelle Lebensereignisse reaktiviert werden. Dadurch droht er ins Bewusstsein zu dringen und muss nun erneut verdrängt werden, um das seelische Gleichgewicht aufrecht zu erhalten. So entsteht das Symptom Angst – ein Kompromiss aus den unbewussten Wünschen des frühkindlichen Konflikts und den Anforderungen der Realität.

Im Unterschied zur Betrachtung der individuellen Dispositionen und der Lebensgeschichte richtet die **Lerntheorie** – aus der sich die Verhaltenstherapie entwickelt hat – den Fokus auf das Symptom, das Verhalten und die Kognitionen. Nach dem lerntheoretischen Ansatz können subjektive Fehleinschätzungen (dysfunktionale Kognitionen) und Lernerfahrungen zur Erklärung für die Entstehung und Aufrechterhaltung von Angststörungen dienen. Die sogenannte **Zwei-Faktoren-Theorie** geht davon aus, dass zwei Formen des Lernens bei der Entstehung und Aufrechterhaltung von Ängsten zusammenspielen: die klassische und die operante Konditionierung. Die Angstreaktion entsteht durch klassische Konditionierung. Bei dieser Art des Lernens wird ein ursprünglich neutraler Reiz mit einer spezifischen reflexartigen Reaktion verknüpft und löst diese dann immer wieder aus. Das heißt, jemand reagiert mit Angst auf eine an sich harmlose Situation. Durch operante Konditionierung wird die Angstsymptomatik aufrechterhalten. Der Betroffene versucht, den Angst auslösenden Reiz zu vermeiden und erlebt es als Belohnung, wenn das gelingt. Diese Bestätigung eines Verhaltens nennt man negative Verstärkung, weil ein unerwünschter, aversiver Reiz wegfällt.

Nach dem kognitiven Modell bzw. der **kognitiven Theorie** beeinflussen Wahrnehmungen und Einstellungen in zentraler Weise die Affekte und Handlungen. Menschen mit einer Angsterkrankung verarbeiten reale und vor allem vermeintliche Gefahrensituationen kognitiv verzerrt. Informationen und Gefahren werden dramatischer bewertet, als sie tatsächlich sind. Dies nennt man katastrophisierende Gedanken. Die realistischen Spielräume der eigenen Handlungs-, Einfluss- und Kontrollmöglichkeiten werden dagegen unterschätzt.

3.1.4 Verlauf

Angststörungen beginnen oft bereits in der Kindheit. Früher ging man davon aus, dass die meisten Angststörungen des Kindes- und Jugendalters einen eher milden und vorübergehenden Verlauf haben und nicht bis ins Erwachsenenalter anhalten. Heute jedoch weiß man, dass unbehandelte Angststörungen mit frühem Beginn zur **Chronifizierung** neigen. Eine Angststörung im Kindes- oder Jugendalter ist – auch wenn sie sich gebessert hat – ein **Risikofaktor für die Entwicklung einer psychischen Störung im Erwachsenenalter**. Bei unbehandelten Angststörungen steigt die Wahrscheinlichkeit, dass eine Medikamenten- oder Suchtmittelabhängigkeit entsteht. Auch entwickeln sich Trennungsängste im Kindesalter, die nicht behandelt wurden, im Jugendalter häufig zu einer Sozialen Phobie.

Häufigkeit

Das Risiko, bis zum 18. Lebensjahr an einer Angststörung zu erkranken (Lebenszeitprävalenz) beträgt je nach Studie zwischen 14 und 18 Prozent. Am häufigsten treten die Erkrankungen zwischen dem sechsten und dem zwölften Lebensjahr auf. Vor der Pubertät sind Jungen und Mädchen etwa gleich oft betroffen; danach ist das Risiko bei Mädchen doppelt so hoch. Im Kindes- und Jugendalter kommen Trennungsangst, Phobien und die generalisierte Angststörung am häufigsten vor.

3.1.5 Differentialdiagnose

Psychiatrische Störungen

Ängste bei Kindern und Jugendlichen sind nicht immer auf Angststörungen zurückzuführen. Bei anderen psychischen Erkrankungen kommen Angstsymptome ebenfalls häufig vor, zum Beispiel bei Affektiven Störungen, Psychosen, Zwangsstörungen und Anpassungsstörungen. Auch bei Alkohol-, Medikamenten- und Drogengebrauch treten Ängste im Rahmen von akuten und chronischen Intoxikationen auf, so zum Beispiel in Form von Panikattacken bei einem „Horrortrip".

Körperliche Ursachen

Zudem können die Symptome durch verschiedene organische Ursachen bedingt sein wie zum Beispiel eine Fehlfunktion der Schilddrüse, Herzerkrankungen, Infektionen, Tumore oder Anfallsleiden.

3.1.6 Komorbidität

Bei vielen Kindern und Jugendlichen mit Angststörungen treten zusätzliche Störungen auf, die eine angemessene Entwicklung beeinträchtigen. In der Tat scheint Komorbidität bei Angststörungen eher die Regel als die Ausnahme zu sein.

So tritt bei etwa der Hälfte der Betroffenen eine weitere Angststörung auf. Komorbide **Depressive Störungen** kommen ebenfalls häufig vor, wobei die Angststörung der Depression meist zeitlich voraus geht.

Auch **Somatoforme Störungen** – also körperliche Beschwerden, die sich nicht oder nicht hinreichend auf eine organische Erkrankung zurückführen lassen – können zusätzlich zu einer Angststörung auftreten.

Zudem leiden Kinder und Jugendliche mit Angststörungen nicht selten unter **externalisierenden Störungen wie ADHS oder einer Störung des Sozialverhaltens**. Weil dabei vielfältige Verhaltensprobleme auftreten, wird die Angststörung jedoch häufig nicht als solche erkannt. Gerade Kinder mit ADHS machen oft schlechte Erfahrungen mit Leistungs- und Anforderungssituationen und können in der Folge Schul- und Leistungsängste entwickeln.

Angststörungen treten darüber hinaus gehäuft im Zusammenhang mit **Suchtmittelkonsum** auf. Das erklärt sich aus der Angst lösenden Wirkung mancher Substanzen, darunter Alkohol, Cannabis und Beruhigungsmedikamente wie Benzodiazepine. Über diesen Weg des so genannten Selbstheilungsversuchs können Jugendliche mit einer Angststörung in den Teufelskreis der Sucht geraten. Die Dosis muss immer weiter gesteigert werden, um die erwünschte Wirkung zu erzielen; dies kann schließlich zu einem Verlust der Kontrolle über den Substanzkonsum führen.

3.2 Kinder- und Jugendpsychiatrische Behandlungsmöglichkeiten

Die Therapie von Angststörungen ist eine Domäne der Psychotherapie. Andere therapeutische Maßnahmen treten im Verhältnis dazu deutlich in den Hintergrund. Verschiedene psychotherapeutische Strategien haben ihre Wirksamkeit bewiesen und so besteht heute ein breites Angebot an gut evaluierten Vorgehensmöglichkeiten. Ziel der Therapie ist es, **Möglichkeiten der Angstbewältigung** zu entwickeln sowie Ängste zu reduzieren und schließlich ganz abzubauen.

3.2.1 Das multimodale Behandlungskonzept

Bei der Therapie von Angststörungen im Rahmen des so genannten multimodalen Behandlungskonzepts kombiniert man Maßnahmen auf unterschiedlichen Ebenen und stimmt sie **je nach Bedarf** aufeinander ab. So werden neben dem Betroffenen selbst auch die Familie, andere wichtige Bezugspersonen und das soziale Umfeld einbezogen. Gerade bei Schulangst und Schulphobie ist eine Kooperation mit der Schule unverzichtbar. Der behandelnde Psychiater oder Psychotherapeut sollte im Anschluss an die Diagnostik und die ausführliche Beratung einen **individuellen Behandlungsplan** erstellen. Die Kinder und Jugendlichen sowie ihre Eltern werden dazu über die Störung sowie über die Behandlungs- und Bewältigungsmöglichkeiten informiert. Die **Psychotherapie** des Betroffenen kann durch Interventionen auf Eltern- oder Familienebene sowie durch psychosoziale Unterstützung und medikamentöse Behandlung ergänzt werden. Auch **Entspannungsverfahren** – zum Beispiel progressive Muskelentspannung nach Jacobson oder Autogenes Training – können hilfreich sein. Die Betroffenen machen dabei die Erfahrung, dass sie ihre körperlichen und psychischen Reaktionen bis zu einem gewissen Grad selbst steuern können.

Ambulant oder stationär?

Die Behandlung einer Angststörung kann meistens ambulant erfolgen. In bestimmten Fällen ist jedoch eine stationäre Behandlung notwendig:

- bei starker Beeinträchtigung der Alltagsfunktionen
- bei ungenügender Kooperation des Betroffenen oder der Eltern
- bei trennungsängstlichen Kindern
- bei längeren Phasen der Schulverweigerung.

Psychotherapie

Bei der Behandlung von Angststörungen im Kindes- und Jugendalter haben sich sowohl die kognitive Verhaltenstherapie als auch die psychodynamischen Methoden als wirksam erwiesen.

In der verhaltenstherapeutischen Behandlung hat sich das Arbeiten mit dem kognitiven Modell in der **kognitiven Verhaltenstherapie** als sehr fruchtbar erwiesen. Danach wird das Entstehen einer Angstreaktion durch dysfunktionale Kognitionen ausgelöst. Der Betroffene stuft eine im Grunde ungefährliche Situation als bedrohlich ein und reagiert darauf mit Angst. Nach einer altersgerechten **Aufklärung und Beratung** entwickelt der Therapeut gemeinsam mit den Betroffenen und den Eltern ein Krankheitsmodell für die Entstehung und Aufrechterhaltung der Angstsymptomatik. Auf diese Weise soll ein gemeinsames Verständnis der Erkrankung geschaffen werden. Ergänzend zum Gespräch werden die Kinder und Jugendlichen gebeten, Fragebögen auszufüllen und ein so genanntes Angsttagebuch zu führen. Durch diese Maßnahmen wird die individuelle Sicht auf die Angstsymptomatik verständlicher. Die Betroffenen können sich ihre inneren **Denkmuster vergegenwärtigen** und so ihre **Selbstwahrnehmung verbessern**. Sie lernen, den **Angstauslöser zu identifizieren** und neu zu bewerten. Diese kognitive Umstrukturierung ist eine Voraussetzung, um das **Vermeidungsverhalten abzubauen**. Die verhaltenstherapeutische Behandlung setzt beim Betroffenen Motivation und Bereitschaft zum **Erproben alternativer Verhaltensweisen** voraus. Es kommen je nach Problemlage verschiedene Strategien zum Einsatz, darunter Rollenspiele, Übungen zur Verbesserung der Selbstsicherheit, Modelllernen und positive Verstärkung.

Vor allem bei Phobien wird die **Expositions- oder Konfrontationsbehandlung** angewandt. Nach einer intensiven Vorbereitung und mit Unterstützung durch den Therapeuten werden die Kinder und Jugendlichen dem Angst auslösenden Reiz ausgesetzt. Bei der Behandlung machen die meisten Betroffenen die Erfahrung, dass sie die Situation ertragen können, ohne dass die erwarteten Folgen eintreten. Die angstinduzierte Stressreaktion unterliegt einem physiologischen Ablauf und erschöpft sich irgendwann. Dann lässt auch die Angstsymptomatik nach. Die Expositionsbehandlung wird beendet, wenn der Betroffene in der Lage ist, die Situation angstfrei zu ertragen.

Nach der **psychodynamischen Theorie** haben Angststörungen ihre Ursache in Erlebnissen und Konflikten, an die sich die Kinder und Jugendlichen nicht unmittelbar erinnern, die also unbewusst sind. In der Psychotherapie sollen die inneren Konflikte im Rahmen der therapeutischen Arbeit erkannt und neu verarbeitet werden. Oft sind gerade ängstliche, introvertierte Kinder und Jugendliche bereit, sich auf die enge Beziehung zum Therapeuten einzulassen – deshalb kann man sie in der Regel gut zu einer Psychotherapie motivieren. Je nach den individuellen Voraussetzungen des Betroffenen können verschiedene therapeutische Strategien eingesetzt werden. Dazu gehört zum Beispiel die Stärkung der Ich-Funktionen, aber auch die Regression – das Zurückgehen auf eine frühere Entwicklungsstufe, um die unbewussten Konflikte wieder erlebbar zu machen und anders zu verarbeiten.

Medikamentöse Therapie

Wenn die Angststörungen besonders schwer oder lang anhaltend sind und das Leben der Betroffenen in hohem Maß beeinträchtigen, können zusätzlich zu einer Psychotherapie Medikamente eingesetzt werden. Die Entscheidung sollte vom behandelnden Kinder- und Jugendpsychiater nach sorgfältiger Abwägung und **in Absprache mit den Kindern und Jugendlichen und deren Eltern** getroffen werden. Es werden unterschiedliche Substanzgruppen verwendet, sowohl zur Akutbehandlung als auch zur mittel- und langfristigen Therapie. In jedem Fall ist die individuelle Abstimmung auf den Betroffenen unerlässlich. Meist setzt man zur medikamentösen Behandlung von Angststörungen **Antidepressiva** ein.

Bei schweren, akuten Angstzuständen sind **Benzodiazepine** geeignet, die Ängste zu lösen und so eine rasche und durchgreifende Entlastung und Entspannung herbeizuführen. Allerdings sollten diese Medikamente nur in Krisensituationen und kurzfristig verabreicht werden, da sie ein starkes Suchtpotential haben. Weitere Substanzgruppen, die zur Behandlung von Angststörungen eingesetzt werden können, sind **Neuroleptika, Betablocker, Antiepileptika und pflanzliche Präparate wie Baldrian und Johanniskraut**.

Wo gibt es psychotherapeutische Hilfe?

- Bei niedergelassenen Kinder- und Jugendpsychiatern
- Bei niedergelassenen Kinder- und Jugendlichen-Psychotherapeuten
- Bei psychiatrischen Institutsambulanzen/Kliniken

3.3 Der pädagogische Umgang

Allgemeine Anforderungen an Einrichtungen und Mitarbeiter

Trotz der vielen Ausprägungen von Angststörungen gibt es **einige allgemeine Regeln**, die beachtet werden sollten. **In Gruppen und Schulklassen** sind Erzieher und Lehrer weitaus häufiger mit den Kindern und Jugendlichen beschäftigt, die ein expansives oder störendes Verhalten zeigen. So kann es unbeabsichtigt passieren, dass die besonderen Bedürfnisse der „ruhigeren" Gruppenmitglieder aus dem Blickfeld geraten. Viele der Kinder und Jugendlichen mit einer Angststörung verhalten sich eher zurückhaltend und fallen in der Gruppe nicht durch Störverhalten auf. Sie suchen selbst weniger Kontakt, halten sich gern im Hintergrund und ziehen nicht viel Aufmerksamkeit auf sich. Dabei wird jedoch übersehen, dass die Betroffenen häufig unselbständiger und schlechter integriert sind als Gleichaltrige sowie Schwierigkeiten in der Lösung von sozialen Konflikten haben. Sie sind gefährdet, in einer Gruppe von Gleichaltrigen in eine **„Opferrolle"** zu geraten. Da es ihnen bei Auseinandersetzungen schwerfällt, sich angemessen zu behaupten, kann es notwendig sein, sie vor den Angriffen anderer in Schutz zu nehmen. Oft genug kommt es vor, dass die Betroffenen über längere Zeit belastende Umstände ertragen, ohne sich jemandem anzuvertrauen. Ihr großer Leidensdruck ist im sozialen Umfeld häufig gar nicht bekannt.

So naheliegend es sein mag, den Fokus des pädagogischen Umgangs auf die Einschränkungen zu legen, so wichtig ist es, die **Fähigkeiten und Ressourcen** des Kindes oder Jugendlichen nicht aus dem Blick zu verlieren und zu **fördern**. So kann man die Entwicklung eines gesunden Selbstbewusstseins unterstützen. Sie brauchen in besonderem Maß Anleitung, Unterstützung und Ermutigung. Auch kleine Schritte, die das Selbstvertrauen und den Glauben an sich selbst und die eigenen Fähigkeiten stärken, sollten beachtet und anerkannt werden. Im alltäglichen Umgang mit den Betroffenen empfiehlt es sich, eher mit positiver Verstärkung und Anreizen zu arbeiten, statt mit negativen Konsequenzen.

Entwicklungsgeschichtlich gesehen sind Angst und Aggression eine Folge derselben inneren Erregung, bei der es um die Kampf- oder Fluchtreaktion geht. Angst kann auch dadurch entstehen, dass eigene aggressive Wünsche und Tendenzen unterdrückt werden. Vor diesem Hintergrund kann es hilfreich sein, dem betroffenen Kind oder Jugendlichen zu ermöglichen, einen **angemessenen Umgang mit seinen Aggressionen** zu **entwickeln**. Bezugspersonen sollten die für die Kinder angstbesetzten Situationen nicht dramatisieren. Besser ist es, mit dem eigenen Verhalten ein Beispiel zu geben, wie mit Ängsten angemessen umgegangen werden kann. Signalisieren Kinder und Jugendliche, dass sie Angst haben, sollten sie von den Bezugspersonen damit ernst genommen werden. Statt zu beschwichtigen oder zu versuchen, den Betroffenen die Angst auszureden, sollte man dem Kind helfen, das Erleben und die

Empfindungen in Worte zu fassen. So wird das Kind oder der Jugendliche dabei unterstützt, die konkrete Situation zu bewältigen. Bei diesem Gespräch sollte man dem Betroffenen Raum lassen, sich auszudrücken und sich selbst mit Fragen, Erklärungen und Kommentaren zurückhalten. Allein die **aktive Verbalisierung** bewirkt häufig schon eine Entlastung. Das Kind macht die Erfahrung, dass es seine **Ängste gegenüber vertrauten Bezugspersonen thematisieren** darf.

Angststörungen gehen häufig mit **körperlichen Symptomen** wie Bauchschmerzen, Kopfschmerzen oder Schwindel einher. Um diese Beschwerden **richtig einordnen** zu können, ist es wichtig, bei bekannter Angststörung eine körperliche oder eine andere psychische Erkrankung auszuschließen. Ist dies geschehen, sollten die körperlichen Beschwerden als Symptome der Angststörung betrachtet werden.

Spezifische Empfehlungen

Neben den üblichen Maßnahmen – zum Beispiel transparente und **verbindliche Regeln, eine klare Tagesstrukturierung und sinnvolle Freizeitangebote** – gibt es für die einzelnen Ausprägungen von Angststörungen spezielle Verhaltensempfehlungen. Die nachfolgenden Hinweise sind auch als Unterstützung im Rahmen eines therapeutischen Vorgehens zu verstehen.

Kinder mit einer Emotionalen Störung mit Trennungsangst zeigen eine ausgeprägte Tendenz, die Angst auslösende Trennungssituation zu vermeiden. Das manifestiert sich zum Beispiel in der Weigerung, zur Schule zu gehen. Dann ist es erforderlich, das **Vermeidungsverhalten** zu **beenden** und eine normale, altersgemäße Trennungssituation herbeizuführen, möglicherweise auch in abgestuften Schritten. Dabei ist erfahrungsgemäß mit erheblichen Widerständen und Protesten des Kindes zu rechnen. Deshalb ist eine konsequente Haltung der Person, von der sich das Kind trennen soll, von entscheidender Bedeutung. Die Bezugsperson muss von der Richtigkeit und Notwendigkeit der Trennung überzeugt sein, was in der Praxis oft einer längeren Vorbereitung bedarf. Auch ist eine enge Absprache mit der Person erforderlich, die das Kind nach der Trennung übernimmt und es in seinem „Trennungsschmerz" begleitet. Die Eltern sollten darin bestärkt werden, ihr Kind bei der Loslösung und der Bewältigung der altersgemäßen Entwicklungsschritte zu unterstützen. Für das Kind ist es hilfreich, wenn es im positiven Kontakt zu Gleichaltrigen sein Spektrum der sozialen Erfahrungen und Fähigkeiten erweitern kann. Statt ausschließlich in der engen Eltern-Kind-Beziehung zu verharren, kann es lernen, **Beziehungen zu anderen Menschen** zu entwickeln.

Auch bei der Spezifischen Phobie, der Phobischen Störung des Kindesalters sowie der Agoraphobie ist es von entscheidender Bedeutung, das Vermeidungsverhalten zu reduzieren oder zu verhindern und eine **Annäherung an die Angst auslösende Situation** zu unterstützen.

Die Überwindung einer Sozialen Phobie (oder Störung mit sozialer Ängstlichkeit des Kindesalters) ist oft eine Entwicklung in kleinen Schritten. Beispielsweise kann – je nach individueller Ausprägung der Störung – schon das **Dabeisein in einer Gruppe** als Fortschritt gesehen werden. Günstig ist es, den Kontakt mit anderen so zu „dosieren", dass der Betroffene die soziale Situation aushalten kann. Außerdem ist es hilfreich, konkrete **Bewältigungsstrategien** zu entwickeln. So sollte man gemeinsam erarbeiten, wie die Betroffenen auf erwartete Provokationen oder auf befürchtete Kritik reagieren können. Schon das Wissen um die eigenen Möglichkeiten verleiht Sicherheit. In diesem Sinn sollten die pädagogischen Maßnahmen das Ziel verfolgen, die Vermeidung sozialer Situationen zu reduzieren und möglichst angstfreie soziale Kontakte zu fördern. Manchmal unterscheiden sich sozialphobische Kinder und Jugendliche in auffälliger Weise von Gleichaltrigen, indem sie sich zum Beispiel unvorteilhaft kleiden oder nicht auf ihre **Körperhygiene** achten. Solche Themen sollte man nicht aus falsch verstandener Rücksichtnahme tabuisieren, sondern behutsam ansprechen.

Kinder und Jugendliche mit einer Generalisierten Angststörung oder einer Generalisierten Angststörung des Kindesalters benötigen wegen ihrer ausgeprägten Verunsicherung eine pädagogische Grundhaltung, die speziell auf Sicherheit, Halt und Zuspruch ausgerichtet ist. Es ist sinnvoll, die Betroffenen in ihrer Persönlichkeitsentwicklung zu unterstützen, indem man ihnen durch pädagogische Angebote die Möglichkeit zur **Stärkung ihres** instabilen **Selbstwertgefühls** gibt. Kinder und Jugendliche mit einer Generalisierten Angststörung unterschätzen häufig ihre eigenen Einfluss- und Handlungsmöglichkeiten. Deshalb ist es günstig, wenn sie sich selbst als Urheber eines Prozesses oder einer Entwicklung erleben – zum Beispiel, indem sie ein vorzeigbares Produkt herstellen oder wenn eine Idee von ihnen in der Gruppe aufgegriffen wird. Diesem **Erleben der eigenen Selbstwirksamkeit** wird eine angstmindernde Funktion zugeschrieben.

Schwierig ist der pädagogische Umgang mit den oft ausgeprägten Wünschen der Betroffenen, von ihren Betreuungspersonen **Unterstützung und Rückversicherung** bei der Bewältigung alltäglicher Anforderungen zu erhalten. Zum einen ist es möglich, dass ein Betroffener tatsächlich Hilfe braucht, um nicht überfordert zu werden – zum anderen kann es richtig sein, ihm eine eigene Entscheidung abzuverlangen, um ihm zu einer unabhängigeren Lebensgestaltung und größerer Autonomie zu verhelfen. Pädagogisch bewegt man sich hier auf einem schmalen Grat, und es lassen sich keine eindeutigen Empfehlungen formulieren. Es sollten aber stets beide Aspekte berücksichtigt werden, um sich je nach Situation zu entscheiden. Im Zweifelsfall ist der unterstützenden Hilfe der Vorzug zu geben.

Bei der Panikstörung ist es sowohl für die betroffenen Kinder und Jugendlichen als auch für ihre Bezugspersonen wichtig zu wissen, dass eine Panikattacke unvorhersehbar und ohne jegliche Vorankündigung eintreten kann. Es hilft jedoch, wenn man vorab in einer entspannten Situation gemeinsame Handlungskonzepte entwickelt. So sollte zum Beispiel geklärt sein, was für den Betroffenen während einer **Panikattacke** besser ist: ihm Beistand zu leisten oder ihn in Ruhe zu lassen und so die Möglichkeit zum Rückzug zu bieten. Bei Panikattacken sind die Möglichkeiten der pädagogischen Einflussnahme eingeschränkt. In Abstimmung mit dem Therapeuten sollte sich das pädagogische Handeln darauf richten, den Therapieverlauf im Alltag zu unterstützen.

Notizen

4 Borderline-Persönlichkeitsstörung

Was einen Menschen als Persönlichkeit ausmacht, ist seine charakteristische **individuelle Art, seine Umwelt und sich selbst wahrzunehmen**. Gefühlserleben und Verhalten sind der Ausdruck der Persönlichkeit. Die entsprechenden Eigenschaften entstehen als Folge genetischer und konstitutioneller Faktoren und sozialer Lernprozesse. Normalerweise besteht die Möglichkeit, dass sich ein Individuum mit seiner individuellen Art an unterschiedliche Lebenssituationen anpassen kann. So ist situationsangemessenes Verhalten möglich.

Zeigen sich nun immer wieder gleiche, starre Muster des Wahrnehmens, Fühlens und/oder Verhaltens in ausgeprägter Form, spricht man von **akzentuierten Persönlichkeitszügen**. Das Verhalten dieser Personen ist zwar auffällig, aber es muss nicht zu deutlichen persönlichen und/oder sozialen Beeinträchtigungen führen. Dagegen bestehen bei **Persönlichkeitsstörungen** fast immer ausgeprägte persönliche und soziale Beeinträchtigungen. Die Störungen sind durch tief in der Persönlichkeit verankerte, stabile Erlebens- und Verhaltensmuster gekennzeichnet, die sich in starren und unflexiblen Reaktionen auf ganz verschiedene persönliche und soziale Lebensbedingungen manifestieren. Die Betroffenen können ihr Verhalten beziehungsweise ihre Emotionen nur schwer oder gar nicht der Situation angemessen steuern. Diese tiefgreifenden Muster bilden sich bereits in der Kindheit und im Jugendalter aus. Sie schränken die soziale Interaktion und Kommunikation ein und können die Leistungsfähigkeit beeinträchtigen. Je nach Art der Persönlichkeitsstörung leiden die Betroffenen unter Umständen selbst nicht unter ihrem Verhalten und sehen keinen Grund, etwas zu verändern. Die soziale Umgebung allerdings wird häufig durch die unangemessenen Reaktionen belastet (**Abbildung 4-1**).

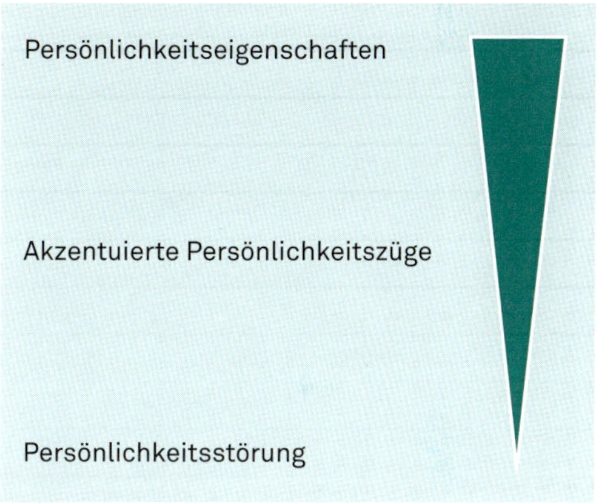

Abbildung 4-1: Kontinuummodell: Vom Symptom zur Störung (in abnehmender Häufigkeit)

Formen von Persönlichkeitsstörungen

In der Praxis haben sich die Kriterien des DSM-IV bzw. DSM-V bewährt, da sie differenzierter sind als die Kriterien der WHO (ICD-10). Persönlichkeitsstörungen werden in drei Gruppen (Cluster) eingeteilt:

Cluster der Störungen

Cluster A: Exzentrische Störungen

Paranoide Persönlichkeitsstörung: Hier zeigen sich unter anderem extremes Misstrauen, Überempfindlichkeit, Streit- und Eifersucht sowie übertriebene Selbstbezogenheit.

Schizoide Persönlichkeitsstörung: Vorherrschend sind emotionale Kälte, Desinteresse an sozialen Kontakten sowie exzentrisches Verhalten.
Schizotype Persönlichkeitsstörung: Die Störung ist unter anderem gekennzeichnet durch magisches Denken, inadäquate Affekte, seltsame Denk- und Sprechweisen und Beziehungsideen.

Cluster B: Dramatische Störungen
Antisoziale Persönlichkeitsstörung: Die Betroffenen neigen sowohl zu unberechenbaren als auch aggressiven Reaktionen und weisen einen Mangel an Empathie auf. Sie lassen sich durch negative Konsequenzen nicht beeindrucken und missachten häufig soziale Normen und Regeln.
Borderline-Persönlichkeitsstörung: Kennzeichnend sind impulsives Handeln sowie unvorhersehbare und wechselhafte Stimmungen mit Wutausbrüchen, Störungen der Identität, selbstschädigendes Verhalten, Gefühl der inneren Leere und einem instabilen Beziehungsverhalten.
Histrionische Persönlichkeitsstörung: Leitsymptome sind übertriebene Emotionalität, der ausgeprägte Wunsch nach Aufmerksamkeit, der Hang zum Dramatisieren, leichte Beeinflussbarkeit und Überempfindlichkeit.
Narzisstische Persönlichkeitsstörung: Die Störung ist unter anderem gekennzeichnet durch ein grandioses Gefühl der eigenen Wichtigkeit ohne entsprechende Leistung, Anspruchsdenken, ausbeuterische Beziehungsgestaltung und Empathiemangel.

Cluster C: Ängstliche Störungen
Zwanghafte Persönlichkeitsstörung: Das Verhalten der Betroffenen ist gekennzeichnet durch Unsicherheit, Perfektionismus, rigides Denken und Handeln sowie durch ein übermäßiges Kontrollbedürfnis.
Vermeidend-selbstunsichere Persönlichkeitsstörung: Zur Symptomatik gehören Minderwertigkeitsgefühle, ständige Anspannung, Sorgen, Angst vor Gefahren und die Neigung zum sozialen Rückzug.
Dependente Persönlichkeitsstörung: Die Betroffenen können nicht allein sein und haben Angst davor, verlassen zu werden. Es fällt ihnen schwer, Entscheidungen ohne Bestätigung anderer zu treffen. Sie fühlen sich hilflos und ordnen sich schnell unter.

In der ICD-10 werden zusätzlich noch weitere Persönlichkeitsstörungen aufgeführt, zum Beispiel die passiv-aggressive Persönlichkeitsstörung. In der DSM-V wird eine veränderte Einteilung der Persönlichkeitsstörungen vorgenommen.

Bei Kindern und Jugendlichen wird eine Persönlichkeitsstörung selten diagnostiziert, weil man voraussetzt, dass die Entwicklung der Persönlichkeit noch nicht abgeschlossen ist. Mittlerweile diskutiert man aber unter Fachleuten, diese Diagnose bereits im Jugendalter in Erwägung zu ziehen, unter anderem, um frühzeitig eine gezielte Behandlung einleiten zu können. In der Kinder- und Jugendpsychiatrie und der Jugendhilfe nimmt die Borderline-Persönlichkeitsstörung eine besondere Stellung ein. Sowohl die Behandlung als auch die soziale Integration dieser Jugendlichen stellt eine Herausforderung für die psychiatrischen und pädagogischen Hilfesysteme dar. Deshalb wird dem Thema hier ein eigenes Kapitel gewidmet.

Der Begriff „Borderline“ wurde 1938 von dem amerikanischen Psychoanalytiker Adolf Stern geprägt, der damit einen Grenzbereich zwischen Neurose und Psychose beschrieb. Heute sieht man als zentrale Merkmale der Borderline-Symptomatik eine **emotionale Instabilität** und eine **Störung der Identität** an.

- 1967 prägte Otto F. Kernberg, ein bedeutender amerikanischer Psychiater und Psychotherapeut, den Begriff der Borderline-Persönlichkeitsorganisation.
- 1975 wurde die Borderline-Persönlichkeitsstörung erstmals als eigenständige Diagnose in die Klassifikationssysteme für psychische Krankheiten aufgenommen.

Gängige Vorurteile

Borderline-Patienten erkennt man an der Neigung zu Selbstverletzungen: In der Tat kann selbstschädigendes Verhalten zur Symptomatik bei einer Borderline-Persönlichkeitsstörung gehören. Aber selbstschädigendes Verhalten tritt nicht bei allen Betroffenen und auch nicht ausschließlich bei dieser Störung auf.

Die Ursache für eine Borderline-Persönlichkeitsstörung ist ein sexueller Missbrauch in der Kindheit: Zwar findet sich bei vielen Menschen mit einer Borderline-Persönlichkeitsstörung in der Vorgeschichte eine Missbrauchserfahrung. Aber nicht jeder Mensch, der als Kind Opfer eines sexuellen Übergriffes wurde, entwickelt später eine Borderline-Persönlichkeitsstörung. Und nicht jeder Betroffene mit einer Borderline-Persönlichkeitsstörung wurde in der Kindheit Opfer eines Missbrauchs. Wie bei allen psychischen Störungen existiert nicht nur eine einzige Ursache, sondern ein komplexes Geflecht an Einflussfaktoren.

Die Borderline-Persönlichkeitsstörung lässt sich nicht behandeln: Bis heute gilt die Borderline-Persönlichkeitsstörung als schwer behandelbar. Die herkömmlichen Methoden der Psychotherapie führen häufig nicht zum gewünschten Erfolg. Inzwischen wurden neue Verfahren, speziell zur Behandlung entwickelt und zeigen empirisch nachweisbare gute Erfolge.

Die Borderline-Persönlichkeitsstörung ist eine Modediagnose. Früher gab es die Störung gar nicht: In der Tat ist die Borderline-Persönlichkeitsstörung erst seit einigen Jahren in den Diagnose-Klassifikationssystemen erfasst. Doch die Symptomatik ist schon lange bekannt. So wurde bereits im 17. Jahrhundert von dem englischen Arzt Thomas Sydenham eine Symptomatik mit vorherrschender „Launenhaftigkeit" beschrieben, die heute als frühe Beschreibung einer Borderline-Persönlichkeitsstörung gilt.

Eine **Borderline-Persönlichkeitsstörung** wird in der Regel erst im Erwachsenenalter, bzw. frühestens ab dem 16. Lebensjahr diagnostiziert. Vor dem 16. Lebensjahr ist diese Diagnose umstritten. Treten entsprechende Symptome früher auf, spricht man von einer **Borderline-Entwicklungsstörung**.

4.1 Grundlagen

4.1.1 Symptomatik

Als Hauptmerkmale werden eine **tiefgreifende Instabilität in zwischenmenschlichen Beziehungen, im Selbstbild und in den Affekten** sowie eine ausgeprägte **Impulsivität** beschrieben. Menschen mit einer Borderline-Persönlichkeitsstörung sind sich über ihre Identität im Unklaren. Sie sind innerlich tief verunsichert – ob es nun um ihr Selbstbild, ihre Gefühle, ihre berufliche Zukunft, ihre Lebensziele oder ihre sexuelle Orientierung geht. Ihre Fähigkeit, langfristig zu planen ist eingeschränkt und sie haben ein geringes Selbstwertgefühl. Weitere Kennzeichen sind andauernde Gefühle von innerer Leere und ein verzweifeltes Bemühen, tatsächliches oder vermutetes Verlassenwerden zu vermeiden.

Da die **Reaktivität auf innere und äußere** Reize erhöht ist, gelingt die Regulation der eigenen Affekte nicht auf angemessene Weise. Meist stehen die Betroffenen unter einer großen inneren Anspannung, so dass überschießende affektive Reaktionen wie Wutanfälle häufig vorkommen. Menschen mit einer Borderline-Persönlichkeitsstörung erleben oft ein **„Gefühlschaos"** und können ihre Emotionen schwer einer Gefühlsqualität zuordnen. Insgesamt ist die Gefühlslage instabil, mit extremen

Stimmungsschwankungen zwischen Hochgefühl und Verzweiflung, wodurch der Umgang mit ihnen von anderen als „schwierig" erlebt wird. Von dieser Instabilität ist auch das Verhältnis zu anderen Menschen geprägt. Es besteht ein Unvermögen, Nähe und Distanz angemessen zu regulieren. Die Betroffenen gehen rasch intensive Beziehungen ein und neigen dazu, andere zu idealisieren. Doch ebenso schnell können Freunde oder Partner schon bei Kleinigkeiten wieder entwertet werden, was dazu führt, dass die Kontakte oft abrupt enden. Dieses **„Schwarz/Weiß-Denken"** ist ein typisches Symptom für die Borderline-Persönlichkeitsstörung. Im Kontakt fällt es den Betroffenen schwer zu erkennen, dass jeder Mensch gleichzeitig über positive und negative Eigenschaften verfügt.

Darüber hinaus sind Menschen mit einer Borderline-Persönlichkeitsstörung von einer ständigen übermäßigen **Angst** beherrscht, **allein sein zu müssen oder verlassen zu werden**. Das äußert sich in extremer Eifersucht und unangemessener Wut schon bei geringfügigen Anlässen, zum Beispiel, wenn jemand einmal zu spät kommt oder sich nicht ständig meldet. Auch bei konfliktreichen Partnerbeziehungen bemühen sich die Betroffenen über die Maßen, nicht verlassen zu werden. Doch zugleich führt ihr impulsives und oft auch manipulatives Verhalten dazu, dass es dennoch geschieht. In diesen Situationen kommt es vermehrt zu **Suiziddrohungen**. Die Suiziddrohungen können sowohl ernst gemeint sein als auch bewusst und manipulativ eingesetzt werden, um in der zwischenmenschlichen Interaktion eigene Interessen durchzusetzen. Das **Suizidrisiko** bei Menschen mit einer Borderline-Persönlichkeitsstörung ist im Vergleich zur Allgemeinbevölkerung deutlich erhöht. Die Suizidrate beträgt bis zu zehn Prozent.

Eine häufige Reaktion von Menschen mit einer Borderline-Persönlichkeitsstörung auf innere Spannungszustände ist **selbstverletzendes Verhalten**. Die Selbstverletzung führt im Erleben der Betroffenen zu einer Beendigung dieses für sie unangenehmen Zustandes. Durch die Selbstverletzung entstehen körperliche Schmerzen, die zeitlich befristet die inneren Spannungen (psychische Schmerzen) überlagern. Damit kommt es zu einer Verschiebung der „Schmerzen" von der Psyche auf den Körper. Da dies keine Lösung des grundsätzlichen Problems darstellt, treten die Spannungszustände jedoch nach kurzer Zeit erneut auf. Auf diese Weise kann das selbstverletzende Verhalten zur Gewohnheit werden. Meist sind es Mädchen und junge Frauen, die sich zum Beispiel mit Rasierklingen oder Scherben oberflächliche Wunden in den Unterarm schneiden („Ritzen"). Zum selbstverletzenden Verhalten im erweiterten Sinn wird **auch exzessiver Alkohol- oder Drogenkonsum, ungesteuertes Essverhalten, Kauf- und Glücksspielsucht sowie risikoreiches Verhalten beim Autofahren, bei sexuellen Kontakten oder beim Sport** gezählt.

Vor allem bei Menschen, die schwere psychische Belastungen erlebt haben, können im Zuge einer Borderline-Persönlichkeitsstörung **dissoziative Symptome** auftreten. Die Betroffenen nehmen sich selbst oder die Umwelt als fremd, verändert und unwirklich wahr. Dabei kommt es häufig zu Selbstverletzungen, um die Dissoziation zu beenden. Ausgelöst durch Stresssituationen können auch vorübergehende Sinnestäuschungen, Halluzinationen und Wahnwahrnehmungen vorkommen.

Wann spricht man von einer Borderline-Persönlichkeitsstörung?

Nach der ICD-10 ist die Borderline-Persönlichkeitsstörung eine Unterform der emotional-instabilen Persönlichkeitsstörung. Diese wird in einen impulsiven Typ und einen Borderline-Typ unterschieden. In der diagnostischen Praxis haben sich jedoch die **Kriterien des DSM** bewährt, da sie differenzierter sind. Danach stellt die Borderline-Persönlichkeitsstörung eine eigenständige Persönlichkeitsstörung dar. Die Symptome sind vielfältig und müssen nicht alle gleichzeitig und in gleicher Intensität auftreten. Nach dem DSM-IV liegt eine Borderline-Persönlichkeitsstörung vor, wenn **mindestens fünf der neun folgenden Merkmale** dauerhaft, also mindestens ein Jahr, vorhanden sind und dadurch das Leben beeinträchtigt wird.

1) Verzweifeltes Bemühen, Alleinsein und Verlassenwerden zu verhindern: „Ich ertrage es nicht, allein zu sein"
2) Intensive, aber instabile zwischenmenschliche Beziehungen mit einem Wechsel zwischen Überidealisierung und Entwertung. „Ich habe nur gute Freunde – oder keine"
3) Identitätsstörung mit einer ausgeprägten und andauernden Instabilität des Selbstbilds und der Selbstwahrnehmung: „Ich weiß nicht, wer ich bin"
4) Impulsivität in mindestens zwei potentiell selbstschädigenden Bereichen, zum Beispiel Alkohol- und Drogengebrauch, Essen, Sexualität, Geld ausgeben: „Bei mir ist alles so intensiv"
5) Wiederholte Suiziddrohungen oder -versuche sowie Selbstverletzungen: „Ritzen ist für mich eine Erleichterung"
6) Affektive Instabilität mit erheblichen Gefühlsschwankungen: „Meine Stimmung ist ein ewiges Hin und Her"
7) Chronisches Gefühl innerer Leere: „Ich habe keinen Plan, ich weiß nicht"
8) Unangemessene starke Wut und Schwierigkeiten, sie zu kontrollieren: „Ich bin so wütend"
9) Dissoziative Symptome, stressabhängige paranoide Vorstellungen: „Ich fühle mich so fremd und unwirklich"

4.1.2 Diagnostik

Die Diagnose einer Borderline-Persönlichkeitsstörung gestaltet sich nicht einfach, weil die **Symptome oft nur situationsabhängig erkennbar sind und in wechselnder Ausprägung** auftreten. Das erschwert auch die Abgrenzung zu anderen Störungsbildern. Umso wichtiger ist die genaue Erfassung der Symptomatik aus der Sicht des Jugendlichen, der Eltern und der Familie sowie des übrigen sozialen Umfelds. Dabei ist zu bedenken, dass die Betroffenen infolge der Störung häufig Schwierigkeiten mit der Selbstwahrnehmung und -einschätzung haben.

Bei Jugendlichen sind es oft Lehrer oder Erzieher, die die Notwendigkeit für eine psychologische Hilfe erkennen. In der Familie wird das auffällige Verhalten häufig nicht ernst genommen und als normales Entwicklungsstadium betrachtet. Viele Eltern können oder wollen nicht wahrnehmen, dass etwas nicht stimmt oder schrecken vor einer Hilfe von außen zurück. Häufig werden bei Menschen mit Borderline-Persönlichkeitsstörung **unsichere und desorganisierte frühkindliche Bindungsmuster, Vernachlässigung und Ablehnung durch die Familie** festgestellt. Nicht selten kommen die Betroffenen aus einem hochbelasteten Elternhaus.

Neben der **Anamnese**, insbesondere der Fremdanamnese, werden spezielle **testpsychologische Verfahren** wie das Diagnostische Interview für das Borderline-Syndrom (DIB) und das Borderline-Persönlichkeits-Inventar (BPI) eingesetzt.

4.1.3 Ätiologie

Das bio-psycho-soziale Modell

Nach diesem Modell entsteht die Störung durch ein komplexes Zusammenspiel verschiedener biologischer, psychologischer und sozialer Faktoren. Bei der Entwicklung einer Borderline-Persönlichkeitsstörung wird als **biologischer Faktor** eine physiologisch bedingte Überempfindlichkeit des Gehirns angenommen, welche die angemessene Regulation von Affekten erschwert. Diese Überempfindlichkeit führt zu einer erhöhten Anspannung des Körpers im Ruhezustand („Grundanspannung"). Die Betroffenen reagieren stärker auf emotionale Reize und ihre Reaktionen sind intensiver als bei gesunden Personen. Es dauert auch länger, bis das Ausgangsniveau der Grundanspannung wieder erreicht wird. Auch außergewöhnliche Belastungen in der Kindheit (Vernachlässigung, Misshandlung, Missbrauch) können zu morphologischen Veränderungen des Gehirns führen, die Auswirkung auf die Affektregulation haben. Unter der Auswirkung von chronischen Stressreaktionen kann es zu einer Beeinträchtigung der neurobiologischen Reifung der Nervenzellen kommen. Letztlich kann dies zu einer funktionellen und strukturellen Veränderung in den beteiligten Hirnarealen führen. Zudem wird die Störung der Impulskontrolle unter anderem mit einer verminderten Serotoninproduktion im Gehirn in Zusammenhang gebracht.

Frühe Erfahrungen von Vernachlässigung sowie körperlicher oder sexueller Gewalt durch primäre Bezugspersonen gelten als empirisch gesicherte **psychologische Faktoren** für ein erhöhtes Erkrankungsrisiko. Diese Erfahrungen können zur Folge haben, dass es den betroffenen Kindern nicht gelingt, einen angemessenen Umgang mit ihrem emotionalen Erleben zu entwickeln. Emotionen und Affekte können nicht richtig wahrgenommen, gesteuert oder ertragen werden. Die Fähigkeit, eigene Empfindungen und Gefühle zuzuordnen und verbal auszudrücken ist beeinträchtigt.

Als **soziale Faktoren** spielen die frühen Beziehungserfahrungen bei der Entstehung der Borderline-Persönlichkeitsstörung eine wichtige Rolle. Auch chronisch belastete familiäre Interaktionen gelten als Risikofaktoren, also zum Beispiel eine chaotische und feindselige Familienatmosphäre oder ein entwürdigender Erziehungsstil. Die familiäre Atmosphäre wird häufig als desorganisiert, chaotisch, konfliktreich und feindselig beschrieben. Die Borderline-Expertin Marsha Linehan spricht auch von einem „invalidierenden Umfeld“. Damit ist eine Umgebung gemeint, in der die Bedürfnisse, Gefühle und Gedanken des Kindes nicht ernst genommen, ignoriert oder sogar bestraft werden. Dem Kind wird vermittelt, dass sein Erleben und Verhalten unsinnig, dumm oder falsch sei. So lernt es nicht, dass es seinen eigenen Empfindungen und Gefühlen trauen kann und ist diesbezüglich verunsichert. Auch körperliche und psychische Erkrankungen der Eltern können ein Risiko darstellen, weil dadurch häufig ein stützendes und ausgleichendes Erziehungsverhalten erschwert wird.

Weitere theoretische Erklärungsmodelle

Nach dem **psychodynamischen Modell** gelingt es den Betroffenen in der frühen Kindheit nicht, von bedeutsamen Bezugspersonen eine konstante innere Vorstellung zu entwickeln und aufrechtzuerhalten. So werden diese wechselnd als sicher und versorgend, dann wieder als bedrohlich und versagend wahrgenommen. Da die Integration der verschiedenen Anteile nicht gelingt, werden die Bezugspersonen als nur gut oder nur böse erlebt. In der psychodynamischen Theorie spricht man hier von Spaltung. Wie die früheren Bezugspersonen werden auch im späteren Leben die Interaktionspartner oft entsprechend beurteilt. Das äußert sich in zwischenmenschlichen Beziehungen als Pendeln zwischen Idealisierung und Entwertung.

Nach dem **kognitiv-verhaltenstherapeutischen Modell** entstehen als Folge früher belastender Erfahrungen individuelle kognitive Schemata sowie dysfunktionale Handlungsmuster, die die Symptomatik auslösen und aufrechterhalten.

4.1.4 Verlauf

Die Borderline-Persönlichkeitsstörung zeigt klinisch ein **vielgestaltiges Bild mit verschiedenen Schweregraden** und sehr unterschiedlichen Verläufen. Im Lauf des Lebens kann sich die Symptomatik wandeln, wobei sie in der Regel bei Jugendlichen und im frühen Erwachsenenalter am stärksten ausgeprägt ist. Einzelne Symptome wie selbstverletzendes Verhalten oder das Vermeiden von Alleinsein unterliegen oft Veränderungen. Die für die Borderline-Persönlichkeitsstörung typischen Persönlichkeitsmerkmale wie affektive Instabilität, Impulsivität, das intensive Erleben von Wut und Ärger sowie die Beeinträchtigung des psychosozialen Funktionsniveaus bleiben jedoch über die Zeit hinweg relativ stabil. Man muss damit rechnen, dass eine Borderline-Persönlichkeitsstörung in eine andere psychiatrische Erkrankung übergeht oder dass eine komorbide Störung auftritt, zum Beispiel eine Abhängigkeitserkrankung. Diese kann klinisch so dominant sein, dass die Grunderkrankung scheinbar verschwindet.

Häufigkeit

Die Borderline-Persönlichkeitsstörung kommt überall auf der Welt vor. Epidemiologische Studien gehen in der Allgemeinbevölkerung bei Erwachsenen von einer Erkrankungsrate von 0,7 bis 1,8 Prozent aus. Dabei ist bei Erwachsenen überwiegend das weibliche Geschlecht betroffen. Vermutlich ist die Borderline-Persönlichkeitsstörung bei Männern unterdiagnostiziert. Bei 70 bis 80 Prozent der betroffenen Erwachsenen lassen sich selbstschädigende Handlungen feststellen. Die **Suizidrate** beträgt etwa 7 bis 10 Prozent.

4.1.5 Differentialdiagnosen

Psychiatrische Störungen

Einige Verhaltensweisen, die während der Adoleszenz im Rahmen eines normalen Entwicklungs- und Veränderungsprozesses auftreten, können wie Symptome einer Borderline-Persönlichkeitsstörung wirken. Viele Jugendliche haben in dieser Zeit der raschen körperlichen und psychischen Entwicklung Phasen, in denen sie Stimmungsschwankungen oder impulsive Verhaltensweisen zeigen. Bei ausgeprägten Zustandsbildern dieser Art im Rahmen der normalen jugendlichen Entwicklung wird manchmal von einer **Adoleszentenkrise** gesprochen. Es handelt sich um einen unscharf definierten und unter Fachleuten kontrovers diskutierten Begriff. Oft versteht man darunter eine Überspitzung normaler adoleszenter Entwicklungsprozesse mit plötzlichem Beginn im Jugendalter. Es lassen sich Verhaltensmuster beobachten, die zwischen den Polen „noch normal“ und „schon krankhaft“ fluktuieren. Der Begriff stellt keine Diagnose dar, sondern kann dazu dienen, Auffälligkeiten im Verhalten und Erleben während der Adoleszenz begrifflich zu fassen, ohne sie sofort zu „pathologisieren“.

Viele Symptome, die die Borderline-Persönlichkeitsstörung kennzeichnen, treten auch bei anderen psychiatrischen Erkrankungen auf. So kommen beim **impulsiven Typus** der Emotional instabilen Persönlichkeitsstörung die Gefühlslabilität, die mangelnde Impulskontrolle und Wutanfälle ebenfalls vor. Bei dieser Störung fehlen jedoch meist Identitätsstörungen, selbstverletzendes Verhalten sowie die ausgeprägte Suizidgefährdung.

Auch eine **Aufmerksamkeitsdefizit-**/Hyperaktivitätsstörung (ADHS) sollte differentialdiagnostisch in Erwägung gezogen werden. Da sich die Symptomatik der Störungen ähneln kann – beide zeichnen sich zum Beispiel durch eine ausgeprägte Impulsivität aus –, kommt der Beurteilung der Anamnese und des Verlaufs eine hohe Bedeutung zu.

Ferner muss eine Borderline-Persönlichkeitsstörung gegenüber der **Posttraumatischen Belastungsstörung** (PTBS) abgegrenzt werden. In der Regel wird sich nach den heutigen diagnostischen Kriterien eine Zuordnung vornehmen lassen.

4.1.6 Komorbidität

Begleitende psychiatrische Störungen treten bei einer Borderline-Persönlichkeitsstörung sehr oft auf und können den Verlauf und die Prognose erheblich beeinflussen. Affektive Symptome wie depressive Verstimmungen kommen häufig vor. Deshalb werden nur **schwere depressive Episoden** als komorbide Erkrankung diagnostiziert.

Essstörungen kommen vor allem bei weiblichen Jugendlichen gehäuft vor. Meist handelt es sich um Bulimie (Ess-Brech-Sucht), seltener auch um eine Essstörung mit ausschließlichen Essattacken.

Unspezifische Symptome, die zunächst als Zeichen einer Borderline-Persönlichkeitsstörung gewertet werden, können sich im Rückblick als Frühzeichen einer anderen psychischen Erkrankung erweisen. So treten Depersonalisation und Derealisation – die eigene Person beziehungsweise die Umgebung werden dabei als unwirklich und fremd erlebt – sowie Affektdurchbrüche und Ängstlichkeit zum Beispiel auch im Vorfeld einer **Schizophrenie oder einer Bipolaren Störung** auf.

Ferner wird häufig eine **Abhängigkeit von Alkohol, Drogen und/oder Medikamenten** – zum Beispiel von Beruhigungsmitteln – als komorbide Störung festgestellt. Der Missbrauch dieser Substanzen ist ein diagnostisches Kriterium der Borderline-Persönlichkeitsstörung.

4.2 Kinder- und Jugendpsychiatrische Behandlungsmöglichkeiten

Ziel der Therapie ist es, die Fähigkeit zur Wahrnehmung und Regulation der eigenen Gefühle zu verbessern, die Stresstoleranz zu erhöhen, Beeinträchtigungen im täglichen Leben zu reduzieren und die Bearbeitung belastender Erlebnisse zu ermöglichen. Zusätzliche sozialpädagogische Angebote können den Betroffenen dabei helfen, ihren Alltag zu strukturieren. Das **Setting** für die Behandlung ist vorzugsweise ambulant oder teilstationär. Stationäre Behandlungen sollten außergewöhnlichen Krisensituationen vorbehalten bleiben und so kurz wie möglich gehalten werden.

Ambulant oder stationär?

Die Behandlung sollte ambulant oder teilstationär durchgeführt werden. Eine stationäre Behandlung ist nur in Ausnahme fällen (zum Beispiel bei einer außergewöhnlichen Krise) angezeigt. Die Behandlungsdauer sollte dabei so kurz wie möglich gehalten werden. Neuerdings gibt es jedoch auch spezialisierte stationäre Angebote zur Behandlung bei Borderline-Persönlichkeitsstörungen. Hier kann die stationäre Behandlung im Rahmen des spezifischen Settings auch länger dauern.

4.2.1 Das multimodale Behandlungskonzept

Neben der **Psychoedukation**, also der Aufklärung über das Krankheitsbild, kommen je nach Symptomatik und Ausprägungsgrad der Störung spezielle **psychotherapeutische Verfahren** und **Medikamente** zum Einsatz.

Eltern und enge Bezugspersonen werden vor allem bei der Psychoedukation einbezogen. Das ist wichtig, damit sie die Symptomatik besser verstehen und im Umgang mit den Jugendlichen angemessen reagieren können – gerade bei selbstverletzendem Verhalten oder dissoziativen Zuständen. Neben der Einzeltherapie werden auch **gruppen- und familientherapeutische Maßnahmen** eingesetzt. Vorteil einer Einzeltherapie ist es, in der Beziehung zum Therapeuten eine vertrauensvolle und sichere Situation zu erleben. In einer Gruppentherapie können die Betroffenen im Verhalten der Teilnehmer auch eigene Muster wiedererkennen und erfahren, dass andere unter ähnlichen Symptomen leiden. Eine Familientherapie schließlich kann helfen, unangemessene Interaktionen innerhalb der Familie zu identifizieren und zu verändern.

Psychotherapie

Für Borderline-Persönlichkeitsstörungen bei Erwachsenen wurden spezielle Behandlungskonzepte entwickelt, die die üblichen therapeutischen Methoden variieren und ergänzen. Es ist empirisch nachgewiesen, dass sich auf diese Weise deutlich bessere Therapierfolge erzielen lassen. Bewährt haben sich vor allem die Dialektisch-Behaviorale Therapie (DBT) und die Übertragungsfokussierte Psychotherapie (Transference Focused Psychotherapy, TFP), eine psychodynamische Therapieform. Beide Behandlungsmethoden berücksichtigen, dass die Symptomatik der Borderline-Persönlichkeitsstörung die Therapeuten immer wieder vor große Herausforderungen stellt. Bei den Betroffenen sind die schnelle Idealisierung und ebenso rasche Entwertung in menschlichen Beziehungen sowie die Angst vor dem Verlassenwerden auch in der Behandlung präsent. Die Jugendlichen brechen ihre Therapie häufig ab, weil sie für den Therapeuten plötzlich Hassgefühle empfinden, sich manipuliert oder verlassen fühlen, wenn der Therapeut nicht erreichbar ist. Nicht selten kommt es in diesem Zusammenhang auch zu Selbstverletzungen und Suiziddrohungen.

Die **Dialektisch-behaviorale Therapie** (DBT) wurde von der amerikanischen Psychologin Marsha Linehan speziell für die Behandlung der Borderline-Persönlichkeitsstörung entwickelt. Es handelt sich um einen Ansatz, der kognitiv-behaviorale Elemente einschließt und durch Elemente aus anderen Methoden ergänzt wird: aus der psychodynamischen Therapie, aus der Gestalttherapie und aus kontemplativen, also der Besinnung auf sich selbst gerichtete Techniken westlicher und fernöstlicher Prägung, wie Meditation oder Autosuggestion. Der Begriff dialektisch bedeutet, dass bei dieser Therapieform die Borderline-Symptomatik in ihrer Widersprüchlichkeit als Ganzes betrachtet wird. Sie wird nicht nur als negatives Zeichen einer Störung angesehen, sondern genauso als persönlicher Anteil, den es zu akzeptieren gilt. Gleichzeitig soll der Betroffene lernen, die Muster zu verändern, die seine Lebensqualität beeinträchtigen. Ab Mitte der 1990er-Jahre wurde das Therapieverfahren für Jugendliche adaptiert.

Die **Dialektisch-Behaviorale Therapie für Adoleszente** (DBT-A) besteht aus einer Einzeltherapie, Familiengesprächen, einem Fertigkeitentraining in der Gruppe und Telefonberatung. Es werden unter anderem Module zur Stresstoleranz, zur Emotionsregulation und zu zwischenmenschlichen Fertigkeiten angeboten. Weiter werden Übungen zur inneren Achtsamkeit durchgeführt. Damit lernen die Betroffenen schrittweise, auch negativ erlebte Affekte wie Anspannung, Wut oder Scham zu akzeptieren. Das Fertigkeitentraining dient dazu, den Umgang mit Gefühlen, die Stresstoleranz und die soziale Kompetenz zu verbessern. Dabei werden die eigenen Emotionen neu bewertet und unangepasste (maladaptive) Verhaltensmuster in Frage gestellt, um angemessene Reaktionen zu ermöglichen. Die DBT-A versucht eine Balance zwischen **Akzeptanz der aktuellen Situation** einerseits und Verdeutlichung der **Notwendigkeit einer Veränderung** andererseits herzustellen. Zur Verbesserung des **Umgangs mit Anspannungssituationen** wird zum Beispiel eine „Notfallbox" eingesetzt, auf die Betroffene zurückgreifen können, um sich besser zu regulieren und selbstverletzendes Verhalten zu vermeiden. In der Box befinden sich verschiedene Dinge, mit denen sie intensive Körperempfindungen auslösen können, ohne sich zu schaden: zum Beispiel Chilischoten oder Pfefferkörner zum Zerbeißen, Kältepacks oder Igelbälle für den Hautkontakt oder japanisches Heilöl zum Riechen.

Die **Übertragungsfokussierte Therapie** (TFP) wurde von einer Arbeitsgruppe um den amerikanischen Psychoanalytiker Otto F. Kernberg entwickelt. Sie geht von der Annahme aus, dass die Belastungen in den aktuellen zwischenmenschlichen Beziehungen von Personen mit einer Borderline-Persönlichkeitsstörung Ausdruck früherer, gestörter Beziehungen sind, die verinnerlicht wurden. Die für diese Störung spezifischen Verhaltensmuster und Gefühle aus der Kindheit werden in der Gegenwart im Kontakt mit anderen Personen übertragen.

Die therapeutische Beziehung ist davon natürlich nicht ausgenommen, so dass die TFP hier ansetzen kann. Aufgabe des Therapeuten ist es, das Verhalten des Jugendlichen sowie seine eigene Reaktion darauf zu beobachten und so die gestörten Beziehungsmechanismen zu identifizieren. Diese werden thematisiert und in Bezug auf die konkrete, aktuelle Situation analysiert. So hat der Betroffene die Möglichkeit, widersprüchliches Verhalten zu erkennen und als Ausdruck unbewusster früherer Konflikte zu begreifen. Damit soll er unterstützt werden, sein inneres Erleben wahrzunehmen und in Beziehungen angemessen zu reagieren. Ziel ist es, das Selbstbild des Jugendlichen zu stärken und Impulskontrolle, Wahrnehmung sowie Angst- und Frustrationstoleranz zu verbessern. Das Vorgehen folgt einem strukturierten Ablauf in mehreren Phasen.

Beide Methoden – **DBT-A und TFP – arbeiten mit einem Behandlungsvertrag**, der beispielsweise die Anzahl der Termine sowie das Vorgehen bei Absagen und in Krisensituationen festlegt. Auf diese Weise versucht man, zu verhindern, dass die Jugendlichen Selbstverletzungen oder Suiziddrohungen manipulativ einsetzen.

Medikamentöse Therapie

Es gibt keine spezifischen Medikamente zur Behandlung der Borderline-Persönlichkeitsstörung. Die medikamentöse Therapie erfolgt gegebenenfalls symptomorientiert. Je nach Zielsymptom werden unterschiedliche Substanzgruppen eingesetzt. Eine Indikation zur medikamentösen Behandlung besteht vor allem bei massiven Störungen der Impulskontrolle oder bei psychosenahen Symptomen. Bei starker Impulsivität und Aggressivität haben sich Substanzen aus der Gruppe der **Antiepileptika und Neuroleptika** bewährt. Sie wirken ausgleichend auf extreme Stimmungsschwankungen und dämpfen akute Erregungszustände.

Wo gibt es psychotherapeutische Hilfe?

- Bei niedergelassenen Kinder- und Jugendpsychiatern
- Bei niedergelassenen Kinder- und Jugendlichen-Psychotherapeuten
- Bei psychiatrischen Institutsambulanzen/Kliniken

4.3 Der pädagogische Umgang

Allgemeine Anforderungen an Einrichtungen und Mitarbeiter

Jugendliche mit einer Borderline-Persönlichkeitsstörung haben im Laufe ihrer Sozialisation in der Regel die Erfahrung gemacht, dass zwischenmenschliche Beziehungen brüchig („instabil“) sind. Sie neigen dazu, diese Erfahrungen auf aktuelle Beziehungen zu übertragen. Durch diese besondere Psychodynamik der Störung kommt es recht häufig dazu, dass Unterbringungen in Jugendhilfeeinrichtungen vorzeitig abgebrochen werden und „Verschiebebahnhöfe“ zwischen verschiedenen Institutionen der Jugend- und Gesundheitshilfe entstehen. Um dem entgegen zu wirken und den Betroffenen die Möglichkeit zu geben, **korrigierende Beziehungserfahrungen** zu machen, sind Kontinuität, Stabilität, ein hoher Grad an Strukturierung sowie eine gute Kooperation im Team und zwischen den beteiligten Hilfesystemen unerlässlich. Das heißt in der Praxis, dass die Jugendlichen immer wieder versuchen werden, Grenzen auszuloten und die Geduld und Belastbarkeit der Betreuer auszureizen.

Spezifische Empfehlungen

Wegen der eigenen emotionalen Instabilität sind Jugendliche mit einer Borderline-Persönlichkeitsstörung auf einen **haltgebenden Rahmen** angewiesen. Hierzu gehören eine klare Tagesstrukturierung, verbindliche Konsequenzen bei Nichteinhaltung von Regeln und Absprachen sowie Vereinbarungen für Krisenfälle. Absprache- und Regelverletzungen sollten von den Betreuern zeitnah und konsequent rückgemeldet werden. Dabei empfiehlt es sich, möglichst auf Schuldzuweisungen zu verzichten. Vielmehr sollte der Betreuer sich auf das eigene Erleben und die eigene Wahrnehmung beziehen. Im Dialog ist es günstig, Beschreibungen des Erlebten in den Vordergrund zu stellen und **möglichst keine Bewertungen** abzugeben. Aussagen wie „Du hast mich … aggressiv gemacht, geärgert, gekränkt“ sollten vermieden werden. Besser sind Äußerungen wie „Ich fühle mich aggressiv, ärgerlich, gekränkt".

Bei der Betreuung von Jugendlichen mit Borderline-Persönlichkeitsstörung spielt die **Bezugsbetreuung** eine herausragende Rolle. Auch wenn es in der Praxis nicht immer möglich ist: Im Idealfall sollte immer eine Bezugsbetreuung oder deren Vertretung erreichbar sein, die selbständig und kurzfristig reagieren und entscheiden kann. Verzögerte Entscheidungen und Reaktionen, beispielsweise erst nach einer Teamkonferenz, sind für die betreuten Jugendlichen emotional nicht mehr mit dem ursprünglichen Anlass verknüpft. Wenn aber wegen der Bedeutung eines Konfliktes eine Teamentscheidung notwendig ist, sollte man den Betreuten rechtzeitig über diesen Prozess informieren. In solchen Fällen ist es besonders wichtig, dass die Bezugsbetreuung eindeutig hinter der Botschaft oder der Entscheidung des Teams steht, da sonst Äußerungen wie „Ich würde ja gern, aber das Team hat anders entschieden" erneute Spaltungsprozesse einleiten. Außerdem manifestieren sich unterschiedliche Meinungen im Team häufig in indifferenten, nicht eindeutigen Aussagen. Die Bezugsbetreuung ermöglicht es dem Jugendlichen auch, sich mit einem konkreten Gegenüber auseinanderzusetzen. Vor allem sollte eine **transparente Zuordnung der Aufgaben innerhalb des Teams** verabredet werden. Denn so lässt sich vermeiden, dass einzelne Mitarbeiter spontan in lange, intensive Gespräche verwickelt und möglicherweise gegeneinander ausgespielt werden. Es erleichtert den alltäglichen Umgang, wenn klar definiert ist, welche Aufgaben nur der Bezugsbetreuer übernehmen kann und wo auch die anderen Kollegen tätig werden. Jugendliche mit einer Borderline-Persönlichkeitsstörung können bei Betreuern sehr unterschiedliche, teilweise gegensätzliche Gefühle und Reaktionen hervorrufen. Dies gehört klassisch zum Störungsbild. Es ist hilfreich, sich immer wieder bewusst zu machen, dass es sich dabei um eine konkrete Manifestation der Persönlichkeitsstörung handelt. Umso wichtiger ist es für die Funktionsfähigkeit des Teams, eine **gemeinsame professionelle Haltung** zu entwickeln, damit man nicht in eine „störungsspezifische Beziehungsfalle" gerät. Stattdessen sollten die Mitarbeiter eine **Gesprächskultur** pflegen, in deren Rahmen die unterschiedlichen Beziehungen reflektiert und für die sozialpädagogische Arbeit nutzbar gemacht werden können. Dies geschieht in der Regel mit Hilfe einer **Supervision**, die bei der Betreuung von Jugendlichen mit Borderline-Persönlichkeitsstörung unverzichtbar ist. Auf diese Weise lässt sich auch einer Spaltung des Teams in „gute" und „schlechte" Betreuer entgegenwirken.

Eine typische Form der **Beziehungsgestaltung** besteht darin, dass die betroffenen Jugendlichen ihrem Gegenüber zunächst ein Gefühl der Einzigartigkeit vermitteln („So verständnisvoll war noch niemand zu mir"). Beim Betreuer wird das Gefühl geweckt ein „Retter" zu sein, wie es ihn zuvor noch nie gegeben hat. Eine solche Art der Inszenierung von Beziehungen kann dazu verführen, die **professionelle Distanz** zu verlieren und ein unangemessen enges Verhältnis zu dem betreuten Jugendlichen aufzubauen. Diese Nähe kann aber auf Dauer nicht aufrechterhalten werden, da der Jugendliche die Belastbarkeit immer weiter ausreizt. Unweigerlich kommt es dann zu dem Punkt, an dem der Betreuer die grenzenlosen Wünsche nach Nähe und Umsorgtwerden nicht mehr erfüllen kann. Die Folge ist entweder ein emotionaler Rückzug des Betreuers und/oder eine Ablehnung und Entwertung des Betreuers durch den Jugendlichen. Diese Form der Beziehungsgestaltung ist so zu verstehen, dass der Betroffene unbewusst versucht, seinen frühkindlichen Wunsch nach uneingeschränkter Bedürfnisbefriedigung zu erfüllen und ein symbiotisches Verhältnis zu erreichen. Stattdessen macht er jedoch wieder die Erfahrung abgewiesen zu werden. In der Folge gelingt die Integration der „guten" und „bösen" Anteile eines Menschen zum wiederholten Male nicht, und der Betroffene erlebt erneut in seinen sozialen Beziehungen den Anderen als entweder „nur gut" oder „nur böse". Dieses Phänomen wird in der psychodynamischen Theorie als **Spaltung** bezeichnet. Die Betreuung von Jugendlichen mit einer Borderline-Persönlichkeitsstörung ist anstrengende Arbeit und stellt hohe Anforderungen an die Mitarbeiter. Leitgedanke sollte sein, **Beziehungskontinuität und Verlässlichkeit** zu vermitteln, ohne sich auf allzu große Nähe und Intensität einzulassen. Um selbst arbeitsfähig zu bleiben und aus Gründen der eigenen **Psychohygiene** ist es von großer Bedeutung, die persönlichen Belastungsgrenzen wahrzunehmen und zu akzeptieren.

Für die **Betreuung der Jugendlichen** ist es wichtig, einen haltgebenden und falls notwendig auch begrenzenden Rahmen zu bieten. Jugendliche mit einer Borderline-Persönlichkeitsstörung sind in ihrem Verhalten teilweise bunt, schillernd, spannend, exotisch und verführerisch. Das macht den Kontakt mit ihnen interessant und reizvoll. Ihr teilweise sehr kompetent wirkendes Auftreten sollte aber nicht über die innere Instabilität hinwegtäuschen. Denn dann besteht die Gefahr, dass die Betreuer zu große Anforderungen stellen und überhöhte Erwartungen haben, die zwangsläufig nicht erfüllt werden können. Für den pädagogischen Umgang mit den Jugendlichen ist es entscheidend, gemeinsam möglichst konkrete und verbindliche Absprachen zu treffen und realistische Ziele zu formulieren. Es ist ratsam darauf zu achten, dass man sich durch „emotionale Katastrophen" nicht vom eigentlichen Gesprächsthema ablenken lässt. Zeiten, die für **gemeinsame Gespräche** vorgesehen sind, sollten möglichst eingehalten und nicht dadurch überzogen werden, dass kurz vor Ende noch „eine Bombe gezündet" wird. Vorsicht ist vor allem dann geboten, wenn dies zu einem wiederholten Muster im Gesprächsverlauf wird.

Bedingt durch die Symptomatik kann sich die **Integration in Gruppen** schwierig gestalten. Jugendliche mit einer Borderline-Persönlichkeitsstörung werden dort oft als anstrengend erlebt, weil sie sehr schnell starke Affekt- und Stimmungsschwankungen haben. Die anderen Beteiligten wissen häufig nicht, in welchem emotionalen Zustand sich der Betroffene gerade befindet. Die Fähigkeit zur Selbstregulation und zur Integration widersprüchlicher Gefühle wird häufig überschätzt. Stimmungsschwankungen und individuelle Reaktionen sollten zunächst einfach rückgemeldet werden („Ich habe das Gefühl, dass Du Dich gerade über etwas ärgerst"). Für die Integration in die Gruppe ist es günstig, die Alltagsstrukturen zu betonen und verschiedene erlebnis- und freizeitpädagogische Maßnahmen anzubieten.

Eine weitere Herausforderung ist der adäquate Umgang mit **selbstverletzendem Verhalten**. Dieses muss häufig über eine längere Zeit „ausgehalten" werden. Dabei ist es eine ständige Gratwanderung zwischen einerseits empathischer Zuwendung zum Jugendlichen und andererseits Vermeidung einer Verstärkung der Symptomatik durch zu viel Zuwendung. Vor allem direkt im Anschluss an eine Selbstverletzung sollten deshalb keine intensiven, dichten Gespräche stattfinden, sondern eher eine „Bestrafung" durch Nichtbeachtung erfolgen. Als Regel kann gelten: angemessenes Verhalten verstärken, inadäquates Verhalten nicht. Dabei ist ein einheitlicher Umgang mit Selbstverletzungen von entscheidender Bedeutung. Stärker blutende Wunden, die eine akute Wundversorgung erforderlich machen, sollten von einer neutralen Person ohne Kommentierung des Anlasses versorgt werden. Sofern die Möglichkeit zur therapeutischen Rückkopplung für die Mitarbeiter besteht, bietet es sich an, Elemente der Dialektisch-Behavioralen Therapie für Adoleszente, (DBT-A) fallspezifisch einzusetzen, zum Beispiel die „Notfallbox" bei selbstschädigendem Verhalten.

Ähnlich häufig wie Selbstverletzungen kommen Äußerungen und Andeutungen von **Suizidgedanken** vor. Die Betreuer sind dabei in einer besonders schwierigen Situation, da Suizidäußerungen ernst genommen werden müssen, jedoch häufig als Drohung dienen, um eigene Interessen durchzusetzen. Auch hier ist wichtig, dass die Verantwortung für das eigene

Leben beim Jugendlichen liegt und der Betreuer lediglich seine Hilfe und Unterstützung in Krisensituationen anbieten kann. Jugendliche mit einer Borderline-Persönlichkeitsstörung, die häufig mit suizidalen Äußerungen „spielen“, sollten in regelmäßigen Einzelgesprächen mit ihrem Verhalten offen und eindeutig konfrontiert werden. Bei wiederholtem Einsatz von Suiziddrohungen sind psychotherapeutische Interventionen unerlässlich. Konkrete Hinweise für den Umgang mit suizidgefährdeten Kindern oder Jugendlichen werden im Kapitel „Suizidalität und Suizidgefährdung“ beschrieben.

Bei Jugendlichen beiderlei Geschlechts ist es sinnvoll, das Thema **Partnerschaft, Sexualität und Verhütung** frühzeitig und gezielt anzusprechen. Das impulsive und potentiell selbstschädigende Verhalten kann sonst dazu führen, dass sich die Jugendlichen durch riskantes Sexualverhalten mit übertragbaren Erkrankungen wie HIV und Hepatitis anstecken oder dass es zu einer ungewollten Schwangerschaft kommt.

Notizen

5 Depressive Störungen

Depressionen werden heute oft als Volkskrankheit bezeichnet. Allein in Deutschland sind ca. acht Millionen Menschen davon betroffen. Im Schulalter tritt die Störung bei bis zu drei Prozent der Kinder auf, im jungen Erwachsenenalter liegt die Häufigkeit bei bis zu zwanzig Prozent. Seit einigen Jahren lässt sich feststellen, dass die Symptomatik immer früher beginnt und zunehmend auch bei Kindern und Jugendlichen diagnostiziert wird. Darüber hinaus leiden immer mehr Menschen unter depressiven Symptomen. Andererseits: Nicht jede depressive Symptomatik ist eine Depression im klinischen Sinne. **Depressive Symptome kommen bei fast allen psychischen und bei einigen organischen Krankheiten vor.**

Viele Jahre lang wurde kontrovers diskutiert, ob Kinder überhaupt eine depressive Störung entwickeln können. Zunächst ging man davon aus, dass das nicht möglich sei. Diese Ansicht ist allerdings inzwischen widerlegt. Im Allgemeinen äußert sich eine **depressive Störung bei Kindern und Jugendlichen** ähnlich wie bei Erwachsenen. Sie können gedrückter Stimmung sein, schnell müde werden und das Interesse an den Dingen verlieren, die sie sonst gerne getan

Gängige Vorurteile

Kinder und Jugendliche mit einer depressiven Störung sind immer bedrückt und teilnahmslos: Bei Kindern bis etwa 7 Jahren, die ihre psychische Verfassung noch nicht verbalisieren können, ist oft sogar das Gegenteil der Fall. Sie sind nicht selten übertrieben beschäftigt und überaktiv. Bei älteren Kindern und Jugendlichen werden auch Gereiztheit und Aggressivität beobachtet.

Man muss den Betroffenen einfach mal sagen, dass sie sich zusammenreißen sollen: Damit unterstellt man, das Kind oder der Jugendliche könnte sich anders verhalten, wenn er wollte. Doch das ist bei einer depressiven Störung nicht der Fall. Solche Äußerungen können dazu führen, dass das ohnehin geringe Selbstwertgefühl und Selbstvertrauen noch mehr beeinträchtigt wird.

Depressive Störungen sind immer eine Reaktion auf massive psychische Belastungen: Keineswegs. Die Entstehung von depressiven Störungen ist multifaktoriell bedingt, unter Beteiligung von biologischen, psychischen und sozialen Faktoren.

Antidepressiva verändern die Persönlichkeit: Dies ist nicht der Fall. Mit Medikamenten werden depressive Symptome behandelt, die die Persönlichkeitseigenschaften des Patienten überlagern.

Antidepressiva machen abhängig: Nein. Zugelassene Antidepressiva besitzen kein Suchtpotential. Auch nach langjähriger Einnahme entsteht keine körperliche oder psychische Abhängigkeit.

An einer Depression stirbt man nicht: Dies ist ein Irrtum. Die Suizidrate bei depressiven Erkrankungen beträgt circa 20 Prozent.

haben. Auch können fehlende Konzentration, Störungen der Aufmerksamkeit und Schlafstörungen vorkommen. Vor allem ab dem Pubertätsalter ist mit einer gesteigerten Suizidgefahr zu rechnen. Allerdings kann die **Symptomatik bei Kindern und Jugendlichen je nach Altersstufe sehr unterschiedliche Ausprägungen** zeigen und die negative Grundstimmung kann von übertriebener Aktivität oder Aggressivität überlagert werden. Deshalb werden die Symptome oft nicht als Ausdruck einer depressiven Störung bewertet und die Erkrankung nicht als solche erkannt.

Depressive Störungen treten unabhängig von der kulturellen Zugehörigkeit und vom Bildungsgrad, Einkommen oder Familienstand auf. Bis zur Pubertät sind Mädchen und Jungen gleich häufig betroffen, danach ist bei Mädchen und Frauen die Wahrscheinlichkeit zu erkranken zwei- bis dreimal höher. „Reine" depressive Störungen werden im Kindes- und Jugendalter eher selten diagnostiziert. Die Symptomatik kommt **meist in Kombination mit anderen Störungen vor, am häufigsten in Verbindung mit Angststörungen**.

5.1 Grundlagen

5.1.1 Symptomatik

Gedrückte Stimmung und Traurigkeit sind Gefühle, die jeder kennt, zum Beispiel als natürliche Reaktion auf negative Erlebnisse wie Enttäuschungen, Misserfolge oder Verluste. Doch solche Verstimmungen gehen wieder vorüber. Irgendwann werden die negativen Erlebnisse verarbeitet und bewältigt und wieder positive Gefühle und Empfindungen wahrgenommen. Von einer depressiven Störung spricht man erst dann, wenn eine negative Grundeinstellung die Stimmung länger als zwei Wochen beherrscht und das Leben beeinträchtigt. Die **Symptome der Depression** äußern sich in emotionalen und vegetativ-körperlichen Störungen, von denen die folgenden für die Diagnosestellung immer vorhanden sein müssen:

- gedrückte Stimmung ohne deutliche Abhängigkeit von bestimmten Lebensumständen
- Verlust von Interesse oder Freude
- Verminderter Antrieb oder gesteigerte Ermüdbarkeit.

Die **Stimmung** ist grundsätzlich negativ geprägt. Die Betroffenen wirken traurig und bedrückt, manchmal aber auch angespannt und gereizt. Sie sind freudlos und verlieren das Interesse an Dingen, die ihnen früher Spaß gemacht haben. Im Kontakt mit anderen zeigen sie **einen Mangel an emotionalen Reaktionen**. Gleichzeitig sind sie meist antriebslos und werden schnell müde. Oft tritt schon nach kleinen Anstrengungen deutliche **Erschöpfung** auf. Weitere wichtige Kriterien sind **Selbstabwertungen** und negative Selbstbeschreibungen der Betroffenen. All diese Symptome sind wenig situationsgebunden – das heißt, sie werden kaum durch die aktuellen Lebensumstände beeinflusst. Es kann jedoch zu charakteristischen **Tagesschwankungen** kommen.

Der **Denkprozess** depressiver Menschen verläuft häufig stockend. Aufmerksamkeit, Konzentration, Merkfähigkeit und Gedächtnis sind beeinträchtigt. Den meisten fällt es schwer, Entscheidungen zu treffen, zum Teil sind sie überhaupt nicht dazu in der Lage. Die Betroffenen haben ein geringes Selbstwertgefühl und Selbstvertrauen, erleben die Umwelt als feindselig und empfinden ihr eigenes Handeln oft als sinnlos. Ihr Denken ist von Schuldgefühlen und Perspektivlosigkeit geprägt, Suizidgedanken und suizidale Handlungen sind häufig. Es kann sogar zu psychotischen Symptomen mit Wahnvorstellungen und Halluzinationen kommen. Im depressiven Schuldwahn, zum Beispiel, glauben die Betroffenen, sie seien für den Tod eines Menschen oder das Elend in der Welt verantwortlich.

Auch **körperliche Beschwerden** treten bei einer Depression häufig auf. Dazu gehören unter anderem Kopfschmerzen, Störungen des Appetits oder Schlafstörungen – typisch sind Einschlaf- und Durchschlafstörungen sowie frühes Erwachen. Auch die psychomotorische Aktivität kann sich verändern. Das äußert sich in Agitiertheit oder vermindertem Antrieb.

Zu den wesentlichen Kennzeichen einer Depression gehört es, dass sie auch nach erfolgreicher Behandlung wiederkehren kann, also rezidivierend ist. Da es häufig auch symptomfreie Zeitintervalle gibt, bezeichnet man die **eigentlichen Krankheitsphasen als „depressive Episoden"**. Allgemein wird zwischen leichten, mittelgradigen und schweren Episoden unterschieden.

Wann spricht man von einer depressiven Episode?

Um die **Diagnose einer depressiven Episode** zu stellen, müssen folgende Voraussetzungen gegeben sein:

- Die Symptome dauern mindestens 2 Wochen an.
- Die Bewältigung des Alltags ist in bedeutsamer Weise eingeschränkt.

Die **Differenzierung zwischen einer leichten, mittelgradigen und schweren depressiven Episode** beruht auf der klinischen Beurteilung, bei der Anzahl, Art und Schwere der vorliegenden Symptome berücksichtigt werden.

- Bei einer leichten depressiven Episode kann der Betreffende unter Schwierigkeiten seine normalen schulischen und sozialen Anforderungen wahrnehmen.
- Liegt eine mittelgradige Episode vor, kommt es schon zu erheblichen Problemen bei der Bewältigung der sozialen, häuslichen und schulischen Anforderungen.
- Eine schwer ausgeprägte Episode kann das völlige Erliegen der allgemeinen Aktivitäten zur Folge haben.

Diese Einteilung ist für Erwachsene und weitgehend auch für Jugendliche gültig. Für das Kindesalter gibt es dagegen noch keine spezifischen Richtlinien. Mittelschwere und schwere Episoden treten bei 2 Prozent der Kinder und bei 4 bis 8 Prozent der Jugendlichen auf. Während die Symptomatik im Jugendalter sich an die für Erwachsene typischen Symptome annähert, ist bei Kindern eher ein atypisches Erscheinungsbild die Regel.

Bei **Säuglingen und Kleinkindern** wird die Diagnose einer depressiven Störung üblicherweise nicht gestellt. Es lässt sich jedoch auch bei Kleinkindern ein Verhalten beobachten, das der Beschreibung einer depressiven Symptomatik ähnelt. So haben sie zum Beispiel ein trauriges, ausdruckloses Gesicht, weinen oder wirken teilnahmslos. Andere sind reizbar und leicht irritierbar, werden schnell zornig, erscheinen übermäßig anhänglich oder wollen nicht allein sein. Auch Störungen im Ess- und Schlafverhalten sind nicht selten. Alle diese Verhaltensweisen treten aber auch im Verlaufe der normalen Entwicklung auf und lassen sich praktisch bei jedem Kind vorübergehend beobachten. Bei länger anhaltender Symptomatik ist sowohl an eine organische Ursache als auch an eine frühkindliche Regulationsstörung („Schreibabies") zu denken. Im Rahmen seiner Forschungen mit Säuglingen und Kleinkindern in Heimen und Krankenhäusern hat der Psychoanalytiker René Spitz den Begriff der „**anaklitischen Depression**" geprägt. Dabei handelt es sich aber nach heutigem Verständnis nicht um eine Depression, sondern um eine Vernachlässigungs- oder Deprivationssymptomatik. Bei anhaltender, fehlender emotionaler Zuwendung und Betreuung durch die Bezugspersonen ziehen sich die Kinder nach anfänglichen Protestreaktionen und anhaltendem Weinen zunehmend von ihrer Umwelt zurück und verfallen in Apathie. In anderen Fällen kann es zu selbststimulierendem Verhalten wie ständigem Schaukeln des Körpers oder genitalen Manipulationen kommen.

Im **Vorschulalter** treten allmählich die psychischen Symptome in den Vordergrund. Die Kinder sind leicht irritierbar und stimmungslabil, wirken gereizt und aggressiv, sie jammern und weinen oft. Fantasie und Kreativität sind eingeschränkt und nicht einmal das Spielen macht Spaß. Körperlich auffällig ist jetzt oft ein indifferenter, starrer Gesichtsausdruck. Zudem können die Kinder in ihrer sprachlichen und motorischen Entwicklung zurückbleiben. Trotz dieser depressiven Symptome würde man in diesem Alter noch nicht von einer depressiven Episode sprechen, sondern von einer Emotionalen Störung.

Im **Grundschulalter** ist ein Kind zunehmend in der Lage, seine psychische Befindlichkeit auch in Worten auszudrücken. Die Stimmung kann von einer tiefen Traurigkeit und von Pessimismus beherrscht werden, was sich nicht selten in allgemeinem Desinteresse, Lustlosigkeit und einem Rückzug von Familie und Freunden zeigt. Möglich ist auch, dass das Kind zum Grübeln neigt und sich unnötige Sorgen macht. Zudem können die Leistungen in der Schule nachlassen, was unter Umständen zu neuen Belastungen wie Schul- und Zeugnisangst führt. Oft sinkt die Frustrationstoleranz und Wutausbrüche häufen sich. Darüber hinaus können psychosomatische Beschwerden wie Bauch- oder Kopfschmerzen auftreten.

In der **Pubertät** sind viele Merkmale, die in der ICD-10 als Symptome von Depressionen aufgezählt werden, Bestandteile der normalen adoleszenten Entwicklung - die Grenzen zu einer depressiven Erkrankung sind fließend. Darin besteht die Schwierigkeit der Diagnosestellung: Was ist „noch normal" und ab welchem Punkt ist ein Verhaltensmuster als „pathologisch" zu beurteilen? Als Orientierung gilt wie bei anderen psychiatrischen Störungen: Handelt es sich um ein über Wochen und Monate stabiles Verhaltensmuster und lassen sich negative Auswirkungen auf Alltagsanforderungen wie Schule, soziale Beziehungen oder Freizeitgestaltung feststellen, sollte eine fachärztliche Untersuchung erfolgen. Häufig werden depressive Episoden in diesem Alter erstmals diagnostiziert.

Bei **älteren Jugendlichen** können die Selbstzweifel und das Gefühl innerer Leere weiter zunehmen. Das ständige Grübeln geht oft mit Selbstvorwürfen, Zukunftsängsten und Hoffnungslosigkeit einher – bis hin zu Suizidgedanken. Die Jugendlichen sind häufig teilnahmslos und apathisch, bei Frustrationen reagieren sie mit verzweifelter Wut oder mit Rückzug. Zudem bereiten ihnen nicht selten die Leistungen in der Schule oder in der Ausbildung Probleme, weil sie sich nur schwer konzentrieren können und ohnehin desinteressiert sind. Oft ist der Tag-Nacht-Rhythmus verschoben. Auch körperliche Symptome können auftreten, beispielsweise Schlafstörungen, frühes Erwachen am Morgen und Angst vor dem Tag, ferner Appetitstörungen und mangelndes oder fehlendes sexuelles Interesse. Manche Jugendliche beschäftigen sich übermäßig mit Gedanken an den Tod und entwickeln Suizidphantasien. Schließlich kann es auch zu Suizidversuchen kommen. Im Sinne einer Selbstmedikation neigen depressive Jugendliche zu Alkohol- und Drogenmissbrauch.

5.1.2 Diagnostik

Für die ist eine **ausführliche Anamnese** notwendig, also die genaue Erfassung der Vorgeschichte. Dabei ist es wichtig zu erfahren, wie die Betroffenen selbst, ihre Symptome wahrnehmen und was die Bezugspersonen beobachtet haben. Deshalb werden die Kinder und Jugendlichen, aber auch deren Eltern, Lehrer und Betreuer befragt. Von besonderer Bedeutung sind die Veränderungen im Erleben und Verhalten. Ergänzende Informationen können mit Hilfe von standardisierten Fragebögen erfasst werden. Im Anamnesegespräch werden die Symptome und ihre Auswirkungen in den verschiedenen Lebensbereichen mit den Betroffenen und ihren Bezugspersonen erörtert. So werden auch die sozialen Rahmenbedingungen und ihr Einfluss auf die Störung berücksichtigt. Gerade bei depressiven Störungen ist es unerlässlich, mögliche frühere Episoden zu identifizieren und auf eine Vorbelastung innerhalb der Familie zu achten. Dies ist wichtig, weil depressive Episoden auch wiederholt und familiär gehäuft auftreten können.

In einer **körperlich-neurologischen Untersuchung** müssen organische Erkrankungen als Ursache für die depressive Symptomatik ausgeschlossen werden. Laborchemische Untersuchungen oder bildgebende Verfahren können ergänzend durchgeführt werden. Weiterhin ist auszuschließen, dass die Symptome auf Alkohol- und Drogenmissbrauch oder auf die Nebenwirkungen von Medikamenten zurückzuführen sind.

5.1.3 Ätiologie

Das bio-psycho-soziale Modell

Das bio-psycho-soziale Modell geht von einer Verflechtung biologischer, psychischer und sozialer Faktoren aus, die die Entwicklung einer depressiven Störung begünstigen. Es gibt verschiedene **biologische Faktoren**, die eine Rolle spielen können. Dazu gehört zum Beispiel die genetische Ausstattung. Die Forschung hat gezeigt, dass Kinder von Eltern mit depressiven Störungen ein erhöhtes Risiko tragen, selbst zu erkranken. Weiter wird ein Ungleichgewicht im Stoffwechsel der Neurotransmitter angenommen – also der Botenstoffe im Gehirn, die für die Reizübermittlung zwischen den Nervenübergängen zuständig sind. Dabei wird vor allem ein Mangel an Serotonin beschrieben, aber auch Dopamin und Noradrenalin sind beteiligt. Eine ausreichende Menge an Noradrenalin bzw. Serotonin steigert den Antrieb und wirkt stimmungsaufhellend. Auch bestimmte Unregelmäßigkeiten im Hormonstoffwechsel können zur Entwicklung einer depressiven Störung beitragen. Hier ist zum Beispiel eine Überproduktion des Stresshormons Kortisol zu nennen, das Stimmungen und Ängste beeinflusst. Die beiden Systeme – Neurotransmitter und Hormonhaushalt – beeinflussen sich wiederum gegenseitig. Dabei ist offen, ob diese Veränderungen tatsächlich Ursache der Depression sind oder bereits eine Folge der Erkrankung. Schließlich kann auch der Lichtmangel in Herbst und Winter depressive Episoden begünstigen – hier ist die Symptomatik jedoch in der Regel weniger ausgeprägt und saisonal begrenzt.

Auf **psychologischer Ebene** spielen Bindungsaspekte und Fähigkeiten zur Affektregulierung eine Rolle. Diese werden in der Interaktion mit der Umwelt wirksam, vor allem mit den Bezugspersonen. Fehlanpassungen bei der Entwicklung einer stabilen Bindung oder Veränderungen und Störungen der Affektregulation können zur Entwicklung einer depressiven Störung beitragen. Die Entwicklung einer sicheren Bindung zu den Bezugspersonen ist eine wichtige Grundlage für die Entwicklung von tragfähigen innerpsychischen Strukturen. Durch eine gelungene Interaktion können sich beim Kleinkind ein Gefühl von Kontrolle und Selbstwirksamkeit entwickeln. Selbstwirksam zu sein bedeutet, dass man – aufgrund der bisher gemachten Erfahrungen – auf seine Fähigkeiten und verfügbaren Mittel vertrauen kann und davon ausgeht, ein bestimmtes Ziel – auch durch Überwindung von Hindernissen – tatsächlich zu erreichen. Ein Kind entwickelt zunehmend die Fähigkeit, Emotionen zu regulieren und den aktuellen Gegebenheiten anzupassen. Dies geschieht in einem Wechselspiel zwischen den biologischen Ausgangsbedingungen des Kindes – einschließlich seiner Temperamentskonstellation –, den inneren Bedürfnissen und Spannungen sowie den Interaktionen mit Bezugspersonen. Dabei ist es wichtig, dass das Kind bei der Regulation seiner Emotionen durch die Bezugspersonen angemessen unterstützt wird. Das kann aktiv oder passiv geschehen, zum Beispiel durch Gestik, Mimik, verbale Äußerungen und Verhaltensweisen.

Hinzu kommen auch umweltbedingte **soziale Faktoren**. Hier sind vor allem akute oder chronische Belastungen zu nennen, zum Beispiel kritische Lebensereignisse wie der Verlust einer nahen Bezugsperson oder seelische Vernachlässigung beziehungsweise Misshandlung. Auch schlechte ökonomische Bedingungen, soziale Isolation, Über- oder Unterforderung, psychische Störungen bei den Eltern oder ein rigider Erziehungsstil können das Risiko für die Entwicklung einer depressiven Störung erhöhen.

Weitere theoretische Erklärungsmodelle

Neben dem bio-psycho-sozialen Modell für die Entwicklung einer depressiven Störung gibt es auch eigene Erklärungsansätze der psychodynamischen Verfahren und der kognitiven Verhaltenstherapie. Das **psychodynamische Erklärungsmodell** sieht als wichtige Faktoren für die Entstehung depressiver Störungen innerpsychische Konflikte. Depressionen werden in Zusammenhang mit dem – realen oder empfundenen – Verlust einer bedeutsamen Bezugsperson gesehen, der meist mit Frustration, Enttäuschung oder Kränkung einhergeht. In der frühkindlichen Entwicklung spielt die enge symbiotische Beziehung zwischen Mutter und Kind eine herausragende Rolle. Im Laufe der Entwicklung sollte das Kind die guten „Anteile" der Mutter verinnerlichen und sich in altersgemäßer Weise von ihr lösen. Konnte das gute „mütterliche Objekt" nicht verinnerlicht werden, fehlt einem depressiven Menschen die Fähigkeit zur Selbstbestätigung und Selbstvertrauen – und damit die Basis für ein positives, aktives Lebensgefühl. Gelingt es andererseits nicht, sich im Laufe der Entwicklung altersgemäß aus der symbiotischen Mutter-Kind-Beziehung zu lösen, kann im späteren Leben auf Zurückweisung, Frustrationen oder ähnliche Situationen keine angemessene Reaktion erfolgen. Sie werden innerpsychisch wie der drohende Verlust des Symbioseobjektes erlebt und lösen eine innere Leere und ein Gefühl der Entwertung aus. In der Folge richten die Betroffenen Wut und Hass gegen sich selbst. Zusätzlicher Druck entsteht durch ein weiteres Kennzeichen einer unausgereiften Persönlichkeitsentwicklung: eine rigide Gewissensinstanz beziehungsweise ein überhöhtes Ich-Ideal. Depressive Menschen können ihre eigenen, überzogenen Ansprüche nicht erfüllen und entsprechen nicht der idealisierten Vorstellung von sich selbst. Dafür verurteilen sie sich.

Diese theoretischen Modelle beziehen sich auf erwachsene Personen. **Bei Kindern** spielen noch andere psychische Phänomene eine Rolle, da die einzelnen innerpsychischen Instanzen noch nicht ausgereift sind. Daraus erklären sich beispielsweise einige der nicht als typisch depressiv bezeichneten Verhaltensauffälligkeiten. Kinder versuchen häufig, unangenehme Spannungszustände oder Konfliktsituationen durch nach außen gerichtete Handlungen – Externalisierungen –aufzulösen. Zudem kann ein Kind innere Zustände nur schwer mit Worten beschreiben. Deshalb drückt es seine Befindlichkeit auf andere Weise aus als Erwachsene, die über ihren Zustand sprechen können und sich auf diese Weise Erleichterung verschaffen.

Aus **verhaltenstherapeutischer Sicht** liegen die Wurzeln einer Depression zwar in der biografischen Vergangenheit des Betroffen, doch die Störung selbst wird als Ausdruck fehlgeleiteter Lernprozesse betrachtet, die den Menschen verletzlich (vulnerabel) für eine depressive Störung machen. Beim Verstärker-Verlust-Modell finden diese Prozesse auf der Ebene des Verhaltens statt, beim Modell der erlernten Hilflosigkeit und dem kognitiven Modell auf der Ebene des Denkens. Die drei Konzepte sind die wichtigsten verhaltenstherapeutischen Erklärungsansätze für das Entstehen einer Depression.

Beim **Verstärker-Verlust-Modell** nimmt man an, dass eine Depression ausgelöst werden kann, wenn ein Mensch zu wenig „positive Verstärkungen" erlebt. Mit anderen Worten: Das Verhalten eines Menschen ist zu wenig darauf ausgerichtet, positive Verstärkungen zu erlangen. Aufrechterhalten wird der Prozess dadurch, dass die entstehenden depressiven Symptome – wie sozialer Rückzug oder Niedergeschlagenheit – ihrerseits zu immer weniger positiven Rückmeldungen führen.

Auch das **Modell der erlernten Hilflosigkeit** sieht die Depression als Folge eines Lernprozesses. Aufgrund bisheriger Erfahrungen hat ein depressiv erkrankter Mensch „gelernt", dass jede Anstrengung vergeblich ist. Belastende Lebenserfahrungen haben ihm das Gefühl vermittelt, äußeren Einflüssen hilflos ausgeliefert zu sein, und so verliert er jegliche Initiative und Motivation. Negative Ereignisse werden als unveränderlich und nicht beeinflussbar erlebt, eigene Handlungsmöglichkeiten gar nicht mehr in Betracht gezogen.

Das **kognitive Modell** geht davon aus, dass die Depression die Folge einer fehlgerichteten negativen Art des Denkens ist. Ein Mensch denkt, dass er unfähig, minderwertig und wertlos sei – entsprechend fühlt und verhält er sich. Typische negative Denkmuster können sein:

- Ich kann nichts.
- Ich bin an allem schuld.
- Mir gelingt nie etwas.
- Die anderen lehnen mich ab.

Dieses negative Grundkonzept ist relativ stabil und lässt sich nicht durch allgemein als positiv bewertete Erlebnisse verändern. Stattdessen neigen depressiv erkrankte Menschen eher dazu, auch an positiven Erlebnissen nur negative Seiten zu sehen.

5.1.4 Verlauf

Bei etwa einem Drittel der Kinder und Jugendlichen, die eine Depression entwickeln, geht der manifesten depressiven Phase eine **Angststörung** voraus. Ab dem 13. Lebensjahr treten Depressionen deutlich häufiger auf als in der Kindheit. **Depressive Episoden** dauern im Schnitt zwischen 3 und 12 Monaten. Auch nach dem Abklingen der akuten Symptomatik, der Remission, können Beschwerden in abgeschwächter Form über einen längeren Zeitraum weiter bestehen. Dazu gehören neben geringerer Belastbarkeit und Leistungsfähigkeit auch Selbstabwertung, die Neigung zur Überbewertung des Negativen und geringes Selbstvertrauen sowie eingeengtes Denken, Grübeln und reduzierte Frustrationstoleranz. Das Wiedererkrankungsrisiko ist sehr hoch: Es liegt zwischen 25 Prozent nach einem Jahr und 75 Prozent nach 5 Jahren. Im Verlauf einer depressiven Episode besteht ein deutlich erhöhtes **Suizidrisiko**. Suizidgedanken sind häufig. Ein hoher Anteil der suizidgefährdeten Menschen hat als Grunderkrankung eine Depression.

Neuere Forschungsergebnisse deuten darauf hin, dass Depressionen mit einer Erstmanifestation bereits während oder nach der Pubertät eine ungünstige Prognose haben und eher zur **Chronifizierung** neigen. Das heißt, es besteht in diesem Alter eine hohe Wahrscheinlichkeit, dass es im Erwachsenenalter zu erneuten depressiven Episoden kommt.

Warnzeichen für ein erhöhtes Suizidrisiko bei Jugendlichen

- Das Verhalten verändert sich auffällig. Sehr häufig ziehen sich die Jugendlichen zurück, bis hin zur sozialen Isolation.
- Kleidung und Körperpflege werden vernachlässigt.
- Der Tod wird zum beherrschenden Thema, zum Beispiel in Zeichnungen, Briefen, Gedichten, Aufsätzen oder durch die Beteiligung an entsprechenden Internet-Foren.
- Persönliche und liebgewonnene Gegenstände werden verschenkt.
- Die Jugendlichen denken über Suizidmethoden nach und versuchen, sich geeignete Mittel wie Medikamente oder eine Waffe zu besorgen.
- Suizidabsichten werden ganz offen geäußert oder umschrieben, zum Beispiel im Sinne von „Ohne mich wärt ihr besser dran."
- Es haben bereits Suizidversuche stattgefunden.
- Es werden übermäßig Alkohol und Drogen konsumiert.
- Die Schulleistungen werden schlechter, weil die Jugendlichen kein Interesse mehr zeigen.
- Eine plötzliche gehobene Stimmung könnte ein Hinweis darauf sein, dass der Jugendliche meint, mit seinem Suizid eine Lösung für seine Probleme gefunden zu haben.

Langzeitstudien haben gezeigt, dass nicht behandelte depressive Erkrankungen sich verfestigen und im weiteren Leben der betroffenen Person immer wieder auftreten. Bei Jugendlichen mit einer depressiven Störung besteht somit ein erhebliches Risiko, im weiteren Verlauf unter anhaltender und wiederkehrender Depression sowie unter anderen psychischen Störungen und Beeinträchtigungen in unterschiedlichen Lebensbereichen zu leiden. Treten **depressive Symptome im Rahmen einer anderen Grunderkrankung** auf, zum Beispiel einer Persönlichkeitsstörung, Suchterkrankung oder Anpassungsstörung, richten sich der Verlauf und die Prognose nach der zugrunde liegenden Störung.

5.1.5 Differentialdiagnosen

Psychiatrische Störungen

Nicht immer lässt sich eine herabgesetzte Stimmungslage mit Antriebslosigkeit, Konzentrations- und Schlafstörungen auf eine depressive Störung zurückzuführen – es gibt auch andere Ursachen. So ist zum Beispiel beim Tod eines nahestehenden Menschen durchaus eine Trauerphase von bis zu einem Jahr als normale **Trauerreaktion** anzusehen.

Ähnliche Symptome wie eine depressive Episode können auch **Anpassungsstörungen** als Reaktion auf belastende Ereignisse und Erfahrungen hervorrufen. Dazu zählen gerade bei Kindern und Jugendlichen Ereignisse wie ein Schulwechsel, ein Unfall, die Trennung der Eltern sowie der Verlust eines Angehörigen oder Freundes. Hier kommt es darauf an, dass zwischen dem auslösenden Ereignis und der Symptomatik ein unmittelbarer zeitlicher Zusammenhang hergestellt werden kann.

Depressive Symptome sind nicht immer Zeichen einer Depression. Sie können **bei allen bekannten psychischen Störungen** als unspezifische frühe Anzeichen der jeweiligen Erkrankung auftreten, aber auch als Begleitsymptomatik. Für die Wahl der Therapie ist es daher wichtig, die Grunderkrankung zu erkennen, damit eine fachgerechte Behandlung durchgeführt werden kann.

Ferner kann der Gebrauch **psychotroper Substanzen** wie Alkohol, Cannabis, Heroin oder Kokain eine depressive Symptomatik hervorrufen.

Körperliche Ursachen

Auch körperliche Ursachen, beispielsweise eine Schilddrüsenunterfunktion oder Hirntumore sowie Nebenwirkungen verschiedener Medikamente können depressionsähnliche Symptome hervorrufen.

5.1.6 Komorbidität

Bei depressiven Störungen liegen häufig weitere psychopathologische Auffälligkeiten vor. So ist das Risiko für weitere Störungen bei Kindern und Jugendlichen um etwa das 20-Fache erhöht. Häufig ist die Kombination mit **Angststörungen**, beispielsweise einer Trennungsangst des Kindesalters oder einer sozialen Phobie. Die Folgen dieser Erkrankungen – vor allem mangelnder Kontakt zu Gleichaltrigen und sozialer Rückzug – können die Entwicklung einer depressiven Störung begünstigen oder zu ihrer Aufrechterhaltung beitragen.

Alkohol und Drogen werden oft als Selbstmedikation bei Depressionen eingesetzt, um die gedrückte Stimmungslage „aufzuhellen". Gerade Alkohol wirkt kurzfristig entspannend und angstlösend, was subjektiv als Entlastung empfunden wird. Umgekehrt kann anhaltender Alkoholkonsum auch eine depressive Symptomatik nach sich ziehen.

Depressive Störungen können auch in Kombination mit einer **Störung des Sozialverhaltens** vorkommen. Durch die aggressiven und nach außen gerichteten Verhaltensauffälligkeiten wird die Depression jedoch oft nicht als solche erkannt.

In den AWMF-Leitlinien (Arbeitsgemeinschaft der Wissenschaftlichen Medizinischen

Fachgesellschaften e. V.) werden als komorbide Störungen noch aufgeführt: **Persönlichkeitsstörungen, Zwangsstörungen, Essstörungen, ADHS.**

5.2 Kinder- und Jugendpsychiatrische Behandlungsmöglichkeiten

Die Behandlung depressiver Störungen bei Kindern und Jugendlichen richtet sich nach dem **Schweregrad** sowie nach **Art und Ausprägung der Symptome**. Bei der Therapieplanung sollten auch die **psychosozialen Lebensbedingungen** und mögliche akute Belastungen berücksichtigt werden. Zudem kommt dem Arzt oder Therapeuten die wichtige Aufgabe zu, ein mögliches **Suizidrisiko** zu erkennen und einzuschätzen.

Ziel der Therapie ist es, die Entwicklung eines positiven Selbstwertgefühls zu fördern, Erfolgserlebnisse in kleinen Schritten zu ermöglichen, die Handlungsfähigkeit zurückzugewinnen und die Fähigkeit zur Bewältigung des Alltags zu stabilisieren. Außer in schweren Fällen oder bei ungünstigen sozialen Bedingungen können depressive Störungen bei Kindern und Jugendlichen in der Regel ambulant oder teilstationär behandelt werden.

Ambulant oder stationär?

Meistens lässt sich die Behandlung ambulant durchführen. Eine stationäre oder teilstationäre Therapie kann in folgenden Fällen angezeigt sein:

- in schweren Fällen mit erheblicher Beeinträchtigung der Alltagsfunktionen
- bei ungünstigen psychosozialen Bedingungen oder mangelnden Ressourcen in der Familie.

Bei Suizidalität ist eine stationäre Behandlung unumgänglich.

5.2.1 Das multimodale Behandlungskonzept

Welche Therapiemöglichkeiten bei Kindern und Jugendlichen angewendet werden, hängt vom Schweregrad der Störung ab. Neben der **Psychoedukation**, also der Aufklärung über Symptome, Verlauf und Behandlungsmöglichkeiten, kommen in der Behandlung hauptsächlich **psychotherapeutische Verfahren** zum Einsatz. Die Behandlung wird gegebenenfalls durch **Psychopharmaka** unterstützt. Bei akuter Suizidgefahr oder bei Wahnsymptomen und Halluzinationen ist eine medikamentöse Intervention unentbehrlich. Zudem werden auch die Familie und bei Bedarf **das soziale Umfeld** – wie Lehrer oder Betreuer – einbezogen. Zusätzlich sind je nach Einzelfall verschiedene weitere Behandlungsmethoden wie **Entspannungsverfahren, Gruppenangebote zur Verbesserung der sozialen Kompetenzen und Lichttherapie** möglich.

Psychotherapie

Zur Behandlung depressiver Störungen bei Kindern und Jugendlichen werden vor allem psychodynamische und kognitiv-verhaltenstherapeutische Methoden eingesetzt. Nach dem Ansatz der **psychodynamischen Therapieverfahren** wird im Rahmen der therapeutischen Beziehung die Vergangenheit des Betroffenen schrittweise thematisiert und bearbeitet. Um einen Einblick in die Vorstellungswelt und die Denkstrukturen zu bekommen, werden je nach Alter und Entwicklungsstand verschiedene Methoden genutzt. So kommen ergänzend zum Gespräch unter anderem spiel- und gestaltungstherapeutische Ansätze zur Anwendung. Durch die Bearbeitung der dabei zutage tretenden bewussten und unbewussten Erlebnisinhalte kann der Jugendliche, mit Hilfe des Therapeuten, Einsicht in seine inneren Konflikte gewinnen. Dies ermöglicht ihm, in der sozialen Interaktion sein Verhalten zu reflektieren und daraus Konsequenzen zu ziehen.

Ziel der **kognitiven Verhaltenstherapie** ist es, das Selbstwertgefühl depressiver Kinder oder Jugendlicher zu stärken und sie zu befähigen, in den alltäglichen Begegnungen und Ereignissen wieder die positiven, lebensbejahenden Anteile zu erkennen. So können sie das Spektrum ihrer negativen Denk- und Verhaltensmuster in Richtung einer positiveren Sichtweise erweitern. Die Betroffenen sollen die Erfahrung machen, dass sie auch anders handeln können – indem sie lernen, die negativen Denkmuster zu erkennen und zu verändern, Konflikte angemessen zu bewältigen und Stress zu reduzieren. So haben sie die Möglichkeit, selbst Problemlösungsstrategien zu entwickeln, ihre sozialen Fähigkeiten zu verbessern, ihr Selbstwertgefühl aufzubauen und ihre Erfahrungen neu zu bewerten. Durch Übungen lassen sich die in der Therapie erarbeiteten Verhaltensweisen in den Alltag übertragen. So kann zum Beispiel in Rollenspielen angemessenes, selbstbehauptendes Verhalten trainiert werden.

Medikamentöse Therapie

Da die Stimmungslage und der Antrieb in der Regel nicht direkt durch eine psychotherapeutische Behandlung beeinflusst werden können, kann es bei depressiven Erkrankungen erforderlich sein, begleitend Psychopharmaka einzusetzen. **Antidepressiva** wirken auf den Neurotransmitter-Stoffwechsel im Gehirn, zum Beispiel bei den Botenstoffen Serotonin und Noradrenalin. Die Medikamente sollen vor allem die Stimmung aufhellen. Je nach Substanz wirken sie zusätzlich **aktivierend auf den Antrieb oder beruhigend** und schlafanstoßend. Eine Abhängigkeit im Sinne einer Sucht verursachen sie nicht. Das Medikament und die Dosierung müssen auf die individuelle Situation und den Verlauf der Störung abgestimmt werden. In der Regel ist mit einer Behandlungsdauer von etwa zwei bis vier Wochen zu rechnen, bis die erwünschte stimmungsaufhellende Wirkung eintritt. Nach dem Abklingen der depressiven Symptomatik sollte das gleiche Präparat als Rückfallprophylaxe noch mindestens ein halbes Jahr weiter eingenommen werden. Bei der Behandlung mit Antidepressiva kommt es vor, dass das verordnete Mittel nicht den angestrebten Effekt hat. Dann kann es notwendig sein, den Wirkstoff zu wechseln. Einige Antidepressiva wirken normalisierend auf den Antrieb, bevor die Stimmungsaufhellung einsetzt. Das ist für die Praxis vor allem deshalb relevant, weil die erhöhte Aktivität bei weiterhin gedrückter Stimmungslage Suizidhandlungen begünstigen kann. Wenn also eine Person, die unter einer depressiven Störung leidet, mögliche suizidale Impulse wegen ihres Antriebsmangels nicht umsetzen konnte, besteht besonders in den ersten zwei bis vier Wochen der medikamentösen Behandlung eine **kritische Zeit mit erhöhter Suizidgefährdung**. Häufigere **Nebenwirkungen** von Antidepressiva sind zu Beginn vor allem Übelkeit, Mundtrockenheit, Kopfschmerzen und Verdauungsstörungen. In der Regel verschwinden diese Symptome jedoch nach wenigen Tagen. Ein plötzliches Absetzen des Medikamentes sollte vermieden werden und eine Dosisänderung immer nur in Absprache mit dem behandelnden Arzt erfolgen. Antidepressiva sollten **bei Kindern und Jugendlichen** nur nach sorgfältiger Abwägung aller therapeutischer Möglichkeiten bei mittelschweren und schweren depressiven Störungen eingesetzt werden – und das ausschließlich als Ergänzung zu einer psychotherapeutischen Behandlung und im Rahmen einer multimodalen Therapie. Bei schweren depressiven Störungen mit ausgeprägter Antriebsstörung können im Einzelfall Medika-

Wo gibt es psychotherapeutische Hilfe?

- Bei niedergelassenen Kinder- und Jugendpsychiatern
- Bei niedergelassenen Kinder- und Jugendlichen-Psychotherapeuten
- Bei psychiatrischen Institutsambulanzen/Kliniken

mente der erste Behandlungsschritt sein, damit der Betroffene überhaupt in der Lage ist, an anderen Therapien teilzunehmen.

5.3 Der pädagogische Umgang

Depressive Störungen können ganz unterschiedliche Erscheinungsbilder und Ausprägungsgrade haben. Der Umgang mit einem erkrankten Kind oder Jugendlichen muss sich an der individuellen Person und der aktuellen Symptomatik orientieren.

Allgemeine Anforderungen an Einrichtung und Mitarbeiter

Eine wichtige Grundhaltung ist es, das Kind oder den Jugendlichen mit seiner **Störung ernst zu nehmen**. Die Betroffenen selbst erleben ihre negativen Affekte als real, auch wenn diese für das Gegenüber nur schwer oder gar nicht nachvollziehbar sind. Das Kind oder der Jugendliche ist nicht in der Lage, sich einfach zusammenzureißen – eine Verbesserung der depressiven Symptomatik ist keine Frage des Willens. Der Antrieb und das Leistungsvermögen sind so stark herabgesetzt, dass die Betroffenen ohne fremde Hilfe nicht die notwendige Energie zur Bewältigung ihres Alltags entwickeln können. Alles, was vor der Erkrankung leicht und selbstverständlich war, erscheint jetzt unüberwindbar. Meist ist es kein schneller Weg, der aus der Depression herausführt. Deshalb kommt es umso mehr darauf an, die Kinder und Jugendlichen mit Geduld auf diesem Weg zu begleiten.

Depressive Menschen lösen bei ihren Bezugspersonen unterschiedliche Reaktionen aus, wobei **zwei Hauptreaktionsformen** unterschieden werden können:

- Weil depressive Jugendliche nicht auffallen und stören, werden sie übersehen, ignoriert oder nicht wahrgenommen.
- Die Passivität und der verminderte Antrieb können beim Gegenüber Aggressionen auslösen oder werden als Verweigerung erlebt – umso mehr, wenn das Kind oder der Jugendliche vor der Erkrankung ein normales Aktivitätsniveau hatte.

Für den pädagogischen Umgang mit depressiven Kindern und Jugendlichen ist es wichtig, diese **Empfindungen bei sich selbst wahrzunehmen** und zu reflektieren, um im Kontakt mit den Betroffenen nicht selbst in destruktive Interaktionsmuster zu geraten. Im professionellen Umgang mit depressiven Kindern und Jugendlichen kommt es darauf an, vor allem die eigenen aggressiven Impulse angemessen zu kontrollieren.

Kinder und Jugendliche mit einer Depression benötigen viel mehr **Ermutigung und Unterstützung** als psychisch stabile Kinder und Jugendliche. Auch wenn man den Eindruck hat, dass man die Betroffenen mit Zuspruch und Anerkennung nicht richtig erreichen kann, sollte man ihnen immer wieder diese Grundhaltung vermitteln. Es ist sinnvoll, mit positiver Verstärkung zu arbeiten und den Blick nicht nur auf die depressiven Verhaltensanteile zu richten. Nicht-depressive Verhaltensweisen und noch vorhandene Ressourcen sollten wahrgenommen und unterstützt werden. Da während einer depressiven Phase die **Urteilsfähigkeit** deutlich eingeschränkt sein kann, ist es wichtig, Jugendliche davor zu schützen, dass sie in dieser Zeit weitreichende Entscheidungen treffen.

Unabhängig von der eigenen Haltung zur medikamentösen Behandlung sollten ärztlich verordnete Antidepressiva regelmäßig und zu festen Zeiten gegeben werden. Damit die Jugendlichen die **Medikation** akzeptieren, ist es erforderlich, dass die Therapie vom Team mitgetragen wird. Der Umgang mit depressiven Kindern und Jugendlichen erfordert von den betreuenden Personen viel **Ausdauer und Geduld**. Es ist wichtig, dass Eltern oder Pädagogen Gelegenheit haben, innerlich Abstand zu gewinnen, um nicht selbst in destruktive Interaktionsmuster zu geraten. Es sollte darauf geachtet werden, dass im Umgang mit einem depressiven Kind oder Jugendlichen die **professionelle Dis-**

tanz nicht verloren geht. Die Symptomatik der Störung verleitet möglicherweise dazu, mehr für die Betroffenen zu tun, als gut für sie ist.

Spezifische Empfehlungen

Ein großes Problem bei Depressionen ist, dass durch die Symptomatik rasch ein Teufelskreis entsteht. Der Betroffene kann sich zu keinen Aktivitäten aufraffen, wird immer passiver und zieht sich zurück – was wiederum die depressiven Symptome verstärkt. Es ist notwendig, dieser Tendenz entgegen zu wirken und das Kind oder den Jugendlichen **für Aktivitäten zu motivieren.** Auch wenn diese zunächst als nicht sinnvoll oder als langweilig erlebt werden und vielleicht keine Freude machen – langfristig hilft die Teilnahme, den Teufelskreis zu durchbrechen. Um depressive Kinder oder Jugendliche aktivieren zu können, ist es sinnvoll zu besprechen, was sie vor der Erkrankung gerne getan haben - daran kann wieder angeknüpft werden. Dabei sollte darauf geachtet werden, dass es sich nicht nur um Tätigkeiten handelt, die allein ausgeübt werden.

Bei Depressionen besteht die Gefahr, dass die übliche **Tagesstrukturierung** verloren geht. Oft bleiben die Betroffenen den ganzen Tag im Bett oder haben durch Schlafstörungen einen verschobenen Tag-Nacht-Rhythmus. Deshalb ist es wichtig, die normale Struktur wieder herzustellen, da sie der depressiven Symptomatik entgegenwirkt. Der Tagesablauf sollte in überschaubare, gut zu bewältigende Abschnitte eingeteilt sein. Auch Pausen und Rückzugsphasen sollten eingeplant werden. Angesichts häufiger Schlafstörungen gilt es, gute Voraussetzungen für einen **regelmäßigen Schlaf** zu schaffen. Hier sollte nicht nur auf feste Schlafenszeiten und Entspannungsübungen geachtet werden, sondern auch daran gedacht werden, dass die Kinder und Jugendlichen abends keine stimulierenden Getränke wie Cola, Energydrinks, Kaffee oder koffeinhaltigen Tee zu sich nehmen. Auch Fernsehen, Handy, Tablett etc. oder die Nutzung anderer Medien vor dem Schlafengehen sollte begrenzt werden. Manchmal hilft es den Betroffenen, die oft quälenden Gedanken an den Tag zu beenden, indem sie bewusst in ein Tagebuch geschrieben und „weggelegt" werden. Zudem ist es förderlich, aktiv dem nächsten Tag entgegenzusehen, beispielsweise durch Packen der Schultasche oder Bereitlegen der Kleidung. Auch Unterstützung in scheinbar banalen Dingen wie zum Beispiel das Durchlüften des Zimmers können hilfreich sein.

Empfehlenswert ist eine abwechslungsreiche **Freizeitgestaltung** – hierbei vor allem Aktivitäten in der Gruppe, die auch von anderen Kindern und Jugendlichen als spannend oder aufregend erlebt werden. Auch alle Aktivitäten, die mit **körperlicher Bewegung** einhergehen, sind empfehlenswert. Es hat sich gezeigt, dass dies zu einer verstärkten Serotonin-Ausschüttung im Gehirn und somit zu einer Verbesserung der depressiven Symptomatik führen kann.

Kinder und Jugendliche sind während einer depressiven Episode durchaus in der Lage Leistungen zu erbringen, auch wenn sie dies selbst bezweifeln. Deshalb sollten Aufgaben und Tätigkeiten im Tagesablauf fest integriert sein, durch die die Betroffenen erleben können, dass sie tatsächlich etwas zustande bringen. Es gilt aber darauf zu achten, dass die Ziele in kleine Schritte unterteilt sind, damit die vermeintlich unüberwindbaren Alltagsanforderungen auch wirklich bewältigt werden können. **Erfolge** – und dazu gehören auch Teilerfolge oder schon das Bemühen – **sollten anerkannt werden**, da in depressiven Phasen die eigene positive Wahrnehmung eingeschränkt ist. Die Aufgaben sollten so gestaltet sein, dass sie mit der Zeit schwieriger werden. Auf diese Weise kann das Kind oder der Jugendliche allmählich wieder an seine ursprüngliche Leistungsfähigkeit herangeführt werden. Dabei sollten aber subjektiv empfundene **Überforderungen vermieden** werden.

Kinder oder Jugendliche mit einer depressiven Erkrankung sollten möglichst selten allein sein. Es ist sinnvoll, dass die Betreuer regelmäßig und nicht-anlassbezogen auf sie zugehen und dass auch die Betroffenen die Möglichkeit haben, von sich aus Kontakt aufzunehmen – schon kurze Kontakte können sich positiv auswirken. Es ist sinnvoll den **Kontakt** zu gleichaltrigen Kindern und Jugendlichen zu **fördern**, um die Tendenz zum Rückzug abzufangen. Das Zugehörigkeitsgefühl zu einer Gruppe fördert häufig das Selbstbewusstsein und unterstützt die altersgerechten Reifungsschritte. Oft sind Kinder und Jugendliche mit depressiven Störungen in der Gruppe unbeliebt, weil sie wenig spontan sind, kein Interesse an sozialen Aktivitäten und Beziehungen zeigen und auf Kontaktangebote negativ reagieren. Manche können sich auch nicht in normalem Umfang zur Wehr setzen und geraten so in eine Opferrolle. Dazu sollte man es möglichst nicht kommen lassen und die Betroffenen gegebenenfalls **vor Ausgrenzungen**, Hänseleien und Spott **schützen**. In solchen Fällen ist es sinnvoll, die Gruppe über die Ursachen des Verhaltens aufzuklären. Bei weniger ausgeprägten Störungen gilt es abzuwägen, ob eine Aufklärung erforderlich ist. Um sehr verzweifelte Kinder und Jugendlichen etwas zu entlasten und ihnen neuen **Mut zu machen** kann der Hinweis sinnvoll sein, dass eine depressive Episode zwar belastend und einschränkend, aber letztlich von vorübergehender Natur ist.

Kinder und Jugendliche mit einer Depression unterscheiden sich im Umgang und in der Betreuung deutlich von denen mit zum Beispiel einer Borderline-Störung, die ebenfalls vordergründig mit depressiven Symptomen einhergehen kann. Auch andere psychische Störungen können depressive Symptome zeigen. Deshalb ist eine gute und qualifizierte Diagnostik absolut wichtig und keinesfalls verzichtbar, zur Vermeidung von Fehlern und falschem Umgang.

Notizen

6 Essstörung: Magersucht

Gemeinsames Kennzeichen der Krankheitsbilder der Magersucht (Anorexia nervosa), Bulimie (Bulimia nervosa) und Adipositas ist ein **gestörter Umgang mit Essen**, der eine reduzierte oder übermäßige Nahrungsaufnahme zur Folge hat.

6.1 Grundlagen

6.1.1 Symptomatik

Das Verhalten

Zentrales Kennzeichen der Magersucht ist eine **gewollte und selbst herbeigeführte Gewichtsabnahme**, die vor allem durch die Vermeidung kalorienreicher Speisen erreicht werden soll. Lebensmittel werden je nach Kalorienzahl und Fett- oder Kohlenhydratgehalt in „gut" und „schlecht" eingeteilt – was keineswegs ernährungswissenschaftlichen Erkenntnissen entspricht. Entsprechend leben Magersüchtige nach strengen Diätplänen, bei denen sie häufig Magerquark oder -joghurt sowie Obst und Gemüse bevorzugen. Es kann sich Ekel vor fettreichen und süßen Speisen entwickeln. Nicht selten legen die Betroffenen Fastenphasen ein. Auch Heißhungerattacken sind möglich. In Extremfällen wird die Nahrungsaufnahme vollkommen verweigert.

Gängige Vorurteile

Menschen mit Essstörungen fehlt es einfach nur an Willenskraft: Eine Essstörung ist eine psychische Störung mit vielfältigen Ursachen, die keineswegs allein durch Willenskraft überwunden werden kann. Zudem besteht oft gar nicht die Einsicht, an einer behandlungsbedürftigen Erkrankung zu leiden.

Essstörungen treten nur in modernen, westlich geprägten Zivilisationen auf: Das trifft auf Anorexie und Bulimie zu, während Adipositas weltweit vorkommt. Krankheitsbeschreibungen der Magersucht in der heute bekannten Form gibt es seit dem Ende des 19. Jahrhunderts. Die Bulimie wurde erst 1979 als eigenständige Krankheit definiert; vorher galt sie als atypische Form der Magersucht.

Magersüchtige essen nicht, weil sie keinen Hunger haben: Dies ist nicht so. Magersüchtige haben durchaus Hunger und Appetit, doch die Sucht nach Schlankheit und die Angst, trotz objektiven Untergewichts zuzunehmen, erweisen sich als stärker.

Nur Frauen erkranken an Magersucht: Das ist nicht der Fall. Auch Jungen und Männer können an Anorexie erkranken, allerdings ist die Häufigkeit bei Frauen zehn- bis zwanzigmal höher.

Gegen Adipositas hilft am besten eine Diät: Eine Diät zur Reduktion von krankhaftem Übergewicht kann durchaus sinnvoll sein, sollte jedoch in einen umfassenden Behandlungsplan eingebettet werden – zu dem beispielsweise auch Aufklärung, Ernährungsberatung, Bewegung und eventuell Psychotherapie gehören. Langfristig erfolgreicher und sinnvoller sind allerdings Ernährungsumstellungen und -anpassungen.

Eine Magersucht **beginnt meist vermeintlich harmlos** mit einer oder mehreren Diäten – beispielsweise weil es andere auch tun, weil sich jemand abfällig über die Figur geäußert hat oder weil extrem dünne Models und Stars in Mode sind. Daraus kann schnell ein **Teufelskreis** entstehen. Wer an Gewicht verliert, bekommt häufig Komplimente und ist deshalb motiviert, weiter abzunehmen. Nach den ersten sichtbaren und von anderen positiv kommentierten Erfolgen beginnen die Jugendlichen, die Einschränkungen bei ihrer Ernährung immer weiter auszudehnen und ihre Bewegungsaktivitäten zu steigern. Haben sie auf diese Weise das gewünschte Gewicht erreicht, geben sie sich jedoch nicht damit zufrieden. Stattdessen setzen sie ihre Gewichtsziele immer weiter nach unten, um einen „Sicherheitsabstand" zum Normalgewicht zu haben. Das Hungergefühl wird durch die positive Resonanz des Umfelds und die euphorisierende Wirkung von Erfolg, Macht und Selbstkontrolle – die subjektiv Autonomie und Unabhängigkeit bedeutet – so lange unterdrückt, bis es teilweise tatsächlich nicht mehr empfunden wird. An die Stelle des freiwilligen Neinsagens beim Essen tritt im Lauf der Zeit über Monate oder Jahre ein „Neinsagen-Müssen". Schließlich entwickeln Betroffene bereits morgens Ängste, dass sie ihr selbstgewähltes restriktives Essverhalten nicht durchhalten könnten. Zudem führt die **Angst vor einer Gewichtszunahme** zu immer ausgefeilteren Methoden, die Nahrungsaufnahme zu reduzieren. Trotzdem beschäftigen sich Magersüchtige viel mit dem Thema Essen. Es macht ihnen Spaß, für andere zu kochen. Sie **vermeiden jedoch gemeinsame Mahlzeiten** unter Vorwänden wie „Ich habe schon gegessen" oder „Ich habe mir den Magen verdorben". Typisch für das Essverhalten Magersüchtiger ist es, dass sie die Portionen auf dem Teller sehr klein schneiden, ständig hin und her schieben und sehr langsam zu sich nehmen. Oft werden auch Mahlzeiten ausgelassen und die Hungergefühle durch kalorienarme Getränke wie Kaffee, Tee oder zuckerfreie Limonaden gestillt. Um das Gewicht zu kontrollieren, kommen neben der reduzierten Nahrungsaufnahme noch weitere Mittel zum Einsatz: **selbst herbeigeführtes Erbrechen, Abführmittel, Entwässerungsmedikamente oder übertriebene sportliche Aktivitäten** wie exzessives Joggen und Radfahren.

Magersüchtige haben nicht nur eine immense Angst vor dem Zunehmen, auch die Wahrnehmung ihres eigenen Körpers oder einzelner Körperteile ist verzerrt. Diese **Körperschemastörung** führt dazu, dass sich die Betroffenen selbst im stark abgemagerten Zustand noch als zu dick empfinden. Sie begutachten ihren Körper ständig im Spiegel, vermessen ihn sogar mit dem Maßband und kontrollieren das Gewicht mehrmals täglich – dabei werden die Ergebnisse stets so interpretiert, dass sie weiter abnehmen müssen. Selbst bei negativen Rückmeldungen aus ihrer Umgebung erleben die Betroffenen das eigene Essverhalten weiterhin als normal oder übermäßig. Hungergefühle und die akute gesundheitliche Gefährdung werden geleugnet, in der Regel besteht **keine Krankheitseinsicht**. Um Kommentaren aus dem Weg zu gehen, kaschieren die Betroffenen häufig ihre Magerkeit durch weite Kleidung und ziehen sich aus sozialen Kontakten zurück. Das Denken von Magersüchtigen zeichnet sich oft dadurch aus, dass **das „Geistige" zum Ideal erhoben** wird und einen hohen Stellenwert einnimmt, während Essen und körperliches Verlangen als minderwertig oder gar als Versagen gewertet werden. Sie erleben Empfindungen und Gefühle insgesamt als bedrohlich und versuchen, alles mit dem Verstand – also logisch-rational – zu lösen.

Die psychischen Symptome

Unter dem Einfluss der Erkrankung verändern sich frühere Einstellungen, Verhaltensweisen und Haltungen. Magersüchtige zeichnen sich durch ein **dysfunktionales Denken** aus, das von **Perfektionismus und Rigidität** geprägt ist. Häufig sind sie überangepasst, werten sich selbst ab und haben übermäßig hohe Ansprüche an sich selbst. Sie neigen zu **depressiven Verstimmungen** und sprechen nicht selten mit leiser, kraftloser Stimme. Im Kontakt mit anderen zeigen sie sich wenig spontan, wirken eher starr und in ihren Aktivitäten angespannt, hyperaktiv und ruhelos.

Den schulischen Anforderungen werden magersüchtige Jugendliche in der Regel gerecht – allerdings nicht den eigenen, deutlich **überhöhten Ansprüchen**. Durch ein **subjektives Scheitern** entwickelt sich Selbsthass, Verzweiflung und ein starkes Kontrollbedürfnis. Darüber hinaus leiden die Betroffenen unter Konzentrations- und Schlafstörungen, sie sind reizbar und dünnhäutig. Dabei bleiben die Schulleistungen oft über lange Zeit gut, auch wenn sie sich dafür zunehmend mehr anstrengen müssen und zur Bewältigung der Aufgaben mehr Zeit benötigen als früher. Viele Betroffene sind **übermäßig angepasst und sehr leistungsorientiert**; sie wollen die Erwartungen ihrer Eltern erfüllen. Die geistige Leistungsfähigkeit ist meist sehr gut – das ist jedoch nicht immer auf hohe Intelligenz, sondern auch auf großen Eifer, Überkorrektheit oder zwanghaften Fleiß zurückzuführen. Diese psychischen Symptome treten im Allgemeinen rascher auf als eindeutige körperliche Anzeichen einer Magersucht. Sie werden durch die chronische Fehl- und Unterernährung weiter verstärkt.

Die körperlichen Symptome

Der **Gewichtsverlust** ist das auffälligste Symptom der Magersucht. Da dem Körper weniger Energie zugeführt wird als er verbraucht, baut er nach den Fettdepots schließlich Muskelmasse ab – man spricht hier von einer katabolen Stoffwechsellage. Im Extremfall besteht eine lebensbedrohliche Abmagerung, die Kachexie. Infolge der starken **Fehl- und Unterernährung** treten Symptome auf, die zum Teil eine Anpassung an den veränderten Ernährungszustand sind.

Es kommt zu **Herz-Kreislauf-Beschwerden** mit verlangsamtem Herzschlag, Herzrhythmusstörungen, Kurzatmigkeit, niedrigem Blutdruck, Schwäche und Schwindelgefühl. Zudem ist die Körpertemperatur erniedrigt, und die Betroffenen sind kälteempfindlich und müde. Durch **hormonelle Veränderungen** bleibt bei den Mädchen die Monatsregel aus, bei Jungen kommt es zu Libido- und Potenzverlust. Die Pubertätsentwicklung und die Ausbildung der sekundären Geschlechtsmerkmale sind verzögert. Relativ schnell entsteht eine **Osteoporose** (Knochenschwund), die neben Hüft- und Rückenschmerzen oft bleibende Schäden verursacht. Auch das **Magen-Darm-System** ist durch die Mangelernährung **gestört**, was sich in Völlegefühl und Verstopfungen äußert. Hier kommt es zu einer problematischen Entwicklung. Die Symptome verleiten dazu, weniger zu essen und Abführmittel zu nehmen, was zu einer vermehrten Ausscheidung von lebenswichtigen Mineralien und Elektrolyten führt.

Weitere Zeichen der Mangelernährung sind trockene Haut, Haarausfall und Lanugo-Behaarung, eine feine, flaumartige Behaarung zum Beispiel an den Unterarmen und am Rücken. Zudem hat etwa ein Viertel aller Magersüchtigen Wassereinlagerungen im Unterhautgewebe. Diese Ödeme können bedrohliche Auswirkungen haben, wenn sie sich im Herzbeutel oder im Bauchraum befinden. Darüber hinaus kann die Muskulatur schließlich so geschwächt sein, dass körperliche Anstrengungen kaum noch möglich sind.

Wann spricht man von Magersucht?

Allgemein wird zur Bestimmung des Normalgewichts bei Erwachsenen der **Body Mass Index** (BMI) benutzt. Dabei werden das Körpergewicht und die Körpergröße zueinander in Bezug gesetzt. Der BMI errechnet sich nach der Formel: Körpergewicht in kg/Körpergröße in m^2. Ein BMI von 18,5 bis 25 gilt als normal für Erwachsene. Bei Kindern und Jugendlichen unter 18 Jahren werden sogenannte BMI-Perzentilenkurven verwendet, die zusätzlich Geschlecht, Entwicklungsstand und Alter berücksichtigen. Die **Diagnose Magersucht** wird gestellt, wenn Folgendes zutrifft:

- Das Körpergewicht beträgt weniger als 85 Prozent des Gewichts, das aufgrund des

Alters, des Geschlechts und der Körpergröße zu erwarten wäre, oder der BMI ist niedriger als 17,5. In der Vorpubertät kann die erwartete Gewichtszunahme während der Wachstumsperiode ausbleiben.
- Der Gewichtsverlust ist selbst herbeigeführt – durch die Vermeidung kalorienreicher Nahrungsmittel – und zusätzlich durch mindestens eine der folgenden Maßnahmen:
  - selbst ausgelöstes Erbrechen
  - selbst ausgelöstes Abführen
  - exzessive körperliche Aktivität
  - Gebrauch von Appetitzüglern oder Entwässerungsmitteln (Diuretika).
- Es besteht eine Körperschemastörung: Die Betroffenen nehmen sich selbst als zu dick wahr, haben extreme Angst, zu dick zu werden und setzen die Schwelle für das eigene „Idealgewicht" sehr niedrig an.
- Es treten hormonelle Störungen auf: Bei Mädchen bleibt – außer bei Verhütung mit der Pille – die Monatsblutung aus, bei Jungen kommt es zu Libido- und Potenzverlust. Des Weiteren können Veränderungen im Regelkreis verschiedener anderer Hormone vorkommen, zum Beispiel bei den Wachstums- und Schilddrüsenhormonen, bei der Kortisolproduktion der Nebennieren oder bei der Insulinsekretion.
- Beginnt die Krankheit vor der Pubertät, kommt es zu Wachstumsstörungen sowie zu einer Verzögerung oder Hemmung der Pubertätsentwicklung. Bei Mädchen bleibt die erste Regelblutung aus – dann spricht man von primärer Amenorrhoe – und die Brustentwicklung ist reduziert. Bei Jungen bleiben die Genitalien kindlich.

Subtypen

Laut ICD-10 können folgende Subtypen unterschieden werden:

Asketische oder restriktive Form (klassische Anorexie): Die Gewichtszunahme wird durch eine eingeschränkte Nahrungsaufnahme und/oder eine verstärkte körperliche Aktivität vermieden.

Aktive oder bulimische Form: Zusätzlich zur eingeschränkten Nahrungsaufnahme werden selbst ausgelöstes Erbrechen, Abführmittel und/oder andere Medikamente zur Gewichtsabnahme eingesetzt. Heißhungerattacken können vorkommen.

Atypische Form: Es werden nicht alle Diagnosekriterien erfüllt. So können zum Beispiel der ausgeprägte Gewichtsverlust oder das Ausbleiben der Monatsregel fehlen.

6.1.2 Diagnostik

Da Magersüchtige sich in der Regel nicht als krank empfinden, willigen sie **oft nur auf Druck von außen** – zum Beispiel durch die Eltern – überhaupt ein, den Arzt aufzusuchen. Das ist für die Diagnostik mit Problemen verbunden. Zum einen sind die Betroffenen meist wenig auskunftsbereit und neigen zum Bagatellisieren. Zum anderen sind Informationen von Eltern oder anderen Angehörigen oft ungenau, da die Jugendlichen vieles heimlich tun.

Zunächst müssen das aktuelle Gewicht und der BMI bestimmt werden. Hierbei sollte darauf geachtet werden, dass vor dem Wiegen keine größeren Mengen an Wasser oder anderen Getränken eingenommen werden. Auch an das versteckte „Gewicht" in der Kleidung ist zu denken. Auch eine genaue **Anamnese über die Gewichtsentwicklung, das Essverhalten und die körperliche Aktivität** ist notwendig. Die **familiäre Situation** – einschließlich der Erkrankungen anderer Familienmitglieder und kritischer Lebensereignisse – ist ein weiteres wichtiges Thema bei der Erhebung der Vorgeschichte. Häufig erscheinen die Familien von Magersüchtigen scheinbar intakt, obwohl erhebliche Spannungen zwischen den Familienmitgliedern bestehen. Diese Beziehungsmuster sind nicht erst durch die Erkrankung entstanden, sondern gehen ihr meist voraus. Zur Sicherung der Diagnose können **Beurteilungsskalen und Fragebögen** hilfreich sein. Um den psychiatrischen

Befund zu vervollständigen werden eine **internistische** und eine **neurologische Untersuchung** durchgeführt. Ergänzende **laborchemische und bildgebende Verfahren** komplettieren die Diagnostik.

6.1.3 Ätiologie

Das bio-psycho-soziale Modell

Das Modell geht davon aus, dass individuelle biologische, psychologische, familiäre und gesellschaftliche Faktoren vorliegen, die zur Entstehung der Magersucht beitragen. Unterschiedliche Einflüsse können dazu führen, dass sich das Essverhalten ändert. In manchen Fällen ist es der **unbewusste Versuch, psychische Konflikte zu lösen** – was vorübergehend meist kein Problem darstellt, aber bei entsprechender Prädisposition zur Manifestation einer Magersucht führen kann. Nicht selten ist der Auslöser für Magersucht eine Diät. Durch die Gewichtsabnahme kann ein **Teufelskreis mit Fasten, Hunger und Fixierung auf das Gewicht** entstehen. Bestimmte krankheitserhaltende Einflüsse, zum Beispiel ein verändertes Sättigungsempfinden oder Bestätigung von außen für den Gewichtsverlust, können die Symptomatik verstärken, aufrechterhalten und damit einen chronischen Verlauf einleiten.

Biologische Faktoren, die zur Entstehung einer Magersucht beitragen, sind eine entsprechende genetische Disposition sowie Veränderungen des Gehirnstoffwechsels. Es scheint eine genetische Prädisposition für Anorexie zu geben. Sowohl Zwillings- als auch Familienstudien haben gezeigt, dass das Erkrankungsrisiko bei weiblichen Verwandten ersten Grades von magersüchtigen Mädchen oder Frauen um ein Zehnfaches erhöht ist. Veränderungen in hormonellen Regelkreisen sind als Einflussfaktoren bei der Entwicklung einer Magersucht in der Diskussion. In Frage kommen zum Beispiel eine Störung auf der Hypothalamus-Hypophysen-Gonaden-Achse, wo Sexualhormone über das zentrale Nervensystem gesteuert werden, oder Unregelmäßigkeiten im Stoffwechsel der Stresshormone. Auch Veränderungen im Gehirnstoffwechsel bei der Produktion des Botenstoffs Serotonin spielen möglicherweise eine Rolle. Das Belohnungssystem im Gehirn, das vom limbischen System gesteuert wird, kann bei der Entstehung von Anorexie beteiligt sein. Bestimmte Aktivitäten führen zur Ausschüttung von körpereigenen Opiaten, den Endorphinen – dadurch wird ein allgemeines Wohlbefinden hervorgerufen. Dieser Effekt wird auch erzielt, wenn man Gewicht verliert, vor allem in Kombination mit Sport. Da die Wirkung der Endorphine einem Gewöhnungseffekt unterliegt (Toleranzentwicklung), muss das Ausmaß der Aktivität ständig gesteigert werden, um das gewünschte Wohlbefinden zu erreichen. Das bedingt unter anderem den Suchtcharakter der Anorexie.

Zu den **psychologischen Faktoren**, die für die Entstehung einer Magersucht als prädisponierend gelten, zählen bestimmte Persönlichkeitsmerkmale. Oft sind die Betroffenen begabt und neigen zum Perfektionismus. Zudem haben sie ein geringes Selbstwertgefühl, fühlen sich unzulänglich und sind übermäßig streng in ihrer Selbstbeurteilung. Im Kontakt zu anderen zeigen sich Störungen in der Identitäts- und Autonomieentwicklung. So werden Magersüchtige immer wieder als angepasst, distanziert, unsicher, schüchtern und eher ängstlich beschrieben. Auch fällt es ihnen oft schwer, eigene Bedürfnisse wahrzunehmen. Häufig bricht die Krankheit bei Mädchen in der Pubertät aus. In dieser Zeit bilden sich die sekundären Geschlechtsmerkmale und weibliche Proportionen aus und es kommt zur ersten Periode (Menarche). Diese körperlichen Veränderungen und die Entwicklung der Selbstständigkeit und einer eigenen Identität können eine tiefe Verunsicherung verursachen.

Zu den **sozialen Faktoren**, die die Entstehung einer Magersucht beeinflussen, zählen sowohl familiäre als auch gesellschaftliche Einstellungen und Einflüsse. Als familiäre Faktoren werden in der Literatur häufig typische Familieninteraktionen beschrieben. Sie gelten als mögliche unspezifische Risikofaktoren für die Entwicklung einer Anorexie, jedoch nicht als unmittelbare Ursache. Das familiäre Miteinander ist oft durch ein hohes Maß an Harmonie, Rigidität und Konfliktvermeidung geprägt. Gleichzeitig haben Ordnung, Leistung und Fleiß einen hohen Stellenwert. Familiäre Verstrickungen sowie überbehütendes Erziehungsverhalten der Eltern kommen ebenfalls häufig vor. Es gibt wenig Toleranz gegenüber Veränderung, und die magersüchtigen Mädchen verhalten sich überangepasst gegenüber den elterlichen Erwartungen.

Weitere Risikofaktoren für die Entstehung einer Magersucht sind psychiatrische Erkrankungen in der Familie, zum Beispiel Affektive Störungen, Zwangsstörungen, Suchterkrankungen oder Essstörungen. Zudem beeinflusst die Familie das Selbstwertgefühl und übt eine Modellfunktion aus, so auch beim Essverhalten und in der Art und Weise, wie Gewicht und äußere Erscheinung bewertet werden. Einen nicht zu unterschätzenden Anteil haben **gesellschaftliche Faktoren**. Das vorherrschende Körperideal, das in den Medien, der Werbung und der öffentlichen Meinung propagiert wird, beeinflusst das Selbstbild. Besonders ab der beginnenden Pubertät mit den dazugehörigen körperlichen Veränderungen und Verunsicherungen kann dieses Ideal eine starke Wirkung entfalten. In diesem Zusammenhang spielt auch die Vorbildfunktion von Familienmitgliedern, Peergroups oder prominenten Persönlichkeiten eine wichtige Rolle. Seit den 1960er-Jahren gilt ein relativ niedriges Gewicht als schön. So ist der BMI von Siegerinnen in Schönheitswettbewerben im 20. Jahrhundert von 25 auf 18 gesunken. Als **besondere Risikogruppen** gelten Models, Tänzerinnen, Turnerinnen und Hochleistungssportlerinnen. Zunehmend sind auch Männer betroffen.

Weitere theoretische Erklärungsmodelle

Aus **psychodynamischer Sicht** liegt das Augenmerk auf einer konflikthaften und defizitären Entwicklung der eigenen Persönlichkeit und der Beziehungen zu anderen Menschen. Meist geht man von Störungen in der sogenannten oralen Phase aus, die weitere Schäden nach sich ziehen oder Beeinträchtigungen der Entwicklung verursachen. Die mit Beginn der Pubertät und Adoleszenz anstehende Ablösung von den Eltern und Zuwendung zu Gleichaltrigen – vor allem männlichen Geschlechts – bilden einen angstauslösenden Konflikt. Die Anorexie fungiert als vermeintliche Rettung. Sie befreit von bewussten Ängsten und vermittelt ein Gefühl der Selbstkontrolle, Bedürfnislosigkeit, Eigenständigkeit und Identität. Unbewusst werden sexuelle Triebimpulse abgewehrt und auf die Nahrungsaufnahme verschoben. Die in dem Hungergefühl erfahrene körperliche Triebhaftigkeit versuchen Magersüchtige durch Askese zu überwinden.

Drei verschiedene Konfliktkonstellationen werden beschrieben:

1) Die **Abwehr der weiblichen Identität**: Die Entwicklung der eigenen Weiblichkeit sowie die Auseinandersetzung mit Sexualität werden durch die Magersucht verhindert.
2) Der **Kampf um Autonomie** oder auch Autonomie-Abhängigkeitskonflikt: Die eigene Unabhängigkeit und das Maß der Selbstkontrolle werden durch die asketische Leistung des Hungerns und Fastens demonstriert. Diese Triebkontrolle geht mit Hochgefühlen einher.
3) Der **Nähe-Distanz-Konflikt**: Obwohl unbewusst starke Wünsche nach nahen Beziehungen bestehen, müssen diese aus Angst vor zu großer Nähe (Symbiose) abgewehrt werden oder eigene Distanzierungswünsche dürfen als solche nicht wahrgenommen und umgesetzt werden. Magersüchtige tragen diese unbewussten Konflikte stellvertretend über die Nahrungsverweigerung aus.

Aus **verhaltenstherapeutischer Sicht** tragen klassische und operante Konditionierung, Modelllernen sowie dysfunktionale Kognitionen zur Entstehung und Aufrechterhaltung einer Anorexie bei. Eine klassische Konditionierung beispielsweise erfolgt, wenn bei Familienmahlzeiten häufig Konflikte Gegenstand von Gesprächen sind und die Essenssituation dadurch als negativ (aversiv) erlebt wird. Ein Beispiel für eine operante Konditionierung ist die positive Rückmeldung bei Gewichtsabnahme: Das Verhalten wird belohnt und deshalb fortgesetzt.

Dysfunktionale Kognitionen

Dysfunktionale Kognitionen sind subjektive, verzerrte Wahrnehmungen:
Selektive Abstraktion: „Ich bin nur etwas Besonderes, wenn ich dünn bin."
Übergeneralisierung: „Früher habe ich Fleisch gegessen und es hat mich fett gemacht, deshalb darf ich jetzt kein Fleisch mehr essen."
Übertreibung: „Wenn ich zwei Pfund zunehme, kann ich keine Shorts mehr anziehen."
Dichotomes Denken: „Wenn ich nur einmal die Kontrolle über das Essen verliere, verliere ich sie für immer und werde fett."
Personalisierung: „Jemand hat gelacht, als ich an ihm vorbeiging. Sicher hat er sich über meine dicke Figur lustig gemacht."
Magisches Denken: „Wenn ich ein Stück Schokolade esse, verwandelt es sich sofort in Fettpolster."

6.1.4 Verlauf

Der Verlauf kann sehr unterschiedlich sein. Ist die Störung nur leicht ausgeprägt, gelingt es manchen der Betroffenen nach mehreren Monaten bis wenigen Jahren, die Erkrankung allein oder mit professioneller Hilfe zu überwinden. Bei schwerer Ausprägung sind die magersüchtigen Jugendlichen und jungen Erwachsenen auf therapeutische und ärztliche Unterstützung angewiesen. Kommt es zu einem starken Gewichtsverlust, kann der Zustand lebensbedrohlich werden und eine stationäre Behandlung erfordern. In 45 Prozent der Fälle kommt es zu einer **Heilung**, bei 35 Prozent der Betroffenen tritt eine **Besserung** ein, aber eine unterschwellige Essstörung bleibt bestehen. Bei 20 Prozent nimmt die Erkrankung einen **chronischen Verlauf.** Die Sterblichkeitsrate (Letalität) aller an einer Anorexie erkrankten Personen beträgt bis zu 4 Prozent. Neben Suchterkrankungen ist die Anorexie die psychiatrische Erkrankung, an der die meisten jungen Frauen sterben. Dabei ist der Tod bei der Hälfte der Patientinnen auf Suizid zurückzuführen, bei der anderen Hälfte auf die Folgen der ausgeprägten Abmagerung (Kachexie). Insgesamt ist von sehr **langen, mehrjährigen Krankheitsverläufen** auszugehen. Die Heilung erfolgt selten früher als nach 5 bis 6 Jahren. Etwa 60 Prozent der Magersüchtigen erreichen langfristig ein angemessenes Gewicht, bei 44 Prozent normalisiert sich das Essverhalten. Bei 55 Prozent der Erkrankten setzt der Monatszyklus wieder ein. Verbreitet sind anhaltende Essstörungen – wie der Übergang in eine Bulimie –, dauerhafte psychische Begleitstörungen oder der **Übergang in andere psychiatrische Störungen** wie Depression, Zwangsstörung, soziale Phobie, Substanzmissbrauch, Persönlichkeitsstörungen oder Schizophrenie.

Wichtig für die **Prognose** ist die Zeit zwischen dem Ausbruch der Erkrankung und dem Beginn der Behandlung. Dies gilt vor allem bei einer frühen Manifestation. In den ersten 2 Jahren nach der Entlassung aus der stationären Behandlung kommt es bei 30 bis 60 Prozent der Betroffenen zu einem Rückfall. Ungünstigere Prognosen sind zu erwarten, wenn die bulimische Form der Anorexie vorliegt, die Mädchen und jungen Frauen sozial isoliert sind und über wenig Selbstwertgefühl sowie über zwanghaft-ängstliche Charakterzüge verfügen. Auch Übergewicht vor Ausbruch der Krankheit und ein weiterhin bestehendes gestörtes Körperbild üben einen negativen Einfluss auf den Verlauf aus.

Die Häufigkeit

Magersucht betrifft **hauptsächlich Mädchen und Frauen** und tritt überwiegend **in westlich geprägten Kulturen** und bei Menschen auf, deren Versorgung mit Nahrungsmitteln gut gesichert ist. Es werden immer mehr Erkrankungen bei immer Jüngeren behandelt, und die Zahl der Neuerkrankungen scheint in den letzten 50 Jahren gestiegen zu sein. Das Verhältnis der Erkrankungen bei Mädchen und jungen Frauen im Vergleich zu Jungen und jungen Männern beträgt etwa 12:1. Übersichtsarbeiten weisen **bei männlichen Erkrankten** auf einen engen Zusammenhang mit homo- und bisexueller Orientierung hin. Typischerweise beginnt die Essstörung bei Jungen etwa zwei Jahre später als bei Mädchen, was mit dem späteren Einsetzen der Pubertät korreliert. Betroffen sind bis zu 1,5 Prozent der Frauen zwischen 15 und 25 Jahren. In **Risikogruppen** – Tänzerinnen, Models und Hochleistungssportlerinnen – beträgt der Anteil 25 Prozent. Die Krankheit manifestiert sich meist zum ersten Mal im Alter von 14 bis 19 Jahren, am häufigsten bei 15- bis 16-Jährigen. Der Anteil der Mädchen, bei denen die Magersucht vor der ersten Regelblutung beginnt, die im Durchschnitt mit 12,5 Jahren auftritt, beträgt etwa fünf bis zehn Prozent.

6.1.5 Differentialdiagnosen

Verhalten, das auf Magersucht hindeutet, sowie starker Gewichtsverlust bis zum Hungerzustand können auch bei zahlreichen anderen psychiatrischen und körperlichen Erkrankungen vorkommen. In diesen Fällen fehlen jedoch die typischen Merkmale der Anorexie, zum Beispiel eine absichtlich herbeigeführte Gewichtsreduktion oder eine Körperschemastörung.

Psychiatrische Störungen

Gewichtsverlust kann zum Beispiel auf **Depressive Störungen** zurückzuführen sein. Hier ist die Ursache jedoch Appetitlosigkeit und nicht der Wunsch abzunehmen. Die Weigerung zu essen ist auch ein mögliches Symptom bei **Schizophrenie**, zum Beispiel aus der wahnhaften Vorstellung heraus, vergiftet zu werden. Eine **Soziale Phobie** kann zur Folge haben, dass die Betroffenen es vermeiden, in der Öffentlichkeit zu essen – aber das geschieht aus Scham und nicht aus Furcht vor dem Dickwerden. Eine extreme Fixierung auf Gewicht, Ernährung und körperliche Aktivitäten kann auch als Symptom einer **Zwangsstörung** auftreten, wobei jedoch meist noch andere Zwangshandlungen oder -gedanken vorliegen. Im Rahmen einer **Suchtmittelabhängigkeit** kommt es häufig zum Gewichtsverlust durch reduzierte Nahrungsaufnahme. Bei **Anpassungsstörungen** schließlich ist Appetit- und Gewichtsverlust eine Reaktion auf einschneidende Ereignisse, zum Beispiel auf den Tod einer nahen Bezugsperson.

Körperliche Ursachen

Drastischer Gewichtsverlust kann durch Tuberkulose, Immunschwäche, maligne Tumore, Diabetes mellitus, Schilddrüsenüberfunktion und andere hormonelle Störungen sowie durch Krankheiten des Magen-Darm-Trakts verursacht werden.

6.1.6 Komorbidität

Bei Magersucht sind häufig begleitende psychiatrische Erkrankungen zu beobachten. Sie können sich bereits vor dem Ausbruch der Anorexie manifestiert haben. Komorbide Störungen, wie eine **Persönlichkeitsstörung**, können die Behandlung der aufgetretenen Essstörung erschweren.

Affektive Störungen gehören zu den häufigsten komorbiden Erkrankungen bei Magersucht. Sie kommen bei 50 bis 75 Prozent der Betroffenen vor. Einzelne depressive Symptome treten sogar bei bis zu 90 Prozent der Magersüchtigen auf. Depressive Verstimmungen können auch eine Folge der Unterernährung sein. Die Betroffenen werden pessimistisch, reizbar und launisch und leiden unter Schlafstörungen. Diese Symptome bessern sich jedoch bei einer Gewichtszunahme.

Die häufigste **Angststörung**, die mit einer Magersucht einhergeht, ist die soziale Phobie. Die Betroffenen fürchten, von anderen prüfend betrachtet und abgewertet zu werden und vermeiden deshalb soziale Situationen. Wird diese komorbide Störung unzureichend behandelt, kann das negative Auswirkungen auf die Prognose der Essstörung haben.

Auch **Abhängigkeitserkrankungen** kommen als komorbide Störung häufig vor. Magersüchtige sind häufig abhängig von psychotropen Substanzen wie Alkohol, Medikamenten, Koffein, Nikotin und illegalen Drogen.

Bis zu zwanzig Prozent der Erkrankten entwickeln im weiteren Verlauf eine **Bulimie**.

6.2 Kinder- und Jugendpsychiatrische Behandlungsmöglichkeiten

Da Magersüchtige sich in den meisten Fällen nicht als krank erleben, zeigen sie **oft nur eine geringe Motivation, sich behandeln zu lassen**. Zwar sind ihnen die körperlichen Veränderungen als Folge des Untergewichts durchaus bewusst, doch wegen ihrer massiven Angst vor dem Zunehmen und Dickwerden stehen sie einer Therapie ambivalent gegenüber.

Beim **ersten Kontakt mit dem Arzt** sollten das aktuelle Gewicht festgestellt und ein körperlicher Befund erhoben werden. Ebenso wichtig ist die Aufklärung über die Krankheit und ihre Folgen. Bei ausgeprägter Abmagerung und/oder schlechtem Allgemeinzustand kann eine sofortige stationäre Behandlung – unter Umständen auch gegen den Willen der Betroffenen – notwendig sein. Ist die Bereitschaft zur Therapie vorhanden, stehen das Essverhalten sowie die zugrunde liegenden psychischen Probleme und Auslöser im Fokus.

Ambulant oder stationär

Anhängig vom Schweregrad der Erkrankung kann die Behandlung ambulant, teilstationär oder stationär erfolgen.

Indikation zur stationären Behandlung

Medizinische Kriterien:
- kritisches Untergewicht (BMI ≤ 16)
- unzureichende Flüssigkeitszufuhr oder häufiges Erbrechen
- körperliche Komplikationen
- ausgeprägtes Selbstverletzungsverhalten
- Komorbidität mit schwerwiegenden anderen psychiatrischen Erkrankungen
- Suizidalität

Psychosoziale Kriterien:
- festgefahrene familiäre Interaktion oder Überlastung der Eltern
- Verdacht aus Misshandlung oder Missbrauch
- erhebliche soziale Isolation
- gescheiterte ambulante oder tagesklinische Behandlung

Im Anschluss an eine stationäre Behandlung ist eine ambulante Therapie unerlässlich.

6.2.1 Das multimodale Behandlungskonzept

Bei Anorexie empfiehlt sich ein multimodaler Behandlungsansatz. Schwerpunkte sind die medizinische Behandlung zur körperlichen Stabilisierung sowie Psychotherapie und Ernährungsberatung. Die Nahrungsaufnahme ist für Magersüchtige meist mit erheblichen Schuldgefühlen und großen Ängsten verbunden. Deshalb bestehen die therapeutischen Maßnahmen zunächst in der Begleitung und Entlastung der Betroffenen sowie in der Vorgabe von äußeren Strukturen, um eine **Gewichtszunahme** zu erreichen. In vielen Fällen ist erst dann eine psychotherapeutische Behandlung im eigentlichen Sinne möglich. Durch **Psychoedukation und Ernährungsberatung** erhalten die Betroffenen Informationen über die Erkrankung und ihre Folgen sowie über eine adäquate Zusammensetzung der Nahrung. Im Rahmen der **psychotherapeutischen Behandlung** werden störungsspezifische dysfunktionale Kognitionen, akute oder chronische Konflikte, Störungen des Selbstwertgefühls sowie Reifungskrisen bearbeitet. Im Kindes- und Jugendalter sind Elternberatung oder Familientherapie sinnvoll, um zum Beispiel die elterliche Kompetenz im Umgang mit störungsspezifischen Alltagssituationen zu stärken und zur Verbesserung familiärer Konfliktlösungsstrategien beizutragen.

Vorrangige **Ziele** sind neben einer Gewichtszunahme die Behandlung der durch Unter- und Fehlernährung entstandenen körperlichen Symptome sowie der begleitenden psychiatrischen Symptomatik. Bei lebensbedrohlicher Gewichtsabnahme kann die Behandlung mit richterlichem Beschluss auch gegen den Willen der Betroffenen durchgeführt werden. Längerfristig wird die Wiederherstellung eines normalen Körpergewichts, die Korrektur dysfunktionaler Kognitionen und Einstellungen sowie die Bearbeitung innerpsychischer und zwischenmenschlicher Konflikte angestrebt. Die Behandlung kann je nach Schweregrad **ambulant, teilstationär oder stationär** erfolgen. Ist eine teilstationäre oder stationäre Aufnahme notwendig, ist nach Entlassung eine weiterführende ambulante Therapie unerlässlich. Wichtig dabei sind regelmäßige Gewichtskontrollen und Psychotherapie (Einzel- oder Gruppentherapie). Beides sollte laut Empfehlung der Deutschen Gesellschaft für Kinder- und Jugendpsychiatrie und -psychotherapie in der Hand eines Therapeuten liegen. Zudem gilt es, die Eltern oder Hauptbezugspersonen in die Behandlung einzubeziehen. Die ambulante beziehungsweise poststationäre Psychotherapie sollte mindestens über einen Zeitraum von sechs bis zwölf Monaten erfolgen.

Internistische Therapie

Je nach Ausprägung der körperlichen Symptomatik kann eine intensivmedizinische Behandlung notwendig sein, die unter anderem Sondenernährung beinhaltet.

Psychotherapie

Sofern kein lebensbedrohlicher Zustand besteht, kann von Anfang an eine **psychotherapeutische Behandlung** erfolgen. Zunächst wird ein individueller Behandlungsplan erstellt. Das Gewicht wird mit einer genauen Vorgabe der anzustrebenden Gewichtszunahme regelmäßig kontrolliert. Körperliche Aktivität wird abhängig vom Gewicht und der Gewichtszunahme geregelt. In schweren Fällen können Bettruhe und künstliche Ernährung notwendig sein. Die therapeutischen Interventionen erfolgen in Form eines auf den Einzelfall abgestimmten **Stufenplans, der abhängig vom Gewichts- und Gesundheitszustand** modifiziert und ergänzt wird. In der Regel wendet man verhaltenstherapeutische Methoden an, wobei auf die konsequente Umsetzung der vereinbarten Maßnahmen durch alle Beteiligten geachtet wird. In der weiteren psychotherapeutischen Behandlung der Magersucht haben sich verschiedene Therapieformen mit unterschiedlicher Zielsetzung bewährt.

So kann die **kognitive Verhaltenstherapie** hilfreich sein, um die dysfunktionalen Gedanken und das gestörte Essverhalten zu verändern sowie das Selbstwertgefühl zu verbessern. Durch positive und negative Verstärkung wird

Wo gibt es psychotherapeutische Hilfe?

- Bei niedergelassenen Fachärzten für Kinder- und Jugendpsychiatrie und -psychotherapie
- Bei niedergelassenen Kinder- und Jugendlichen-Psychotherapeuten
- Bei Therapeuten in Ambulanzen, Tageskliniken, Kliniken und Therapiezentren

Für Essstörungen gibt es – im Gegensatz zu anderen Störungsbildern – in manchen Regionen spezielle Beratungsstellen und Sprechstunden. Dort können die Jugendlichen, im Rahmen eines niedrigschwelligen Angebots, Beratungsgespräche wahrnehmen und Informationen über weitere Hilfe in der näheren Umgebung bekommen. Manche Beratungsstellen bieten auch therapeutische Maßnahmen in Form von Einzel- oder Gruppentherapie an. Zusätzlich werden Aufklärungs- und Präventionsangebote vorgehalten zunächst die körperliche und psychische Stabilisierung angestrebt. Dabei hat es sich bewährt, bei Gewichtszunahme und -abnahme nach vorheriger Vereinbarung Privilegien zu gewähren oder zu entziehen.

Bei einer **psychodynamisch orientierten Therapie** werden im geschützten Rahmen der therapeutischen Beziehung Störungen des Selbstwertgefühls, Belastungen in der Vorgeschichte, innere Konflikte und Reifungskrisen bearbeitet.

Medikamentöse Therapie

Spezifische Medikamente zur Behandlung der Magersucht gibt es nicht. Bei einer psychiatrischen Begleiterkrankung ist jedoch möglicherweise eine **symptomorientierte medikamentöse Therapie** sinnvoll. Die Wirksamkeit einer hormonellen Behandlung zur Osteoporoseprophylaxe ist nicht erwiesen. Die beste Vorbeugung besteht aus einer ausreichenden **Calciumzufuhr**, der Normalisierung des Gewichts und einer dem körperlichen Zustand angemessenen sportlichen Aktivität.

6.3 Der pädagogische Umgang

Allgemeine Anforderungen an Einrichtungen und Mitarbeiter

Die Betreuung essgestörter Jugendlicher erfordert Geduld und einen langen Atem. Schnelle Veränderungen sind nicht zu erwarten. Oft benötigen Magersüchtige mehrere Jahre, um ihr Essverhalten dauerhaft zu normalisieren. Dabei brauchen sie viel Rückhalt und Unterstützung. Wie bereits erwähnt zeigen Jugendliche mit einer unbehandelten Anorexie **oft keine Krankheitseinsicht**. Sie halten ihre Figur und ihre Ernährungsweise für normal oder meinen sogar, sie seien zu dick und ihr Essverhalten sei unmäßig. Während dieser Phase sind die Betroffenen mit pädagogischen Interventionen nur schwer zu erreichen. Dennoch können die folgenden Hinweise zur Alltagsgestaltung hilfreich sein.

In der pädagogischen Arbeit ist eine **klare und transparente Formulierung von Zielen und Vereinbarungen** erforderlich. Gleichzeitig sollte darauf geachtet werden, dass sie konsequent eingehalten werden.

Die pädagogische Arbeit mit magersüchtigen Jugendlichen erfordert ein gewisses Maß an **Fremdkontrolle**. Man sollte sich im Klaren darüber sein, dass dies mit Widersprüchen im pädagogischen Anspruch verbunden sein kann. Das gilt zum Beispiel für die Grundhaltung, dass Jugendliche selbst wissen, was gut für sie ist, oder für den Anspruch der Jugendhilfe, die Entwicklung zur Selbständigkeit zu fördern. Gleichzeitig widerspricht die Notwendigkeit zur Kontrolle auch dem altersgemäßen Streben junger Menschen nach **Autonomie und Selbstbestimmung** sowie dem bei Magersucht typischen Wunsch, das eigene Essverhalten nicht von anderen kontrollieren lassen zu wollen. Einige magersüchtige Jugendliche neigen dazu, die Fremdkontrolle beim Essen und beim Wiegen zu unterlaufen, indem sie verschiedene **Tricks** einsetzen. So ziehen sie die Essenssituation künstlich in die Länge, um im geeigneten Moment einen Teil der Nahrungsmittel verschwinden zu lassen. Auch wird vor dem Wiegen nicht selten viel Wasser getrunken, um das Gewicht kurzfristig zu erhöhen. Man sollte sich darüber bewusst sein, dass solche Strategien sehr häufig angewendet werden – auch wenn die Betroffenen sie bei einer Konfrontation leugnen. In einigen Fällen kann es zu regelrechten **Machtkämpfen** kommen. Aufgabe der Betreuungsperson ist es, Grenzen zu setzen und zu kontrollieren, dass Absprachen auch eingehalten werden. Dem steht der Wunsch der Jugendlichen entgegen, ihr Essverhalten selbst bestimmen zu wollen. Daraus können sich dauerhafte, konfliktbeladene Verstrickungen entwickeln, die bei Betreuern Ärger, Hilflosigkeit oder Angst auslösen können. Solche in der Psychotherapie als Gegenübertragung bezeichneten Gefühle sollten im Rahmen einer Supervision reflektiert werden, um unangemessene Reaktionen zu vermeiden. Da es immer wieder zu

Auseinandersetzungen über das Essen und die Gewichtsziele kommen kann, sind **schriftliche Vereinbarungen** mit den betroffenen Jugendlichen hilfreich. Ein solcher „Vertrag" enthält gemeinsam vereinbarte Ziele, konkrete Verhaltensweisen und spezifische Absprachen, auf die man sich in Konfliktfällen beziehen kann.

Spezifische Empfehlungen

Lässt sich eine **Veränderung des Essverhaltens oder des Gewichts** bei betreuten Jugendlichen **beobachten**, die in dieser Hinsicht bislang unauffällig waren, sollte man das zunächst im Team besprechen. Teilen mehrere Kollegen die Beobachtung, sollte ein Einzelgespräch mit dem Jugendlichen zum Thema geführt werden. Im **Gespräch** ist es wichtig, vor allem die Beobachtungen zu schildern, ohne diagnostische Zuschreibungen oder Hypothesen zu äußern. In den meisten Fällen werden die Jugendlichen entweder eine Erklärung parat haben oder die Beobachtungen leugnen. Unabhängig von der Reaktion ist dringend zu empfehlen, dass das aktuelle Gewicht festgestellt und später überprüft wird, was in der pädagogischen Einrichtung oder beim Hausarzt geschehen kann. In diesem Zusammenhang stellt sich die Frage, ob eine **regelmäßige Gewichtskontrolle** – zum Beispiel vierteljährlich – routinemäßig bei allen Bewohnern einer Jugendhilfeeinrichtung vorgenommen werden sollte. Nicht selten weigern sich Betroffene, ihr Gewicht kontrollieren zu lassen. Dies sollte als Aufforderung an das Team verstanden werden, das Essverhalten noch genauer zu beobachten. Bestätigen sich die anfänglichen Hinweise, ist im Sinne der Fürsorgeverpflichtung eine Vorstellung beim Hausarzt unverzichtbar.

Jugendliche, die nach der stationären Behandlung einer Anorexie in eine Jugendhilfeeinrichtung kommen, benötigen in der Alltagsgestaltung ein zuverlässiges und **Halt gebendes Umfeld** mit einem klar strukturierten Tagesablauf. Vorübergehend kann es notwendig sein, im Gruppenalltag besondere Schutz- und Rückzugsmöglichkeiten zur Verfügung zu stellen, doch im weiteren Verlauf ist eine **soziale Reintegration** anzustreben. Es ist wichtig, den sicheren Umgang mit Alltagsanforderungen zu üben und die Fähigkeiten zum Lösen und Aushalten von Konflikten und Problemen zu stärken. Alle Maßnahmen zur **Verbesserung des Selbstwertgefühls** und der Selbstsicherheit sind hilfreich. Dabei sollte man die Betroffenen darin unterstützen, dass sie einen wertschätzenden und fürsorglichen Umgang mit sich selbst lernen. Im täglichen Miteinander ist eine **offene Atmosphäre** wünschenswert, in der auch über Unsicherheiten gesprochen werden kann. So lässt sich der häufigen Tendenz bei Magersüchtigen entgegenwirken, alles mit sich allein auszumachen oder anderen ein perfektes Bild vorspielen zu müssen. In der **Beziehungsgestaltung** empfiehlt es sich, vor allem auf die Qualität des Kontakts der Jugendlichen zu achten. Ist er authentisch und natürlich oder wirken die Reaktionen eher unecht mit dem Ziel, den Erwartungen der Anderen zu entsprechen?

Ein zentraler Aspekt ist die **Gestaltung der Essenssituation**. Magersüchtige Jugendliche sollen lernen, sich wieder ausgewogen zu ernähren. Empfehlenswert sind geregelte Essenszeiten, vorzugsweise als gemeinsame Mahlzeiten, in denen neben der Nahrungsaufnahme Genuss, Ruhe und Begegnungen erfahren werden können. Es kann immer wieder notwendig sein das Essverhalten genau zu kontrollieren – zum Beispiel in Krisensituationen. Ein mögliches Warnsignal ist es, wenn ungeplante Mahlzeiten außer Haus als Begründung dafür dienen, in der Einrichtung nicht mitzuessen. Dasselbe gilt für die Zusicherung, eine ausgelassene Mahlzeit auf jeden Fall nachzuholen. Konflikte – auch über die Ernährung und das Essverhalten – sollten nicht während der gemeinsamen Mahlzeit ausgetragen werden. Es ist sinnvoll, dass die Klärung möglichst losgelöst von der Essenssituation in einem geeigneten Rahmen stattfindet.

Notizen

7 Essstörung: Bulimie (Bulimia nervosa)

Typische Kennzeichen der Bulimie sind **Heißhungerattacken, nach denen sogenannte „gegensteuernde Maßnahmen" ergriffen werden**, um eine Gewichtszunahme zu vermeiden. Hierzu zählen selbst induziertes Erbrechen, extreme Diäten, exzessiver Sport sowie Missbrauch von Abführ- und Entwässerungsmitteln.

7.1 Grundlagen

7.1.1 Symptomatik

Das Verhalten

Bulimie zeichnet sich durch wiederholte Essattacken aus. Die Betroffenen verlieren die Kontrolle über die Nahrungsaufnahme und verschlingen innerhalb kurzer Zeit große Mengen an Lebensmitteln. Während eines solchen Anfalls essen sie deutlich schneller als sonst und hören erst damit auf, wenn sich ein unangenehmes Völlegefühl einstellt. Dabei wird die natürliche Sättigungsgrenze erheblich überschritten. Weil die Betroffenen unter der Angst leiden, dass sie zu dick sind oder werden, versuchen sie, die nach einem Essanfall befürchtete Gewichtszunahme zu verhindern – am häufigsten, indem sie sich direkt im Anschluss an die Heißhungerattacke selbst zum Erbrechen bringen. Doch auch die missbräuchliche Einnahme von entwässernden Medikamenten (Diuretika) oder Abführmitteln (Laxantien) kommt vor. Dieses Verhalten wird auch als „Purging" bezeichnet, was so viel wie „reinigen" oder „büßen" bedeutet. Sowohl das **unmäßige Essen** als auch das **Purging-Verhalten** finden in aller Heimlichkeit statt. Viele der betroffenen Jugendlichen und jungen Frauen sind sehr erfahren darin, sich so

Gängige Vorurteile

Menschen mit Essstörungen fehlt es einfach nur an Willenskraft: Eine Essstörung ist eine psychische Störung mit vielfältigen Ursachen, die keineswegs allein durch Willenskraft überwunden werden kann. Zudem besteht oft gar nicht die Einsicht, an einer behandlungsbedürftigen Erkrankung zu leiden.

Essstörungen treten nur in modernen, westlich geprägten Zivilisationen auf: Das trifft auf Anorexie und Bulimie zu, während Adipositas weltweit vorkommt. Die Bulimie wurde erst 1979 als eigenständige Krankheit definiert; vorher galt sie als atypische Form der Magersucht.

Bulimie ist immer mit selbst ausgelöstem Erbrechen verbunden: Keineswegs. Typisch für das Krankheitsbild der Bulimie ist es, dass nach Essattacken Maßnahmen ergriffen werden, die eine Gewichtszunahme vermeiden sollen. Dabei handelt es sich häufig um Erbrechen, aber auch der Missbrauch von Abführ- und Entwässerungsmitteln, exzessive körperliche Betätigung und strikte Diätphasen sind verbreitet.

gut wie geräuschlos zu übergeben und dabei möglichst nichts im Magen zu behalten. Nicht selten haben sie eigene, raffinierte Techniken dafür entwickelt. Die Möglichkeit viel essen zu können, ohne dass das Gewicht steigt, wird zunächst als befriedigend erlebt. Die Betroffenen erleben ein für sie neues Gefühl von „Macht“ und „Kontrolle“, indem sie ihren Körper so beherrschen können. Doch mit der Zeit kommt es zu einem Kontrollverlust und es entsteht ein **Teufelskreis aus Essattacken und gegensteuernden Maßnahmen**. Dann steigen Häufigkeit, Dauer und Umfang der Essanfälle. Oft entwickeln sich Scham- und Schuldgefühle, Niedergeschlagenheit, depressive Verstimmungen und Wut. Zudem fühlen sich die Betroffenen körperlich unwohl und erschöpft.

Heißhungerattacken können **in unterschiedlicher Häufigkeit** auftreten, sowohl mehrmals täglich als auch nur einmal in zwei Wochen. Bulimische Episoden wechseln sich nicht selten mit Phasen restriktiver Nahrungszufuhr ab, denn obwohl die Betroffenen oft normal- bis untergewichtig sind, meinen sie – ähnlich wie bei Anorexie – sie seien zu dick oder würden unmäßig zunehmen. Ihre Gedanken kreisen häufig um Essen und sie verspüren immer wieder eine unwiderstehliche Gier danach. Speisen mit hohen Kalorienwerten werden dabei bevorzugt. Auch außerhalb der bulimischen Phasen ist das **Hunger- und Sättigungsgefühl häufig beeinträchtigt** und das Essverhalten gestört. Oft machen die Betroffenen Diäten, lassen Mahlzeiten aus oder essen völlig unstrukturiert und unregelmäßig. Viele treiben exzessiv Sport, um einer Gewichtszunahme entgegenzuwirken. Große **Gewichtsschwankungen** sind nicht selten.

Manchmal fällt die Erkrankung erst im Zusammenhang mit **Ladendiebstählen** auf, die begangen werden, weil die benötigten Nahrungsmittelmengen nicht mehr finanzierbar sind. Es gibt besondere Fälle, in denen die Betroffenen bis zu 50.000 Kilokalorien pro Tag aufnehmen (normal sind etwa 2.000 Kilokalorien).

Die psychischen Symptome

Das Denken der betroffenen Jugendlichen dreht sich um Essen, um das eigene Gewicht und um das Verheimlichen ihres Ess- und Purging-Verhaltens. Ähnlich wie bei der Anorexie besteht eine **Körperschemastörung** und der Körper oder einzelne Körperteile werden als dicker erlebt als sie tatsächlich sind. Die Heißhungerattacken und der damit verbundene **Kontrollverlust** können Ekel vor sich selbst, Niedergeschlagenheit oder Schuldgefühle auslösen.

Vielen Betroffenen sieht und merkt man ihre Erkrankung lange Zeit nicht an. Zum einen entwickeln sie ein großes Geschick darin, ihre Essanfälle und das Erbrechen danach so gut zu verheimlichen, dass sie ein regelrechtes Doppelleben führen. Zum anderen zeigen sie sich häufig extravertiert, spontan, impulsiv und kontaktfreudig, auch tragen sie oft modische und körperbetonte Kleidung. Diese Fassade verdeckt jedoch die innere Unsicherheit und die Scham über das gestörte Essverhalten. Im **Verlauf** treten Konzentrationsschwäche und Apathie auf. In schweren Fällen kommt es zu kognitiven Beeinträchtigungen sowie zu einer ängstlich-depressiven und irritierbaren Stimmungslage bis hin zu psychotischen Episoden.

Die körperlichen Symptome

Der häufige – nicht selten auch extreme – Wechsel der aufgenommenen Nahrungsmengen sowie die Frequenz und Art der gegensteuernden Maßnahmen über einen langen Zeitraum führen zu diversen **Irritationen des gesamten Organismus**. Häufig kommen **Halsentzündungen und Zahnschäden** vor, die durch den Kontakt mit der Magensäure beim Erbrechen hervorgerufen werden. Es kommt auch zu geschwollenen Wangen als Folge von vergrößerten Speicheldrüsen. Hautschäden am Handrücken (wie Entzündungen oder Ekzeme) entstehen, wenn die Betroffenen zum Auslösen des Würgereflexes immer wieder die Finger in den Hals stecken. Es können verschiedene Organsysteme beeinträchtigt sein. So kann es zu

Herzrhythmusstörungen, Sodbrennen, Entzündungen von Magenschleimhaut oder Bauchspeicheldrüse, Beeinträchtigungen der Nierenfunktion, zerebralen Krampfanfällen und Hormonstörungen kommen. Auch Menstruationsstörungen sind häufig.

Wann spricht man von Bulimie?

Eine Bulimie liegt vor, wenn die folgenden Kriterien erfüllt sind:

- Innerhalb von drei Monaten kommt es mindestens zweimal pro Woche zu einer Essattacke, bei der in sehr kurzer Zeit sehr große Mengen an Nahrungsmitteln aufgenommen werden.
- Es besteht eine regelrechte Gier nach Essen. Essen und Gewicht stehen im Mittelpunkt des Denkens.
- Es werden eine oder mehrere Methoden eingesetzt, um eine Gewichtszunahme zu verhindern:
  - selbst ausgelöstes Erbrechen
  - Missbrauch von Abführmitteln
  - zeitweilige Hungerperioden
  - Missbrauch von Diuretika, Appetitzüglern oder Schilddrüsenmedikamenten.
- Es liegt eine Körperschemastörung vor: Die Betroffenen nehmen sich auch bei Normal- oder Untergewicht als zu dick wahr und haben Angst zuzunehmen.

7.1.2 Diagnostik

Jugendliche mit einer **Bulimie haben häufig nicht das Empfinden, unter einer Krankheit zu leiden** und verheimlichen ihre Essattacken und ihr Purging-Verhalten. Deshalb willigen sie – ähnlich wie es bei Anorexie der Fall ist – oft nur auf Druck der Eltern oder anderer Bezugspersonen ein, einen Arzt aufzusuchen. Dies kann zu Schwierigkeiten bei der Diagnostik führen, weil die Betroffenen wenig auskunftsbereit sind und die Angehörigen meist nicht das tatsächliche Ausmaß der Symptomatik kennen.

Wichtige Hinweise können sich jedoch über die **Vorgeschichte** im Hinblick auf Gewichtsentwicklung, Ernährungsgewohnheiten und Diäten ergeben. So lässt sich bei vielen Betroffenen eine lange Erfahrung mit Diäten und starken Gewichtschwankungen beobachten. Etwa ein Drittel der Betroffenen litt zu einem früheren Zeitpunkt an einer Anorexie. Die **familiäre Situation**, Vorerkrankungen in der Familie sowie kritische Lebensereignisse sind weitere wichtige Themen der Anamnese. Beurteilungsskalen und Fragebögen können zur Sicherung der Diagnose hilfreich sein. Eine **internistische und eine neurologische** Untersuchung vervollständigen die psychiatrische Befunderhebung. Dabei sollten das aktuelle Gewicht und der BMI bestimmt werden. Ergänzende laborchemische und bildgebende Verfahren komplettieren die Diagnostik.

7.1.3 Ätiologie

Das bio-psycho-soziale Modell

Biologische Faktoren, die zur Entstehung einer Bulimie beitragen, sind eine entsprechende genetische Disposition sowie Veränderungen des Gehirnstoffwechsels. So gibt es Hinweise auf Funktionsstörungen bei bestimmten Neurotransmittern, die als Botenstoffe im Gehirn im Zusammenhang mit der Appetit-, Ess- und Affektregulation bedeutsam sind.

Zu den **psychologischen Faktoren** gehören beispielsweise spezifische Temperamentsfaktoren. Untersuchungen der Temperamentsforschung zeigen, dass an Bulimie Erkrankte ein erhöhtes Neugierverhalten, eine gesteigerte Impulsivität und eine verminderte Schadenvermeidungshaltung aufweisen. Weitere Risikofaktoren sind Adipositas der Eltern oder in der eigenen Vorgeschichte. Auch ein subjektiv empfundener innerfamiliärer Druck, schlank sein zu müssen sowie kritische Kommentare über Gewicht, Figur und Essen können auslösende Faktoren für bulimisches Verhalten sein. Im Vorfeld der Bulimie machen sich die Betroffenen häufig Sorgen über ihr Gewicht und sind unzufrieden mit dem eigenen Körper. Oft ist ihr Selbstwertgefühl herabgesetzt. In den meisten Fällen geht den Essanfällen auch eine Diätphase voraus.

Familiäre Einstellungen ebenso wie gesellschaftliche Einflüsse zählen zu den **sozialen Faktoren**, die eine Bulimie begünstigen. In Untersuchungen zu spezifischen familiären Risikofaktoren zeigten sich eine erhebliche Belastung durch vielfältige Konflikte in der Familie sowie ein hoher Anteil an alkoholkranken Eltern. Allgemein werden einschneidende Ereignisse wie der Tod einer Bezugsperson, sexueller Missbrauch, Misshandlungen oder andere Gewalterfahrungen als mögliche Risikofaktoren angesehen. Sie sind jedoch nicht spezifisch für Bulimie.

Eine wichtige Rolle spielen **gesellschaftliche Faktoren**. In den Medien und der Werbung wird ein extrem schlanker Körper als Idealfigur propagiert, so dass sich bereits Normalgewichtige häufig als zu dick empfinden und Diäten einhalten. Bemerkenswert ist, dass heute auch viele Mädchen schon in sehr jungen Jahren über Erfahrungen mit Diäten, Appetitzüglern und Abführmitteln berichten. **Risikofaktoren** sind zudem die ständige Verfügbarkeit jeglicher Art von Nahrung und die Veränderung der Essgewohnheiten. Statt zu regelmäßigen gemeinsamen Mahlzeiten isst jeder, wann und wo er möchte. Ähnlich wie bei der Magersucht gelten auch bei Bulimie Angehörige bestimmter Berufe als **Risikogruppe**. Dazu gehören Models, Tänzerinnen und Hochleistungssportlerinnen. In zunehmendem Maß sind auch männliche Jugendliche und junge Männer aus diesen Bereichen betroffen.

Weitere theoretische Erklärungsmodelle

Aus **psychodynamischer Sicht** ist die frühe Mutter-Kind-Beziehung für die Entstehung der Bulimie von Bedeutung. Häufig wird diese Beziehung als enge Bindung an eine dominante, überfürsorgliche und übertrieben leistungsorientierte Mutter beschrieben. Als Folge der Dominanz des frühen Liebesobjekts – in der Regel die Mutter – oder auch einer Überfürsorglichkeit kann das Kleinkind wichtige Reifungsschritte nicht vollziehen. So gelingt es ihm nicht, ein ausreichendes Selbstwertgefühl zu entwickeln, und es mangelt ihm an Konstanz in der emotionalen Beziehung zu anderen. Dies erschwert die kontinuierliche Auseinandersetzung mit der Realität. Essattacken können einen Versuch darstellen, Unlustgefühle zu kompensieren sowie Gefühle von Verlassenheit, Demütigung und Enttäuschung zu regulieren.

Die **kognitiv-behavioralen Ansätze** erklären die Manifestation der Bulimie mit dem Modell eines Teufelskreises. Um das niedrige Selbstwertgefühl zu steigern, wird eine Diät zur Gewichtsreduktion durchgeführt, was aber Heißhungerattacken und anschließendes Purging-Verhalten zur Folge hat. Der Kontrollverlust löst wiederum Scham- und Schuldgefühle aus, die das Selbstwertgefühl weiter beeinträchtigen – das soll durch erneute Diäten ausgeglichen werden, was jedoch die bulimische Symptomatik aufrechterhält.

7.1.4 Verlauf

Der **Krankheitsverlauf** der Bulimie kann sehr variabel sein. Mit Hilfe einer Therapie kommt es bei vielen Betroffenen zu einer Reduktion der Symptome bis hin zur Genesung. Allerdings sind Rückfälle häufig. Ohne Behandlung ist die **Prognose** ungünstiger. Aber auch bei unbehandelter Krankheit kann es bei einem Drittel der Betroffenen zu einer teilweisen oder vollständigen Rückbildung (Remission) der Ess-Brech-Anfälle kommen. Risikofaktoren für einen ungünstigen Verlauf sind körperliche Komplikationen, zusätzliche komorbide Störungen sowie eine Überbewertung von Aussehen und Gewicht. Auch bei Substanzmissbrauch sowie spätem Behandlungsbeginn ist ein ungünstiger Verlauf zu erwarten. Die **Sterblichkeitsrate** aufgrund von Bulimie ist vergleichsweise niedrig: Bei etwa einem Prozent der Betroffenen verläuft die Krankheit tödlich – damit ist die Rate deutlich geringer als bei Magersucht.

Häufigkeit

Wie bei Anorexie sind **hauptsächlich Mädchen und junge Frauen** betroffen. Unter den 15- bis 35-Jährigen erkranken bis zu vier Prozent an Bulimie; in den Risikogruppen – wie Models, Tänzerinnen oder Leistungssportlerinnen – liegt die Rate deutlich höher. Weil die Erkrankung meistens verheimlicht wird, ist die Dunkelziffer jedoch groß. Am häufigsten tritt die Störung zum ersten **Mal im Alter von 16 bis 19 Jahren** auf. Beim männlichen Geschlecht liegt der Erkrankungsbeginn meist später. Etwa 0,5 Prozent der Jungen und jungen Männer zwischen 15 und 35 Jahren sind betroffen. In der Häufigkeitsverteilung beträgt das Verhältnis von Mädchen und jungen Frauen zu Jungen und jungen Männern etwa 12:1.

7.1.5 Differentialdiagnosen

Psychiatrische Störungen

Heißhungeranfälle sind auch das Symptom einer anderen Essstörung: **Binge-Eating-Disorder.** Die Bezeichnung leitet sich aus dem englischen Wort „binge“ = Gelage ab. Die Betroffenen schlingen immer wieder heimlich Nahrungsmittel in großen Mengen herunter und leiden danach unter starken Schuld- und Schamgefühlen. Bei der Binge-Eating-Disorder wird jedoch, im Gegensatz zur Bulimie, nicht durch Erbrechen, Medikamentenmissbrauch oder körperliche Aktivität gegengesteuert. Die Betroffenen sind häufig übergewichtig. Zudem kann **Erbrechen durch psychische Faktoren** wie Stress oder Angst ausgelöst werden oder im Rahmen einer Anpassungsstörung auftreten – man spricht dann von psychogenem Erbrechen. In diesen Fällen geht die Symptomatik jedoch nicht mit Essattacken einher.

Körperliche Ursachen

Heißhungerattacken können verschiedene körperliche Ursachen haben, zum Beispiel Erkrankungen von Schilddrüse oder Bauchspeicheldrüse, Diabetes mellitus, Hirntumore oder -verletzungen sowie Epilepsien.

Auch Erbrechen ist oft Symptom einer körperlichen Erkrankung – das kann beispielsweise im Bereich des Gehirns eine Gehirnerschütterung, Meningitis oder ein Tumor sein. Aber auch Entzündungen – wie eine Mittelohrentzündung – können über eine reflektorische Reizung des zentralen Nervensystems Erbrechen auslösen. Die häufigsten Ursachen für Erbrechen sind Magen-Darm-Infektionen und Lebensmittelvergiftungen durch verdorbene Nahrungsmittel. In der Regel wird diese Form des Erbrechens nicht verheimlicht und die Betroffenen können darüber sprechen.

7.1.6 Komorbidität

Psychiatrische Begleiterkrankungen treten bei mehr als der Hälfte der Betroffenen auf. Die komorbiden Störungen können den Verlauf einer Bulimie negativ beeinflussen und die Therapie erschweren. Die häufigsten Begleiterkrankungen sind **Depressionen, Angststörungen, Abhängigkeitserkrankungen und Zwangsstörungen**. Auch **Persönlichkeitsstörungen** werden immer wieder festgestellt, hier ist vor allem die Borderline-Persönlichkeitsstörung von Bedeutung. Unter einzelnen Symptomen von Depressionen und Angststörungen leidet eine große Zahl der Betroffenen; meistens werden jedoch nicht alle diagnostischen Kriterien für diese beiden Störungen erfüllt.

7.2 Kinder- und Jugendpsychiatrische Behandlungsmöglichkeiten

Häufig beginnt die Therapie relativ spät, weil die Betroffenen ihre Krankheit über lange Zeit verheimlichen und sich gar nicht als krank oder behandlungsbedürftig betrachten. Abhängig von der Schwere der Symptomatik und den psychosozialen Begleitumständen kann die Behandlung ambulant, teilstationär oder stationär erfolgen.

Ambulant oder stationär?

Das Behandlungssetting hängt von der Schwere der Symptomatik sowie den psychosozialen Begleitumständen ab. Grundsätzlich ist eine ambulante, teilstationäre oder stationäre Behandlung möglich.

Unter folgenden Umständen ist eine stationäre Therapie unumgänglich:
- lebensbedrohliches Untergewicht
- körperliche Komplikationen
- hohe Frequenz der Essattacken oder des Erbrechens
- akute Suizidgefahr
- schwerwiegende, komorbide psychiatrische Störungen.

Im günstigen Fall können die Betroffenen motiviert werden, sich freiwillig in Behandlung zu begeben. In manchen Situationen, wie zum Beispiel einem lebensbedrohlichen körperlichen Zustand und mangelnder Einsicht, bleibt nur die Möglichkeit einer stationären Behandlung mit richterlichem Beschluss in die Wege zu leiten.

Auch wenn eine Veränderung oder **Normalisierung des Essverhaltens** zunächst im Vordergrund der Behandlung steht, ist es mit dem Beheben der Symptomatik nicht getan. Da die Erkrankung Ausdruck einer **tieferliegenden seelischen Störung** ist, sollten im Rahmen einer Psychotherapie die zugrunde liegenden Konflikte und verzerrten Kognitionen bearbeitet werden. Eine **besondere Schwierigkeit** bei der Behandlung der Bulimie ist die Tatsache, dass die Betroffenen zwar ihre Ess-Brechanfälle loswerden wollen, die notwendige Normalisierung ihres Essverhaltens jedoch ablehnen, da sie eine Gewichtszunahme befürchten.

7.2.1 Das multimodale Behandlungskonzept

Entsprechend dem individuellen Krankheitsbild kommen bei der Bulimie verschiedene therapeutische Strategien zum Einsatz, die sich gegenseitig ergänzen. Die **Psychotherapie** ist hier die Behandlungsform der ersten Wahl. **Ernährungsberatung, Entspannungstherapie und/oder Familientherapie** können wichtige weitere Maßnahmen sein. In Einzelfällen ist zusätzlich auch eine medikamentöse Behandlung sinnvoll.

Psychotherapie

Von den zurzeit eingesetzten Methoden sind die störungsspezifischen kognitiv-verhaltenstherapeutischen Programme besonders gut wissenschaftlich belegt. Ebenso kann eine psychodynamisch orientierte Psychotherapie indiziert sein. Ziel der **kognitiven Verhaltenstherapie** ist eine Normalisierung des Essverhaltens sowie die Bearbeitung der psychischen und sozialen Hintergründe, die die Störung aufrechterhalten. Die Betroffenen lernen, wieder regelmäßige Mahlzeiten einzunehmen und die Kontrolle über das Essen zu übernehmen (Selbstkontrolle). Die irrationalen Einstellungen zu Nahrung, Gewicht und Aussehen, in der Fachsprache gewichtsphobische Erlebens- und Verhaltensweisen genannt, werden bearbeitet. Weiterhin sollen die Betroffenen in der Therapie die Wahrnehmung der eigenen Empfindungen, Gefühle und Bedürfnisse verbessern und einen angemessenen Umgang mit ihnen entwickeln.

Im Rahmen der **psychodynamisch orientierten Psychotherapie** wird Bulimie als Ausdruck und Lösungsversuch innerer psychischer Konflikte gesehen, die sich vor dem Hintergrund der individuellen Lebensgeschichte der Betroffenen entwickelt haben. Das Verständnis für diese Konflikte und die ihnen zugrunde liegenden Lebenserfahrungen stellen die Grundlage dar, um bessere Lösungsmöglichkeiten zu finden. Zu Beginn der Behandlung gilt es, die Motivation für eine Therapie zu entwickeln sowie eine tragfähige therapeutische Beziehung aufzubauen. Im weiteren Verlauf wird durch Bearbeitung noch unverarbeiteter – bewusster wie unbewusster – Enttäuschungen, Kränkungen und Versagungen das Selbstwertgefühl gestärkt. In der Folge verlieren die eigentlichen

Symptome der Essstörung zunehmend an Bedeutung, so dass Raum für die Persönlichkeitsentwicklung und die Bearbeitung unbewusster Konflikte entsteht. Im Rahmen der allmählichen Stabilisierung sind die Betroffenen besser in der Lage, mit Frustrationen umzugehen und Kompromisse zu bilden.

Wenn nötig können auch **Elemente anderer Therapieformen**, zum Beispiel der Verhaltenstherapie, integriert werden. So kann ein Vertrag über die Reduzierung oder völlige Einstellung der Ess-Brech-Anfälle sinnvoll sein.

Wo gibt es psychotherapeutische Hilfe?

- Bei niedergelassenen Fachärzten für Kinder- und Jugendpsychiatrie und -psychotherapie
- Bei niedergelassenen Kinder- und Jugendpsychotherapeuten
- Bei Therapeuten in Ambulanzen, Tageskliniken, Kliniken und Therapiezentren

Für Essstörungen gibt es – im Gegensatz zu anderen Störungsbildern – in manchen Regionen spezielle Beratungsstellen und Sprechstunden. Dort können die Jugendlichen im Rahmen eines niedrigschwelligen Angebots Beratungsgespräche wahrnehmen und Informationen über weitere Hilfe in der näheren Umgebung bekommen. Manche Beratungsstellen bieten auch therapeutische Maßnahmen in Form von Einzel- oder Gruppentherapie an. Zusätzlich werden Aufklärungs- und Präventionsangebote vorgehalten.

Medikamentöse Therapie

In Einzelfällen kann eine medikamentöse Behandlung ergänzend zur Psychotherapie sinnvoll sein. Sie ist vor allem dann indiziert, wenn zusätzliche Symptome vorliegen – zum Beispiel depressive oder psychotische Symptome – oder der Kontrollverlust beim Essverhalten sehr ausgeprägt ist. Durch regelmäßiges Erbrechen ist es manchmal fast unmöglich, eine orale Medikation erfolgreich zu geben. Ähnlich sieht es bei der Gabe von Verhütungsmitteln (Pille) aus.

7.3 Der pädagogische Umgang

Allgemeine Anforderungen an Einrichtungen und Mitarbeiter

Hier gelten im Wesentlichen die Empfehlungen in analoger Weise, wie sie für Anorexie beschrieben werden. Einige Aspekte sind jedoch speziell bei Bulimie zu beachten.

Spezifische Empfehlungen

Da Jugendliche mit einer Bulimie in der Regel normalgewichtig sind, stehen regelmäßige Gewichtskontrollen – im Gegensatz zur Anorexie – nicht im Vordergrund. Vielmehr gilt es, das **Essverhalten zu beobachten**, auf Besonderheiten bei der Versorgung mit Nahrungsmitteln zu achten und auf mögliche gegensteuernde Maßnahmen nach Essattacken. Veränderungen im Essverhalten wie hastiges Schlingen oder unregelmäßiges Essen sowie eine unausgewogene oder einseitige Ernährungsweise können Hinweise auf ein Auftreten der bulimischen Symptomatik sein. Auch das **Verhalten nach der Mahlzeit** ist von Bedeutung. Verschwindet die Jugendliche sofort nach dem Essen, um möglicherweise in die Toilette, ins Waschbecken oder in die Dusche zu erbrechen?

Die **finanzielle Situation** sollte ebenfalls beobachtet werden. Manche Betroffene leihen sich wiederholt Geld aus, um sich Nahrungsmittel für Essattacken zu beschaffen. Nicht selten begehen sie auch Ladendiebstähle, weil sie die nötigen Mengen nicht mehr bezahlen können. Oftmals ist dies der erste, manchmal auch einzige Hinweis auf das Vorliegen einer Essstörung. Oft werden von den Jugendlichen Lebensmittel gehortet, um auf die Anfälle vorbereitet zu sein. Deshalb kann es sinnvoll sein, von Zeit zu Zeit **Zimmerkontrollen** durchzuführen. Werden die oben beschriebenen Verhaltensweisen bei Jugendlichen beobachtet, sollte das Thema entsprechend den Empfehlungen im Kapitel „Anorexie" angesprochen werden.

Notizen

8 Essstörungen: Adipositas

Adipositas ist eine sehr häufige Störung mit hoher gesellschaftlicher und sozialpolitischer Relevanz. Auch wenn Adipositas nicht zu den kinder- und jugendpsychiatrischen Erkrankungen im engeren Sinn gezählt wird, handelt es sich um eine Störung, die durch psychische Faktoren mitverursacht wird und/oder Auswirkungen auf das psychische Befinden hat. In der Praxis wird sie jedoch meistens von Kinder- und Jugendärzten oder in Reha-Kliniken behandelt.

8.1 Grundlagen

8.1.1 Symptomatik

Übergewicht entsteht in aller Regel durch falsche Essgewohnheiten, eine zu umfangreiche Nahrungsaufnahme und mangelnde Bewegung. Bei extremer Ausprägung spricht man von Adipositas oder **Fettleibigkeit**. Übergewicht gilt als eine chronische Gesundheitsstörung und ist langfristig ein Risikofaktor für die **Entwicklung körperlicher Folgekrankheiten**. Dazu gehören unter anderem Diabetes mellitus, Bluthochdruck, Störungen des Fettstoffwechsels sowie Erkrankungen der Muskulatur und der Gelenke. Bleibt das Übergewicht im Erwachsenenalter bestehen, erhöht sich das Risiko für orthopädische Beschwerden, Schlaganfälle und Herzkrankheiten. Im Jugendalter treten Folgeerkrankungen meist erst im Zusammenhang mit einer massiven Adipositas auf. Es kann auch zu **psychischen Belastungen** kommen, zum Beispiel durch negative Reaktionen des sozialen Umfelds. Übergewichtige und adipöse Kinder und Jugendliche werden häufig gehänselt, stigmatisiert und ausgegrenzt. Sie fühlen sich dadurch einsam und unglücklich, haben ein geringeres Selbstwertgefühl als normalgewichtige Gleichaltrige und entwickeln das Gefühl: „So wie ich bin, bin ich nicht in Ordnung".

Gängige Vorurteile

Menschen mit Essstörungen fehlt es einfach nur an Willenskraft: Eine Essstörung ist eine psychische Störung mit vielfältigen Ursachen, die keineswegs allein durch Willenskraft überwunden werden kann. Zudem besteht oft gar nicht die Einsicht, an einer behandlungsbedürftigen Erkrankung zu leiden.

Essstörungen treten nur in modernen, westlich geprägten Zivilisationen auf: Das trifft auf Anorexie und Bulimie zu, während Adipositas weltweit vorkommt.

Gegen Adipositas hilft am besten eine Diät: Eine Diät zur Reduktion von krankhaftem Übergewicht kann durchaus sinnvoll sein, sollte jedoch in einen umfassenden Behandlungsplan eingebettet werden – zu dem beispielsweise auch Aufklärung, Ernährungsberatung, Bewegung und eventuell Psychotherapie gehören.

Der **Anteil der Übergewichtigen nimmt in den Industrienationen** weltweit zu. In Deutschland beträgt er bei Kindern und Jugendlichen bis zu zwanzig Prozent. Dabei ist zu beobachten, dass auch die Anzahl der extrem Fettleibigen deutlich ansteigt. Abgesehen von möglichen genetischen Faktoren spielen hier vor allem die psychosozialen Lebensbedingungen und die Gewohnheiten bei Ernährung, Essverhalten und körperlicher Aktivität eine Rolle. So ist **Essen** oft nicht mehr mit Hunger, Sättigung, Genuss und sozialem Erleben verbunden, sondern es **übernimmt andere Funktionen**. Es kann beispielsweise ein Ersatz für fehlende emotionale oder persönliche Zuwendung sein, aber auch ein Mittel, um sich zu trösten oder zu beruhigen. Zudem kann Essen als vermeintlicher Konfliktlöser oder als Zeitvertreib bei Langeweile dienen. In all diesen Fällen essen die Betroffenen ohne Hungergefühl und meist über die Sättigungsgrenze hinaus. Das geschieht aber nicht - wie bei der Bulimie - in Form von Essanfällen, sondern über viele Stunden beziehungsweise über den ganzen Tag hinweg. Dieses Essverhalten kann Übergewicht verursachen und aufrechterhalten. Weil Hunger- und Sättigungsgefühle nicht mehr in angemessener Weise gespürt werden, werden zu viele Kalorien aufgenommen. In Verbindung mit **Bewegungsmangel** führt dies zu einem Gewichtsanstieg, der wiederum das Bedürfnis nach körperlichen Aktivitäten einschränkt. Im Verlauf entsteht ein **Teufelskreis**: Das Übergewicht stellt auch eine psychische Belastung für die Betroffenen dar. Essen wird in dieser Situation als Trost und Befriedigung empfunden, was wiederum das Gewicht erhöht.

Wann spricht man von Adipositas?

Allgemein wird zur Bewertung des Körpergewichts eines Menschen der Body Mass Index (BMI) benutzt. Er errechnet sich nach der Formel: Körpergewicht in kg/Körpergröße in m^2. Nach der Definition der Weltgesundheitsorganisation WHO liegt eine Adipositas bei Erwachsenen ab einem BMI von 30 vor. Ebenfalls anhand des BMI unterscheidet man zwischen **drei Schweregraden (Tabelle 8-1)**.

Tabelle 8-1: Schweregrade der Adipositas

Kategorie (nach WHO)	BMI (kg/m²)
Normalgewicht	18,5–24,9
Übergewicht (Praeadipositas)	25–29,9
Adipositas Grad I	30–34,9
Adipositas Grad II	35–39,9
Adipositas Grad III (Adipositas per magna)	≥ 40

In neueren Studien wird diskutiert, ob der Bereich zwischen BMI 25 und 29,9 noch als normalgewichtig eingestuft werden soll. Hierbei sollte allerdings das Maß des Bauchumfangs als prädisponierender Faktor für gesundheitliche Störungen Berücksichtigung finden.

Bei Kindern und Jugendlichen unter achtzehn Jahren nimmt man die Bewertung anhand von BMI-Perzentilen vor, bei denen zusätzlich auch noch Entwicklungsstand, Alter und Geschlecht berücksichtigt werden. Von Übergewicht spricht man, wenn das Gewicht über der 90. Perzentile liegt – also wenn 90 Prozent der Kinder gleichen Alters und gleichen Geschlechts weniger wiegen. Als Grenzwert für Adipositas gilt die 97. Perzentile, für extreme Adipositas die 99,5. Perzentile.

8.1.2 Diagnostik

Bei Adipositas im Kindes- und Jugendalter sind neben der **psychologischen, der psychosozialen und der Verhaltensdiagnostik** auch **eine klinische und eine laborchemische Abklärung** notwendig.

Im **Gespräch** werden die Essgewohnheiten des Betroffenen und der Familie erfasst. Dabei geht es nicht nur darum, was und wie oft am Tag gegessen wird. Auch die Umstände spielen eine Rolle: Finden gemeinsame Mahlzeiten zuhause am Tisch statt? Oder isst jeder, wann und wo er will – direkt am Kühlschrank, beim Fernsehen, vor dem Computer oder unterwegs? Auch die tägliche körperliche Aktivität des Betroffenen und der übrigen Familienmitglieder ist von Bedeutung. Durch die **körperliche und ergänzende laborchemische** Untersuchung sollen körperliche Grunderkrankungen als Ursache ausgeschlossen und die medizinischen Folgen der Adipositas erkannt werden. Zudem ist es wichtig, die **Persönlichkeitsstruktur des Betroffenen** einzuschätzen, da Behandlungsmaßnahmen zur Gewichtsreduktion Einsicht, Änderungsbereitschaft und Motivation voraussetzen. Psychiatrische Grunderkrankungen wie eine Depression oder eine Bulimie sollten ausgeschlossen werden, da sich in diesen Fällen andere therapeutische Konsequenzen ergeben und eine Adipositas-Behandlung kontraindiziert sein kann.

8.1.3 Ätiologie

Das bio-psycho-soziale Modell

Nach diesem Modell sind viele Faktoren bei der Entstehung einer Adipositas beteiligt. Neben den Ernährungsgewohnheiten wird vor allem den biologischen (genetischen) Einflüssen eine wichtige Bedeutung beigemessen. Die tatsächliche Entwicklung einer Fettleibigkeit und der Verlauf sind aber von weiteren Faktoren abhängig, vor allem von den jeweiligen Lebensbedingungen wie der Ernährung oder der Bewegung. Auch soziokulturelle Faktoren und traditionelle Einstellungen spielen eine Rolle.

Zu den **biologischen Faktoren** gehören sowohl erbliche Dispositionen (Genetik) als auch physiologische Veränderungen infolge des Übergewichts, die eine Gewichtsreduktion erschweren. Ergebnisse von Zwillings-, Adoptions- und Familienstudien deuten darauf hin, dass erbliche Faktoren eine erhebliche Rolle bei der Entstehung von Übergewicht spielen. So wurde festgestellt, dass Kinder adipöser Eltern auch dann zu Übergewicht neigen, wenn sie nicht bei ihren biologischen Eltern aufwachsen. Zudem wiesen eineiige Zwillingspaare eine hohe Übereinstimmung ihres BMI auf, auch wenn sie getrennt aufwuchsen. Bei übergewichtigen Kindern wird zudem das Abnehmen durch physiologische Veränderungen, die durch das Übergewicht bedingt sind, langfristig erschwert. Nimmt ein Erwachsener zu, vergrößern sich die einzelnen Fettzellen, doch mit sinkendem Gewicht verkleinern sie sich wieder. Bei Kindern dagegen bilden sich bei Übergewicht zusätzliche Fettzellen. Dieser Prozess ist nicht mehr rückgängig zu machen, und die Anzahl der Fettzellen bleibt auch nach einer Gewichtsreduzierung – im Vergleich zu Normalgewichtigen – erhöht. Die **„Set-Point“-Theorie** beschreibt, wie Menschen normalerweise ihr Gewicht ohne bewusste Anstrengung langfristig konstant halten. Danach hat jeder ein individuelles Gewicht, das der Körper beibehalten will. Dieser „Set-Point“ ist bei adipösen Menschen genetisch bedingt zu hoch „eingestellt“. Deshalb gelingt es ihnen trotz wiederholter Diäten nicht, langfristig ein niedrigeres Gewicht zu halten. Seit einigen Jahren werden auch wissenschaftliche Studien bezüglich der Zusammensetzung der Darmflora (Darmbakterien) mit Blick auf Nahrungsverwertung und Gewichtszunahme untersucht. Erste Hinweise auf Zusammenhänge sind zu erkennen. In der Zukunft wird dieses spannende Thema sicher noch interessante Erkenntnisse bringen.

Bei den **psychologischen Faktoren** wird zwischen kurz- und langfristig wirkenden Faktoren unterschieden. Kurzfristige Faktoren, die das Körpergewicht beeinflussen können, sind zum Beispiel Stress, Angst, Ärger oder Freude. Diese psychischen Befindlichkeiten haben nicht selten Auswirkungen auf den Appetit sowie auf das Ess- und Bewegungsverhalten, was in der Folge zu Gewichtsschwankungen führen kann. Ein wichtiger langfristiger Faktor für die Entstehung von Adipositas wird in der frühkindlichen Entwicklung gesehen. Dabei sind die Fähigkeiten der primären Bezugsperson ausschlaggebend, die verschiedenen Bedürfnisse des Kindes zu erkennen und angemessen darauf zu reagieren. Bekommt das Kind bei Spannungszuständen zum Beispiel Nahrung statt emotionaler Zuwendung, lernt es, auf Frustrationen und Spannungen mit Essen zu reagieren. Doch auch später können Kinder und Jugendliche noch die Erfahrung machen, dass Essen über Enttäuschungen oder innere Spannungen vermeintlich hinweghelfen kann.

Die familiären Lebensbedingungen und Verhaltensweisen gehören zu den **sozialen Faktoren**, die eine wichtige Rolle bei der Entwicklung einer Adipositas im Kindes- und Jugendalter spielen. So haben die Eltern eine wichtige Vorbildfunktion und das Essverhalten in der Familie sowie das Maß der körperlichen Aktivität sind von besonderer Bedeutung. Auch der Sozialstatus einer Familie kann sich bei der Entstehung einer Adipositas auswirken. So sind Kinder und Jugendliche aus Familien mit niedrigem Sozialstatus oder mit Migrationshintergrund – hier vor allem aufgrund soziokulturell bedingter, traditioneller Prägung und Einstellung – besonders häufig von Adipositas betroffen. Ebenfalls nicht zu unterschätzen ist, dass Kinder häufig dazu erzogen werden, den Teller leer zu essen. Wenn ein Kind sich konsequent daran halten muss, kann es zu einer verminderten Wahrnehmung der eigenen Körpersignale bei Sättigung kommen. Schließlich spielt auch die gesellschaftliche Veränderung des Essverhaltens eine Rolle: Statt gemeinsam regelmäßige Mahlzeiten einzunehmen, ist es heute auch in Familien verbreitet, dass jeder isst, wann und wo er möchte. Zudem leben wir in einer Gesellschaft, die Nahrungsmittel im Überfluss bietet. Dazu gehören auch immer mehr Fertigprodukte, die häufig einen hohen Anteil an Zucker und versteckten Fetten enthalten.

8.1.4 Verlauf

Eine Adipositas entwickelt sich allmählich. Dabei sollte man jedoch beachten, dass die Gewichtszunahme im Kindes- und Jugendalter per se nicht linear verläuft. Der sogenannte „Babyspeck“ sagt nichts über die Entwicklung einer Adipositas im höheren Lebensalter aus, solange das Kind mit seinem Gewicht nicht über der 90. Perzentile liegt. Anders verhält es sich bei adipösen Kindern mit einem BMI über der 97. Perzentile. Sie haben ein deutlich erhöhtes Risiko, auch im Erwachsenenalter adipös zu sein. Das ist bei bis zu zwei Dritteln der Betroffenen der Fall. Im Vergleich zu altersgemäß normalgewichtigen Kindern zeigen adipöse Kinder eine **Tendenz zur früheren Pubertätsentwicklung**. Im Verlauf einer Adipositas im Kindes- und Jugendalter kann es zu zahlreichen organischen Erkrankungen kommen. Das Risiko, im Erwachsenenalter **Folgeerkrankungen** des Herz-Kreislauf-Systems, des Stoffwechsels und des Bewegungsapparats zu entwickeln, ist deutlich erhöht. Manchmal entwickelt sich als begleitende Symptomatik einer Adipositas eine Störung mit Essanfällen, die **Binge-Eating-Disorder** (BED). Die Essanfälle sind mit Kontrollverlust und hoher Kalorienzufuhr verbunden, doch im Gegensatz zur Bulimie erfolgen keine gegensteuernden Maßnahmen wie selbstinduziertes Erbrechen. Deshalb trägt eine BED zur Gewichtszunahme bei und hält eine bereits bestehende Adipositas aufrecht.

Häufigkeit

Nach einer Langzeitstudie zur gesundheitlichen Lage der Kinder und Jugendlichen in Deutschland (KIGGS-Studie 2003–2006, Robert-Koch-Institut) sind fünfzehn Prozent der 3- bis 17-Jährigen übergewichtig, also jeder Siebte. 6,3 Prozent werden als adipös eingestuft, wobei jedes 16. Kind im Grundschulalter und jeder 12. Jugendliche ab 14 Jahren betroffen ist.

8.1.5 Differentialdiagnosen

Psychiatrische Erkrankungen

Auch bei **anderen Essstörungen** können die Betroffenen übergewichtig sein. Doch die kennzeichnenden Merkmale dieser Störung – die Essattacken und die gegensteuernden Maßnahmen – fehlen bei der Adipositas. Bei der **Binge-Eating-Disorder** kommt es wiederholt zu Heißhungeranfällen mit Kontrollverlust. Doch –

anders als beispielsweise bei der Bulimie – werden keine gegensteuernden Maßnahmen eingesetzt, so dass längerfristig in der Regel Übergewicht die Folge ist. Diese Störung wurde bisher noch nicht im Rahmen der ICD als Diagnose aufgeführt. Übermäßiges Essen kann auch eine **Reaktion auf emotionale Belastungen** sein („Frustessen"). Das führt vor allem bei entsprechender Disposition zu einem Gewichtsanstieg. Dieser „Kummerspeck" wird medizinisch als reaktives Übergewicht bezeichnet. Affektive Störungen sind nicht selten ebenfalls mit übermäßig erhöhter Nahrungsaufnahme verbunden.

Körperliche Ursachen

Als Ursache für extremes Übergewicht kommen verschiedene **Stoffwechselerkrankungen** wie eine Schilddrüsenunterfunktion oder das Cushing-Syndrom mit erhöhtem Kortisolspiegel in Betracht. Auch **genetisch bedingte Syndrome** wie das Prader-Willi-Syndrom sowie Hirntumore können mit Übergewicht einhergehen. Schließlich wird Übergewicht auch **durch bestimmte Medikamente** verursacht, zum Beispiel durch kortison- und östrogenhaltige Arzneimittel, einzelne Antidepressiva oder durch Neuroleptika.

8.1.6 Komorbidität

Allgemein ist der Anteil an komorbiden psychiatrischen Störungen bei übergewichtigen Kindern und Jugendlichen gegenüber normalgewichtigen Altersgenossen nicht erhöht. Bei adipösen Jugendlichen wurden aber erhöhte Raten für Depressionen, Angststörungen und Nikotinabhängigkeit festgestellt.

8.2 Kinder- und Jugendpsychiatrische Behandlungsmöglichkeiten

Die Indikation zur Behandlung von Übergewicht und Adipositas hängt vom Alter des Kindes, von den bestehenden funktionellen Einschränkungen und der psychosozialen Beeinträchtigung sowie von den psychiatrischen Begleitstörungen und somatischen Folgeerkrankungen ab. Unter **Berücksichtigung der aktuellen Lebenssituation** des Kindes oder Jugendlichen kann die Behandlung als **ambulante, stationäre oder ambulant/stationär -vernetzte Maßnahme** (Intervalltherapie) durchgeführt werden. Die stationäre Behandlung erfolgt in der Regel in spezialisierten Kliniken (oft Reha-Kliniken). Sie kann bei schwierigen psychosozialen Bedingungen und bestehender Komorbidität notwendig sein, aber auch, wenn die Betroffenen besonders intensiv geschult werden müssen.

Ambulant oder stationär?

Bei leichteren Formen der Adipositas (BMI ≤ 35) ohne begleitende psychische Störung und guten Ressourcen in der Familie ist eine ambulante oder teilstationäre Behandlung möglich.

Unter folgenden Bedingungen ist jedoch eine stationäre Therapie angezeigt:

- schwere Form der Adipositas (BMI ≥ 35)
- stark eingeschränkte Beweglichkeit
- zusätzliche psychiatrische Störungen
- gesundheitliche Probleme
- mangelnde Ressourcen in der Familie und ungünstige psychosoziale Bedingungen
- sozialer Rückzug.

8.2.1 Das multimodale Behandlungskonzept

Zur Behandlung der Adipositas ist es sinnvoll, verschiedene Therapieformen miteinander zu verbinden, zum Beispiel **Ernährungsberatung, Bewegungs- und Psychotherapie**. In seltenen Einzelfällen kann eine **medikamentöse oder chirurgische Behandlung** angezeigt sein. Mit Diätmaßnahmen und mehr körperlicher Aktivität allein lassen sich meist keine

Langzeiterfolge erzielen, da das Störungsbild sich nicht auf übermäßige Nahrungsaufnahme und Bewegungsmangel reduzieren lässt. Füllstoffe, konzentrierte Formula-Mahlzeiten zum Anrühren oder gar Appetitzügler, die alle der schnelleren Sättigung und damit einer geringeren Kalorienaufnahme dienen sollen, sind gerade bei Kindern und Jugendlichen keine Option.

Ziel der Therapie ist, das Essverhalten des Kindes oder Jugendlichen sowie seiner Familie langfristig zu verändern. Es ist von entscheidender Bedeutung, die ganze Familie mit in die Therapie einzubeziehen. Bei den Betroffenen soll eine **allmähliche und angemessene Gewichtsreduzierung** erreicht werden. Es geht nicht darum, möglichst schnell sehr viel abzunehmen, sondern die Lebensqualität soll erhöht und das gesundheitliche Risiko gesenkt werden. Eine Herausforderung für Familie und Therapeuten ist es dann, einer erneuten Gewichtszunahme konsequent vorzubeugen.

Begonnen wird mit einer **Psychoedukation**, in deren Rahmen die Betroffenen und ihre Angehörigen über die Störung und über die Notwendigkeit einer dauerhaften **Lebensumstellung** informiert werden. Die Behandlung sollte auf lange Sicht angelegt sein und sowohl für den Betroffenen als auch für seine Familie schrittweise kleine, erreichbare Ziele verfolgen. Die Therapie von Übergewicht und Adipositas umfasst eine **langfristige Gewichtsreduktion und -stabilisierung** sowie die **Verbesserung des aktuellen Ess- und Bewegungsverhaltens**. Komorbide Störungen sollten behandelt werden. Ist das Längenwachstum noch nicht abgeschlossen, sollte das Gewicht über einen längeren Zeitraum zumindest konstant gehalten werden. Passive Beschäftigungen wie TV-/PC-Konsum sollten zugunsten von körperlicher Aktivität reduziert werden. Dazu gehört mehr Bewegung im Alltag, zum Beispiel Treppensteigen statt Aufzug fahren, aber auch geeignete Sportarten (Schwimmen, Walking, Gymnastik). **Körperliche Aktivität** führt nicht nur zu den erwünschten körperlichen Veränderungen, sondern trägt außerdem zur Verbesserung der emotionalen Befindlichkeit und zur Steigerung des Selbstwertgefühls bei. Weiterhin ist es Ziel der Behandlung, **Problembewältigungsstrategien** zu vermitteln, erreichte Verhaltensänderungen langfristig sicherzustellen und die altersentsprechende körperliche, psychische und soziale Entwicklung zu fördern. Bei Jugendlichen gilt es außerdem, die altersgemäße Verselbständigung zu unterstützen.

Psychotherapie

Zur Behandlung der Adipositas wird in vielen Fällen die kognitive Verhaltenstherapie eingesetzt. Doch auch eine psychodynamisch orientierte Psychotherapie kann sinnvoll sein. Vor allem bei Kindern sind die Eltern unbedingt in eine Behandlung einzubeziehen. Es ist wichtig, die Erziehungspersonen, die in der Familie für das Einkaufen, Zubereiten und Kochen der Nahrungsmittel verantwortlich sind, intensiv zu schulen und zu beraten. Auch die Gepflogenheiten beim Tischdecken, Zusammensitzen und Beenden der Mahlzeiten sind zu thematisieren. Die Erziehungspersonen sollten ihre bisherigen Gewohnheiten in Frage stellen und zu einem bewussteren Verhalten hingeführt werden. Eine Psychotherapie kann nicht nur bei Adipositas-spezifischen Themen hilfreich sein, sondern auch bei der Bewältigung von Alltagssituationen und bei der Verbesserung familiärer Konfliktlösungsstrategien unterstützend wirken.

Die **kognitive Verhaltenstherapie** soll nicht nur dysfunktionale Gewohnheiten verändern, sondern auch neu erlernte Verhaltensweisen bei Ernährung und Bewegung stabilisieren. Im Rahmen der Therapie sollen die Betroffenen lernen, die Auslöser für problematisches Essverhalten zu identifizieren und diesen bewusst und gezielt entgegenzusteuern (Stimulus- und Selbstkontrolle). Durch soziales Kompetenztraining kann die Selbstsicherheit, Selbstbehauptung und Durchsetzungsfähigkeit verbessert werden. Ebenso wichtig ist es, Denkprozesse, Bewertungen, Vorstellungen und Erwartungen, die einer langfristigen Gewichtsreduktion im Wege stehen, zu erkennen und zu verändern. Im Rahmen einer **psychodynamisch orientierten Psychotherapie** werden im geschützten Rahmen der therapeutischen Beziehung Störungen des Selbstwertgefühls, belastende Ereignisse in der Vorgeschichte, innere Konflikte und Reifungskrisen bearbeitet.

Medikamentöse Therapie

Übergewicht und Adipositas bei Kindern und Jugendlichen werden **nur in Ausnahmefällen medikamentös** behandelt. Dies geschieht immer zusätzlich zu den bereits aufgeführten Therapiemaßnahmen. Eine Pharmakotherapie sollte nur bei Adipositas mit erheblicher Komorbidität und extrem erhöhtem Gesundheitsrisiko sowie bei Versagen einer längeren Therapie erwogen werden. Die Medikation richtet sich nach der Symptomatik und der Komorbidität. Obwohl **Appetitzügler** hemmend auf das Hungerzentrum im Gehirn wirken und den Appetit mindern, sind sie zur langfristigen Gewichtsreduktion nicht geeignet. Wegen der euphorisierenden Wirkung wird der Hunger nicht wahrgenommen und die Betroffenen fühlen sich zunächst sehr leistungsfähig. Dieser Effekt lässt jedoch durch eine rasch eintretende Gewöhnung schnell nach. Dann besteht die Gefahr, dass die Dosis gesteigert wird und sich eine Abhängigkeit entwickelt. Wenn überhaupt sollten Appetitzügler nur unter ärztlicher Aufsicht und nur kurzzeitig eingenommen werden.

Chirurgische Maßnahmen

Wenn bei extrem adipösen Patienten mit erheblicher Komorbidität sämtliche konservative Therapien gescheitert sind, besteht die Möglichkeit eines chirurgischen Eingriffs, bei dem ein **Magen-Bypass** angelegt, eine Magenteilresektion (Entfernung eines Teils des Magens) durchgeführt oder ein **Magenband** eingesetzt wird. Diese Maßnahme sollte jedoch nur als letzte therapeutische Möglichkeit erwogen werden. Die Betroffenen benötigen auf jeden Fall über den Eingriff hinaus eine langfristig ausgerichtete multimodale Behandlung, wie sie oben beschrieben wird.

Plastisch-ästhetische Operationen wie eine Fettabsaugung können zwar zu kurzfristigen optischen Verbesserungen führen. Diese sind aber in der Regel nicht von Dauer, weil es zu keiner Verhaltensänderung (Ernährungsumstellung, Bewegungssteigerung) kommt. **Kosmetische Operationen** wie die Entfernung von überschüssigen Bauchlappen nach erheblicher Gewichtsabnahme können dagegen im Einzelfall sinnvoll sein.

Wo gibt es psychotherapeutische Hilfe?

- Bei niedergelassenen Kinder- und Jugendpsychiatern
- Bei niedergelassenen Kinder- und Jugendpsychotherapeuten
- In spezialisierten Beratungsstellen und Therapiezentren

8.3 Der pädagogische Umgang

Allgemeine Anforderungen an Einrichtungen und Mitarbeiter

Hier gelten im Wesentlichen die Empfehlungen in analoger Weise, wie sie für Anorexie beschrieben werden. Einige Aspekte sind jedoch speziell bei Adipositas zu beachten.

Spezifische Empfehlungen

Werden übergewichtige oder adipöse Kinder und Jugendliche in einer Einrichtung der Jugendhilfe betreut, ist eine enge **Kooperation** mit dem behandelnden Arzt und Therapeut sowie mit der Familie notwendig. Dabei muss auch geklärt werden, ob die regelmäßigen durchzuführenden Gewichtskontrollen in der Einrichtung oder in einer ärztlichen Praxis durchgeführt werden.

Ein langfristiges Ziel ist die Entwicklung einer **ausgewogenen Lebensgestaltung**. Die Kinder und Jugendlichen sollten zwischen Phasen der Aktivität und bewusster Entspannung wechseln. Die kurz-, mittel- und langfristigen **Ziele sollten realistisch sein** und ebenso wie die einzelnen Schritte gemeinsam abgestimmt werden. Eine schnelle Gewichtsabnahme sollte gegenüber einer dauerhaften **Veränderung des Ess- und Bewegungsverhaltens** zurücktreten. Für alle Beteiligten muss klar erkennbar sein, wann ein Zwischenziel erreicht ist. Diese Leistung sollte man entsprechend anerkennen und durch Verstärkung würdigen. So kann zum Beispiel eine Gewichtsabnahme in Kilogramm mit Hilfe von aufgebauten Steinen oder gefüllten Päckchen optisch dargestellt werden. Eine geringe Gewichtsabnahme, die über einen festgelegten Zeitraum stabil bleibt, kann durchaus als Erfolg bewertet werden – selbst wenn das Kind oder der Jugendliche das Ergebnis zunächst als enttäuschend erleben mag.

Zu empfehlen sind **regelmäßige, gemeinsame Mahlzeiten** in angenehmer und entspannter Atmosphäre. Während des Essens sollten kritische Gesprächsthemen ebenso vermieden werden wie Ablenkungen durch Fernsehen oder Lesen. Ferner ist es günstig, die Kinder und Jugendlichen am Einkauf, der Planung, der Zusammenstellung und der Zubereitung der Nahrungsmittel zu beteiligen und sie altersangemessen und schrittweise die **Verantwortung für ihre Ernährung** übernehmen zu lassen. Dabei kann es empfehlenswert sein, die Portionsgröße vor dem Essen festzulegen. Einen Nachschlag sollte es frühestens nach einer Pause von 10–15 Minuten geben, denn erst dann setzt das Sättigungsgefühl ein. Wenn Kinder und Jugendliche mit Gewichtsproblemen bei den Mahlzeiten normale Mengen essen, sich ausreichend bewegen und trotzdem zunehmen, dann ist davon auszugehen, dass sie zwischendurch zusätzliche Kalorien zu sich nehmen. Bei der **Gewichtskontrolle** ist dann die Gewichtszunahme zu thematisieren und mit dem Kind oder Jugendlichen gemeinsam nach Lösungswegen zu suchen (zum Beispiel Einhaltung des Behandlungsvertrags, Streichen von Vergünstigungen). Schuldzuweisungen sind in diesem Zusammenhang wenig hilfreich. **Fast Food und Süßigkeiten** müssen nicht grundsätzlich vom Speiseplan gestrichen werden. Es empfiehlt sich jedoch, den Umgang damit vorab zu besprechen und klar zu regeln.

Zur **Adipositasprävention** ist es wichtig, dass die Kinder und Jugendlichen lernen, beim Essen auf ihr **Sättigungsgefühl** zu achten. Man sollte sie dazu anzuhalten, sich nur so viel auf den Teller zu nehmen, wie sie tatsächlich essen – und keinesfalls darauf bestehen, dass der Teller leer gegessen wird. Als Ziel sollte aber nicht nur die Gewichtsreduktion definiert werden. Wichtig sind auch Verhaltensweisen, die zu einer langfristigen **Veränderung der Lebensgewohnheiten** beitragen. Dabei sollten individuelle Stärken und Interessen im Vordergrund stehen. Jedes der betroffenen Kinder und Jugendlichen hat eigene Ressourcen hinsichtlich seiner kommunikativen Kompetenzen sowie ihrer, sozialen, kreativen oder intellektuellen Fähigkeiten. Es gilt, ihnen diese Tatsache bewusst zu machen, um so das Selbstbewusstsein und die Eigenakzeptanz zu stärken. Für die Betroffenen ist es wichtig, auch andere Verbesserungen im Blick zu behalten, zum Beispiel ihr Körperbefinden und ihr Durchhaltevermögen.

Übergewichtige Kinder und Jugendliche sind häufig **Hänseleien und Kränkungen** ausgesetzt. Darauf reagieren sie nicht selten wiederum mit übermäßigem Essen. Aufgabe der Pädagogen ist es dann, sie nach Möglichkeit zu schützen und anderen Kinder und Jugendliche Grenzen zu setzen. Zusätzlich ist es sinnvoll, in Absprache mit dem behandelnden Therapeuten Handlungsmöglichkeiten zu erarbeiten, mit denen sich das Kind oder der Jugendliche – im Sinne einer gesunden Selbstbehauptung – gegenüber solchen „Angriffen" abgrenzen kann. Mitarbeiter von Jugendhilfeeinrichtungen sollten sich ihrer **Vorbildfunktion** bewusst sein und das eigene Essverhalten im Hinblick auf die Nahrungsmittel, das Esstempo und die Genussfähigkeit reflektieren.

Notizen

9 Posttraumatische Belastungsstörung (PTBS)

Krisen, psychosoziale Belastungen und kritische Lebensereignisse („life events“) gehören zum normalen Leben dazu. Die Bewältigung solcher Belastungen ist Teil der allgemeinen menschlichen Erfahrung. Wenn sie mit den individuellen kognitiven, emotionalen und sozialen Ressourcen erfolgreich gemeistert und verarbeitet werden, stärkt dies das Zutrauen in die eigenen Fähigkeiten. Das Individuum gewinnt ein weiteres Stück Lebenserfahrung.

Es können aber auch **außergewöhnliche Lebensereignisse** auftreten, die für die meisten Menschen eine psychische Belastung darstellen. Dabei kann es sich um Naturkatastrophen, Kriege, Gewalttaten oder Unfälle handeln, denen der Betroffene ausgesetzt war oder die er als Augenzeuge miterlebt hat. Auch bedrohliche Veränderungen der sozialen Stellung oder des Beziehungsnetzes sowie der Tod naher Angehöriger können dazuzählen. Unmittelbar nach einem derartigen Erlebnis kommt es meistens zu einer **akuten Belastungsreaktion,** die sich in der Regel innerhalb von Stunden bis wenigen Tagen wieder zurückbildet. Typischerweise wechselt das Bild von vegetativen Symptomen wie Herzrasen (Tachykardie), Schweißausbrüchen, Atembeschwerden und Beklemmungsgefühlen hin zu einem Zustand der „Betäubung“ mit eingeschränkter Aufmerksamkeit, Bewusstseinseinengung und Desorientierung. Die Betroffenen sind angespannt, fühlen sich hilflos und haben Angst, die Kontrolle über sich nicht wiederzuerlangen. Sie sind reizbar und ziehen sich häufig aus sozialen Interaktionen zurück. Der Schweregrad dieser Reaktion hängt nicht nur von der Art und der Intensität der Belastung ab, sondern auch von den zur Verfügung stehenden Bewältigungsstrategien und von der individuellen Anfälligkeit, der Vulnerabilität. Das heißt: Nicht jeder entwickelt nach solch einem Ereignis eine akute Belastungsreaktion. Von einer **Posttraumatischen Belastungsstörung** (PTBS) spricht man erst, wenn es zu einer an-

Gängige Vorurteile

Eine PTBS ist eine häufige Reaktion auf außergewöhnliche Belastungen: Das stimmt nicht. Viele entwickeln eine vorübergehende Akute Belastungsreaktion, aber keine PTBS.

Nur psychisch labile Menschen entwickeln eine PTBS: Im Prinzip kann die Störung bei jedem entstehen, der einem belastenden Ereignis ausgesetzt war. Biologische, psychologische, medizinische und soziale Faktoren können das Risiko erhöhen. Es ist nicht sicher vorhersehbar, ob jemand eine PTBS entwickeln wird.

Das belastende Ereignis darf nicht angesprochen werden, weil sich sonst die Symptomatik verschlimmert: Grundsätzlich ist es hilfreich, offene Gesprächsangebote zu schaffen, in denen sich der Betroffene über sein Erleben äußern kann. Von einem forcierten Ansprechen ist allerdings abzuraten.

haltenden Reaktion mit zusätzlicher Symptomatik kommt. Sie folgt entweder nahtlos auf die Akute Belastungsreaktion oder tritt nach einem symptomfreien Intervall von wenigen Wochen bis sechs Monaten nach dem Ereignis auf.

Das **Forschungsinteresse** an psychischen und physischen Reaktionen auf Extrembelastungen wurde durch die beiden Weltkriege angestoßen, als die Symptomatik häufig auftauchte. Zunächst sah man die Störung als ein Zeichen von Schwäche oder als Simulation. Später bezeichnete man sie als Kriegs- oder Gefechtsneurose („shell shock"). Obwohl die Symptomatik bereits lange bekannt ist, wurde die PTBS zum ersten Mal in den USA im Zusammenhang mit der Behandlung von Vietnam-Veteranen als Störungsbild definiert. 1980 fand es als Diagnose Eingang in das damals gültige Diagnosesystem DSM-III. Die ICD-10 nahm die Störung als eigene Kategorie erst in den 1990er-Jahren auf. Lange Zeit herrschte die Meinung vor, dass Kinder keine PTBS entwickeln können, sondern leichtere Belastungsreaktionen zeigen. In beiden Diagnosesystemen gibt es bis heute keine speziellen Kriterien für Kinder und Jugendliche. Allerdings weisen Forschungsergebnisse darauf hin, dass sich die **Symptomatik insbesondere im Kindesalter im Vergleich zu Erwachsenen unterschiedlich** darstellt.

Ein seelisches Trauma oder **Psychotrauma** entsteht durch eine von außen einwirkende Verletzung der psychischen Integrität. Das löst einen Zustand von extremer Angst und Hilflosigkeit aus, der die Kompensationsmöglichkeiten des Individuums überfordert und zu einer tiefgreifenden Erschütterung des Selbst- und Weltverständnisses führt. Damit eine Situation traumatisierend wirkt, muss mindestens eines der folgenden Kriterien erfüllt sein: Hilflosigkeit beziehungsweise Ohnmacht, Schuldgefühle, starke persönliche Betroffenheit, Bedrohung von Leib und Leben oder die subjektiv besonders stark empfundene Intensität des Ereignisses. Häufig – wenn auch sachlich nicht korrekt – wird die traumatisierende Situation selbst als Trauma bezeichnet.

In diesem Kapitel wird die PTBS als **Folgeerkrankung eines einmaligen Ereignisses oder einer zeitlich begrenzten Ereignisfolge** beschrieben und nicht als Folge einer langdauernden, wiederholten Extrembelastung.

Für Kinder und Jugendliche, die über einen längeren Zeitraum und wiederholt Gewalt- oder Missbrauchserfahrungen erlitten haben, wird gegenwärtig der Begriff einer **Entwicklungstrauma-Störung** („developmental trauma disorder") diskutiert.

9.1 Grundlagen

9.1.1 Symptomatik

Die PTBS äußert sich in emotionalen und körperlichen Reaktionen, im Verhalten sowie in der Wahrnehmung. Dabei handelt es sich um eine **verzögerte oder verlängerte (protrahierte) Symptomatik**, die erst Tage, Wochen oder auch Monate nach dem Ereignis auftritt. Entscheidend für die Schwere der Symptomatik ist nicht allein die Tatsache, wie gravierend das Ereignis objektiv war, sondern wie es subjektiv empfunden und bewertet wurde. Zudem beeinflusst die Art des Ereignisses die Schwere der Symptome. **Symptome**, die typischerweise auftreten, sind Wiedererleben, Vermeidungsverhalten, autonome Übererregung, Erinnerungslücken, dissoziative Symptome und emotionales Betäubtsein.

Das **Wiedererleben** äußert sich darin, dass das Ereignis immer wieder in spontan wiederkehrenden belastenden Erinnerungen und Träumen (Albträume) auftritt. Betroffene berichten, dass sich die Gedanken an das Ereignis geradezu aufdrängen (Intrusionen). Auch sogenannte „Flashbacks" können vorkommen. Bei diesen real wirkenden Erinnerungen haben die Betroffenen plötzlich das Gefühl, tatsächlich wieder in der belastenden Situation zu sein und reagieren entsprechend mit Angst, Panik, Zittern, Schweißausbrüchen und Herzrasen. „Flashbacks" können durch innere oder äußere Reize ausgelöst werden, die auf irgendeine Weise an das Ereignis erinnern. Als solche Auslöser (Trigger) können zum Beispiel Gerüche, Gegenstände oder Geräusche wirken, aber auch situative Gegebenheiten, die ähnliche körperliche und psychische Reaktionen bei den Betroffenen hervorrufen. Da die Erinnerung an das belastende Ereignis als sehr unangenehm empfunden wird, zeigen viele Betroffene ein ausgeprägtes **Vermeidungsverhalten**. Sie versuchen alles zu umgehen, was im weitesten Sinne mit dem Erlebnis zu tun hat oder sie daran erinnern könnte. Sie weichen Gesprächen zum Thema aus und meiden das Aufsuchen bestimmter Orte und Situationen. Auch Gedanken, Gefühle und Erinnerungen an das Geschehen werden verdrängt. Die Vermeidung geht oft mit einem sozialen Rückzug einher.

Häufig zeigen die Betroffenen Anzeichen einer **autonomen Übererregung**, die auch als Hyperarousal bezeichnet wird. Der Körper befindet sich in einem permanenten Alarmzustand, einhergehend mit dem objektiv unbegründeten Gefühl, in Gefahr zu sein. Hinzu kommt eine erhöhte Wachsamkeit (Vigilanzsteigerung) im Hinblick auf potentiell bedrohliche Reize. Die Betroffenen wirken misstrauisch und zeigen eine gesteigerte Reizbarkeit bis hin zu Wutausbrüchen. Charakteristisch ist auch eine starke Schreckhaftigkeit („startle-response“). Schon banale Reize, wie das Klingeln des Telefons, können einen Panikzustand mit Schweißausbrüchen und Zittern hervorrufen. Ein- und Durchschlafprobleme sowie Konzentrationsschwierigkeiten sind häufig. Darüber hinaus kann es auch zu **Erinnerungslücken** kommen, so dass Teile des Geschehens nicht erinnert werden können (Teilamnesie). Die Betroffenen können sich beispielsweise nicht daran erinnern, wie sie von dem Ort des Geschehens weggekommen sind. Auch **dissoziative Symptome** sind möglich. Der Begriff „Dissoziation“ bedeutet so viel wie „Trennung“ oder „Zerfall“. Man versteht darunter, dass normalerweise zusammengehörige Informationen, Wahrnehmungen oder Gedanken nicht miteinander in Verbindung gebracht werden können. So werden die unterschiedlichen Sinneseindrücke des belastenden Erlebnisses (Bilder, Geräusche, Gerüche, Körperempfindungen) nicht mit den dazugehörigen Gefühlen, Gedanken und Erfahrungen in Beziehung gesetzt. Daher können sie nicht in Bewusstsein, Gedächtnis und Selbstbild integriert werden. Die Betroffenen beschreiben ein **emotionales Betäubtsein** und können Emotionen wie Wut oder Zuneigung nur noch eingeschränkt empfinden. Häufig wirken sie freud- und teilnahmslos und vernachlässigen ihre Alltagspflichten.

Wann spricht man von einer PTBS?

Nach den Kriterien der ICD-10 ist eine PTBS als protrahierte – also verzögerte – Reaktion auf ein identifizierbares, außergewöhnlich belastendes Ereignis definiert. Eine PTBS liegt vor, wenn folgende Symptome innerhalb von sechs Monaten nach einem Belastungsereignis oder im Rahmen einer länger andauernden Belastung auftreten:

- wiederholte, sich aufdrängende Erinnerungen des Erlebten
- Wiederinszenierungen in Gedanken oder Träumen
- Erinnerungslücken
- Abstumpfung der Gefühle, emotionaler Rückzug
- Vermeidung von Reizen, die im Zusammenhang mit dem Ereignis stehen
- vegetative Übererregtheit, die sich in Schlafstörungen, Schreckhaftigkeit, Reizbarkeit und extremer Wachsamkeit äußert.

Die **Symptomatik bei Kindern** weist – im Unterschied zu Erwachsenen – einige altersspezifische Unterschiede auf. Weil viele Symptome aus den Bereichen Wiedererleben und Vermeidung erfragt werden müssen, setzt die Diagnosestellung nach ICD-10 ein gewisses Maß an verbaler Ausdrucksfähigkeit bei den Betroffenen voraus. Da Säuglinge und Kleinkinder hierüber noch nicht Auskunft geben können – und sich die Symptome nur begrenzt aus dem Verhalten rückschließen lassen – ist die Diagnosestellung in dieser Altersgruppe besonders schwierig. Untersuchungen an **Säuglingen und Kleinkindern**, die belastenden Ereignissen ausgesetzt waren, zeigen aber, dass bestimmte Verhaltensweisen bereits vor dem ersten Lebensjahr als Ausdruck einer PTBS identifiziert werden können. So wurden bei Säuglingen und Kleinkindern nach einer Konfrontation mit entsprechenden Hinweisreizen erhöhte Irritierbarkeit, körperliche Unruhe sowie vermehrtes Schreien beobachtet.

Kinder im **Vorschul- und Schulalter** reagieren häufig mit neuen und plötzlich auftretenden Ängsten – oft Trennungsangst – sowie mit Anklammerung und aggressiven Verhaltensweisen. Auch ein Wiederauftreten von Daumenlutschen, Einnässen oder Einkoten kann beobachtet werden.

Das Wiedererleben der belastenden Situation kann sich darin äußern, dass die Kinder Teile des Geschehens wiederholt im Spiel nachstellen. Sie versuchen dadurch, Kontrolle über die Situation und über ihre Gefühle zu bekommen. Manche Kinder beginnen, überall böse Vorzeichen zu sehen und verlieren die Zuversicht in eine gute Zukunft. In vielen Situationen wirken die Kinder teilnahmslos und haben Angst vor der Dunkelheit oder vor dem Alleinsein. Sie leiden häufig unter Schlafstörungen und Albträumen und klagen über körperliche Symptome wie Bauch- und Kopfschmerzen. Hinzu kommen Aufmerksamkeits- und Konzentrationsprobleme, die wie Vergesslichkeit und Gedankenlosigkeit erscheinen und sich bei Schulkindern in sinkenden Schulleistungen bemerkbar machen können.

Bei **Jugendlichen** decken sich die Symptome weitgehend mit denen der Erwachsenen. Ihre Gedanken sind häufig von Hoffnungslosigkeit geprägt und sie sehen keine Perspektive für sich. In der Folge besteht die Gefahr, dass sie ihre Lebensplanung aufgeben und die Schule oder die Ausbildung abbrechen.

9.1.2 Diagnostik

In der Regel werden bei Kindern die engeren Bezugspersonen in den diagnostischen Prozess einbezogen. Besonders wichtig ist das Gespräch mit den Eltern. Dabei ist zu beachten, dass die Auskunft der Eltern differenziert betrachtet werden muss, wenn sie selbst beteiligt sind – sei es in der Rolle des Täters bei einer Misshandlung oder einem Missbrauch, sei es als selbst betroffenes Opfer, zum Beispiel bei einem Unfall. Abhängig vom Ereignis können auch Gespräche mit anderen Bezugspersonen wie Lehrern oder Erziehern notwendig sein. Mögliche negative Folgen für das Kind, die durch das **Einbeziehen von Bezugspersonen** entstehen könnten, müssen sorgfältig abgewogen werden. Jüngere Kinder, die noch nicht in der Lage sind, über das Ereignis zu sprechen, können durch **Spielen, Malen und andere gestalterische Verfahren** ihr Erleben ausdrücken. Ältere Kinder und Jugendliche sind aufgrund ihrer Entwicklung meist in der Lage, sich über das Erlebte sprachlich zu äußern. Sie sollten dazu ermuntert werden, frei über Ihre Gedanken und Erlebnisse zu berichten. Eine forcierte Befragung sollte aber vermieden werden. Wenn es nicht gelingt, mit den Betroffenen ins Gespräch zu kommen, sollte man ihnen Zeit lassen und sie **nicht unter Druck** setzen. Sie sollten aber trotzdem immer wieder ermutigt werden, sich zu äußern.

9.1.3 Ätiologie

Das bio-psycho-soziale Modell

Die Ausgangsbedingung für die Entwicklung einer PTBS ist das Erleben eines belastenden Ereignisses oder einer außergewöhnlichen Bedrohung. Grundsätzlich ist eine Manifestation ohne erkennbare Risikofaktoren möglich. Das bio-psycho-soziale Modell zeigt Faktoren auf, die die Wahrscheinlichkeit erhöhen, in der Folge eine PTBS zu entwickeln.

Zu den **biologischen Faktoren** gehört eine Reihe von hormonellen Reaktionen. In einer bedrohlichen Situation löst die Ausschüttung von Stresshormonen eine physiologische Stressreaktion aus. Das führt zu Reaktionsmustern, die den Organismus auf Kampf- oder Fluchthandlungen vorbereiten. Bei einer Akuten Belastungsreaktion befindet sich der Körper in einer akuten Reaktionsbereitschaft. Meistens normalisieren sich nach dem Ende des Ereignisses die körperlichen und psychischen Funktionen wieder. Bei einer PTBS tritt diese Normalisierung nicht ein. Die ursprünglich sinnvolle Reaktion wird nicht nur aufrechterhalten, sondern durch alltägliche, objektiv neutrale Auslöser wie das Klingeln eines Telefons verstärkt. Die stressbedingte hormonelle Ausschüttung bleibt dauerhaft erhalten und führt zu einer permanenten Reaktionsbereitschaft (Hyperarousal). Mit modernen bildgebenden Verfahren lässt sich zeigen, dass die langanhaltende extreme Reaktionsbereitschaft auch morphologische Veränderungen der Hirnstruktur verursachen kann. Ferner sind psychiatrische und somatische Vorerkrankungen als Risikofaktoren anzusehen.

Eine Reihe von **psychologischen Faktoren** spielt ebenfalls eine Rolle bei der Manifestation einer PTBS. Störungen bei der Entwicklung einer stabilen Bindung, Veränderungen und Besonderheiten der Affektregulation, Aspekte der Furchtkonditionierung sowie fehlende kompensatorische Fähigkeiten (Resilienzfaktoren) können zur Entwicklung einer PTBS beitragen.

Für die Entstehung einer PTBS sind auch einige **soziale Faktoren** von Bedeutung. Kinder aus Familien, die über eine adäquate Konfliktbewältigungskompetenz verfügen, entwickeln deutlich seltener eine PTBS. Darüber hinaus wirkt sich ein stabiles Umfeld mit tragfähigen sozialen Beziehungen im Alltag bei einer bestehenden Symptomatik positiv aus. Als ein ungünstiger Einflussfaktor gilt vor allem ein Mangel an sozialer Unterstützung. Auch belastende Lebensumstände wie Armut, Arbeitslosigkeit oder schwere Krankheiten im näheren Umfeld sind ungünstige Voraussetzungen, um das Ereignis erfolgreich zu bewältigen. Zudem können frühere belastende und nicht verarbeitete Lebensereignisse der Eltern Risikofaktoren für die Entstehung einer PTBS bei Kindern darstellen, da sie selbst noch beeinträchtigt sind und nicht als positives Modell zur Verfügung stehen.

Weitere theoretische Erklärungsmodelle

Es existieren **zwei verhaltenstherapeutische Modelle**, die Erklärungsansätze liefern. Das **lerntheoretische Modell** erklärt die Entstehung einer PTBS durch Angstkonditionierung. Nach dem Erleiden eines belastenden Ereignisses kann es dazu kommen, dass ursprünglich neutrale Reize, die an das Geschehen erinnern, mit Angst oder mit dem Gefühl einer Bedrohung gekoppelt werden (klassische Konditionierung). Das ist beispielsweise der Fall, wenn ein durch Kriegserlebnisse traumatisierter Mensch auf einen lauten Knall mit Angst reagiert, weil er den Sinneseindruck mit einem Gewehrschuss assoziiert. Werden nun die entsprechenden Reize vermieden, reduziert sich die Angst. Das Vermeidungsverhalten wird dadurch aufrechterhalten (operante Konditionierung). Nach **kognitiven Modellen** werden durch das belastende Ereignis die fundamentalen Überzeugungen der Betroffenen über sich selbst und die Umwelt erschüttert. Vor allem Kinder und Jugendliche sind besonders anfällig, da die Entwicklung wichtiger, im Gedächtnis repräsentierter Einstellungen, Interpretationen und Bewertungen (kognitive Schemata) noch nicht abgeschlossen ist. So können sich dysfunktionale Denkmuster herausbilden, die sich auf das weitere Leben ungünstig auswirken. Ein Kind, das zum Beispiel Opfer eines Missbrauchs wurde, wird unter Umständen ein Denkmuster entwickeln, das durch Misstrauen gegenüber den Mitmenschen geprägt ist. Weitere Beispiele sind Überzeugungen wie „Die Welt ist schlecht“ oder „Ich bin schwach und kann mich nicht wehren“. Ungünstige Denkmuster, die bereits vor dem belastenden Ereignis vorhanden waren, können sich verfestigen.

Das **psychodynamische Erklärungsmodell** basiert auf den Erkenntnissen der Psychoanalyse. Während des belastenden Ereignisses erlebt der Betroffene ein Gefühl völliger Hilflosigkeit. S. Freud, definierte das „Trauma“ als Geschehen, das so überwältigend auf die Psyche wirkt, dass die Ich-Mechanismen aufgrund der Überforderung nicht mehr funktionieren. Eine angemessene Bewältigung wird dadurch unmöglich. Da dieses Gefühl der extremen Hilflosigkeit in der Regel anhält und nur schwer aushaltbar ist, kann das psychische Gleichgewicht nicht wiederhergestellt werden. Um sich vor weiteren Belastungen aufgrund der wiederkehrenden Erinnerungen zu schützen, versucht die Psyche, die Erinnerungen an das überwältigende Ereignis zu unterdrücken. Zur gleichen Zeit versucht sie aber auch, das Geschehene zu verarbeiten und das Gefühl der existentiellen Hilflosigkeit zu überwinden, indem sie die Erinnerungen fast zwanghaft wieder an die Oberfläche bringt. Der Betroffene pendelt ständig zwischen zwei gegensätzlichen Zuständen: einerseits der „Leugnung“ des Ereignisses (Vermeidung, Dissoziation) und andererseits den sich immer wieder quälend aufdrängenden Erinnerungen (Intrusionen). Diese gegensätzlichen Bestrebungen bilden aus psychoanalytischer Sicht die Grundlage eines intrapsychischen Konflikts.

9.1.4 Verlauf

Verschiedene Faktoren können den Verlauf der PTBS beeinflussen. Dazu gehören das **Ausmaß der subjektiv erlebten Bedrohung**, die **Intensität der Angst während des Ereignisses** und die **durch das Ereignis ausgelösten Veränderungen der Lebenssituation.** Auch spielt es eine Rolle, ob das Geschehen durch Menschen verursacht wurde (**man-made-desaster**) oder ob es sich zum Beispiel um eine Naturkatastrophe gehandelt hat. Naturkatastrophen werden eher als Schicksalsschlag akzeptiert, da sie in der Regel nicht in der Verantwortung einer Person liegen. Körperliche und seelische Verletzungen, die durch Menschen verursacht werden, werden im Allgemeinen schlechter bewältigt. Das Gerechtigkeitsempfinden ist hier stärker betroffen, und das Bedürfnis nach einer Wiedergutmachung oder Bestrafung des Täters beziehungsweise des Verantwortlichen ist oft groß. Zusätzlich beeinflussen **psychosoziale Umstände** den Verlauf. Ungünstig wirken vor allem soziale Schwierigkeiten wie fehlender Schulabschluss oder Arbeitsplatzverlust sowie bereits vorher bestehende (prämorbide) psychiatrische Störungen. Positive Einflussfaktoren sind eine gute soziale Unterstützung und adäquate Bewältigungsstrategien der Familie. Für das Kindes- und Jugendalter gibt es aktuell kaum Studien zum Langzeitverlauf. Es wird aber angenommen, dass das **Chronifizierungsrisiko** – ähnlich wie bei einer PTBS im Erwachsenenalter – hoch ist. Bei der Mehrheit der Betroffenen bleiben die Symptome über einige Jahre bestehen. Ein extrem belastendes Ereignis kann die gesunde **Entwicklung der kognitiven Fähigkeiten, der sozialen Kompetenzen und der Persönlichkeit** beeinträchtigen. Das Risiko für das Entstehen psychischer Störungen sowie für Suizidalität im weiteren Verlauf des Lebens ist erhöht.

In manchen Fällen entwickelt sich eine „**Anhaltende Persönlichkeitsänderung nach Extrembelastung**“. Sie ist nach ICD-10 unter anderem gekennzeichnet durch eine feindliche oder misstrauische Haltung gegenüber der Welt, durch sozialen Rückzug, durch Gefühle der Leere oder Hoffnungslosigkeit und durch ein chronisches Empfinden von Nervosität oder Bedrohung. Die Störung gilt als irreversibel und kann sich sowohl aus einer PTBS heraus als auch unabhängig davon nach einem belastenden Ereignis entwickeln.

Häufigkeit

Die aktuell vorliegenden wissenschaftlichen Untersuchungen zeigen sehr unterschiedliche Zahlen zur Erkrankungshäufigkeit (Prävalenz), so dass dazu keine aussagekräftigen Angaben möglich sind.

9.1.5 Differentialdiagnosen

Psychiatrische Störungen

Diagnostisch ist die PTBS gegenüber der Akuten Belastungsreaktion und der Anpassungsstörung abzugrenzen. Allen drei Störungsbildern liegt ein auslösendes Ereignis zugrunde. Bei der **Akuten Belastungsreaktion** tritt die Symptomatik unmittelbar nach dem Ereignis auf und hält im Gegensatz zur PTBS nur wenige Stunden bis höchstens einige Tage an. Bei der **Anpassungsstörung** handelt es sich bei den auslösenden Ereignissen meist um grundlegende Lebensveränderungen wie die Beendigung einer Liebesbeziehung, die Scheidung der Eltern oder der Tod einer nahe stehenden Person. Diese Ereignisse stellen zwar erhebliche psychosoziale Belastungen dar, sind aber in ihrem Ausmaß „objektiv" gesehen keine Katastrophen und nicht mit einer Gefahr für Leib und Leben verbunden. Die Symptomatik kann mit depressiven Symptomen, Angstsymptomen sowie mit Verhaltensauffälligkeiten einhergehen.

Körperliche Ursachen

Es können keine speziellen Krankheitsbilder hervorgehoben werden, da sich einzelne Symptome einer PTBS bei einer ganzen Reihe von somatischen Erkrankungen beobachten lassen. Deshalb ist es notwendig, körperliche Störungen bei der Diagnostik einer PTBS auszuschließen.

9.1.6 Komorbidität

Entwickelt ein Kind oder Jugendlicher eine PTBS, besteht ein erhöhtes Risiko, dass sich im Verlauf des weiteren Lebens zusätzliche psychiatrische Störungen manifestieren. Oft handelt es sich um **Angststörungen** und **Depressionen**, aber auch um **Somatoforme Störungen**. Substanzmissbrauch kommt häufig vor und kann sich bis hin zum **Abhängigkeitssyndrom** entwickeln. Medikamente, Alkohol und Drogen werden im Sinne einer Selbstmedikation eingesetzt, um Angstgefühle zu „betäuben" oder den psychischen Erregungszustand zu dämpfen.

9.2 Kinder- und Jugendpsychiatrische Behandlungsmöglichkeiten

Bei einer PTBS ist eine psychotherapeutische Behandlung unverzichtbar. Bewährt haben sich die **kognitive Verhaltenstherapie**, die **tiefenpsychologisch fundierte Psychotherapie** sowie **traumaspezifische Techniken** (zum Beispiel EMDR).

Ein wichtiges Element ist die **Psychoedukation**, die am Beginn der Behandlung steht. Dabei erhalten Patienten und Angehörige Informationen über die Symptomatik und die Behandlungsmöglichkeiten.

Ziel der Therapie ist es, dass die Betroffenen ein Verständnis für ihre Situation entwickeln, Handlungsspielräume im Alltag zurückgewinnen und mittelfristig das belastende Geschehen bewältigen, um einen chronischen Verlauf der Störung zu verhindern. Ferner gilt es, dem Vermeidungsverhalten entgegenzuwirken, das sich nicht nur im täglichen Leben, sondern auch im Rahmen der Therapie zeigen kann. Wer eine schwere Belastung erlitten hat, erlebt sich häufig in alltäglichen Situationen als hilflos und ist nicht mehr in der Lage, einfachste Entscheidungen zu treffen. Eine therapeutische Stärkung der Selbstwirksamkeit kann dazu beitragen, dass die Betroffenen ihr Leben wieder aktiver

Ambulant oder stationär?

Die Behandlung kann ambulant, teilstationär oder stationär erfolgen. In schweren Fällen mit häufigen Panikattacken, ausgeprägter depressiver Reaktion, schweren komorbiden Störungen sowie starker Beeinträchtigung des täglichen Lebens kann eine stationäre Behandlung notwendig sein.

in die Hand nehmen. Sie gewinnen die Fähigkeit zurück, in alltäglichen Dingen wieder selbst zu entscheiden und zu handeln.

9.2.1 Das multimodale Behandlungskonzept

Zur Behandlung einer PTBS werden mehrere therapeutische Techniken kombiniert. Der **individuelle Behandlungsplan** richtet sich nach der Art des Ereignisses, dem Ausmaß der Beeinträchtigung, dem Alter des Kindes oder Jugendlichen und nach den **Unterstützungsmöglichkeiten der Eltern**. Es ist bei einer PTBS von Bedeutung, die Eltern in das therapeutische Behandlungskonzept einzubeziehen, sofern sie nicht als Täter beteiligt waren. Dabei ist es wichtig, ihr Bewältigungsverhalten und ihre Fähigkeit zur emotionalen Unterstützung einzuschätzen, weil beides einen wesentlichen Einfluss auf den Verlauf hat. Unmittelbar nach dem belastenden Ereignis ist es wichtig, dass die Betroffenen an einen **sicheren Ort** gebracht werden. Vor allem nach Ereignissen in der eigenen Wohnung oder innerhalb des häuslichen Rahmens ist diese Maßnahme besonders zu beachten. Bei Gewalt oder Missbrauch in der Familie müssen die Kinder und Jugendlichen außerhalb der Familie untergebracht werden. Die Behandlung kann als **ambulante, teilstationäre oder vollstationäre Therapie** durchgeführt werden. Eine stationäre Aufnahme ist notwendig bei starker Beeinträchtigung des Alltagslebens, schweren komorbiden Störungen und Suizidgefahr.

Psychotherapie

Die **kognitive Verhaltenstherapie** arbeitet mit verschiedenen Therapieelementen. Zur Verbesserung ihrer individuellen Bewältigungsstrategien lernen die Kinder und Jugendlichen, mögliche Auslöser für Ängste früh zu erkennen und ihnen entgegenzuwirken. Hier haben sich Entspannungsverfahren wie die Progressive Muskelrelaxation bewährt. Die Methode der kognitiven Umstrukturierung hilft, unangemessene (dysfunktionale) Denkmuster und Reaktionen, die mit dem belastenden Ereignis in Zusammenhang stehen, zu erkennen (zum Beispiel: „Ich ziehe das Unglück an“). Ziel ist deren Neubewertung, um zu einer realistischen Einschätzung des Ereignisses sowie des eigenen Erlebens und Handelns zu kommen. Bei ausreichender Stabilisierung des Betroffenen und nach sorgfältiger Abwägung der Indikation kann in Einzelfällen eine **Expositionstherapie** zur Anwendung kommen. Stufenweise und mit therapeutischer Begleitung werden die Betroffenen an die belastenden Auslöser herangeführt. Die Exposition geschieht vorwiegend auf der Vorstellungsebene (in sensu), später manchmal auch in realen Situationen (in vivo). Der behandelnde Therapeut muss dafür sorgen, dass ein objektiv sicherer Rahmen zur Verfügung steht und der Betroffene nicht überfordert wird. Durch die Behandlung sollen realistische Sicherheitsüberzeugungen wiederhergestellt und eine Neubewertung des Erlebten (Neusynthese) ermöglicht werden. Allerdings ist es wichtig, dass diese Expositionstechniken von speziell für dieses Störungsbild ausgebildeten und erfahrenen Therapeuten geleistet werden, da es sonst zu einer Re-Traumatisierung der Betroffenen kommen kann.

Psychodynamische Therapien unterstützen die Betroffenen darin, das belastende Ereignis zu verarbeiten und als biografische Erfahrung zu integrieren. Im geschützten Rahmen der Therapie erfolgt eine behutsame Annäherung an die belastende Situation und die damit verbundenen Emotionen. Um sie zum Ausdruck zu bringen, können neben dem Gespräch gestalterische und darstellerische Verfahren zum Einsatz kommen. Durch Stützung der Ich-Funktionen werden die Selbstwirksamkeit und die Erweiterung der eigenen Handlungsspielräume gefördert.

Das so genannte **EMDR** (Eye Movement Desensitization and Reprocessing) nach F. Shapiro wird häufig in Kombination mit anderen psychotherapeutischen Verfahren eingesetzt. Es kann frühzeitig in der Behandlung eingesetzt werden. Bei der EMDR-Methode soll sich der Betroffene bewusst an Traumainhalte erinnern. Währenddessen bewegt der Therapeut den Finger oder einen Gegenstand vor den Augen des Betroffenen gleichmäßig hin und her. Mit den Augen soll dieser Bewegung gefolgt werden. Warum das Verfahren wirksam ist, ist nicht eindeutig geklärt. Man nimmt jedoch an, dass durch die bilaterale Stimulation beide Gehirnhälften aktiviert und synchronisiert werden, wodurch die belastende Erfahrung einer Bearbeitung besser zugänglich wird.

Alle Behandlungsmöglichkeiten der Kinder- und Jugendpsychiatrie greifen in der Regel erst, wenn sich eine PTBS bereits entwickelt hat. Für die **Prävention** einer PTBS ist es jedoch wichtig, die Zeit unmittelbar nach einem belastenden Ereignis zu nutzen. Hier sind vor allem psychosoziale Akuthilfen sinnvoll. Qualifizierte Hilfen werden noch nicht flächendeckend angeboten; bei Bedarf sollte man sich an die zuständige kassenärztliche Vereinigung wenden.

Medikamentöse Therapie

Spezifische Medikamente zur Behandlung der PTBS gibt es nicht. Eine medikamentöse Therapie erfolgt symptomorientiert sowie gegebenenfalls bei bestehender psychiatrischer Komorbidität. Benzodiazepinhaltige Medikamente zur Beruhigung und Angstlösung sollten nur zeitlich begrenzt eingenommen werden. Sie haben ein hohes Suchtpotential, durch das Jugendliche mit einer PTBS besonders gefährdet sind.

Wo gibt es psychotherapeutische Hilfe?

- Bei niedergelassenen Kinder- und Jugendpsychiatern
- Bei niedergelassenen Kinder- und Jugendlichenpsychotherapeuten
- In stationären Einrichtungen wie Kliniken und Therapiezentren
- In spezialisierten Traumazentren

9.3 Der pädagogische Umgang

Mitarbeiter in Einrichtungen der Jugendhilfe werden häufig mit den Folgen von Extremsituationen bei Kindern und Jugendlichen konfrontiert. Dabei kann es sich um „**Entwicklungstrauma-Störungen**“ als Folge einer langanhaltenden, wiederholten Belastung handeln oder um eine **PTBS nach einem einmaligen Ereignis**.

Allgemeine Anforderungen an Einrichtungen und Mitarbeiter

Um den Betroffenen die Anwendung der therapeutisch erarbeiteten Bewältigungstechniken auch im Alltag zu erleichtern, ist eine gute **Kooperation** zwischen den Mitarbeitern der Einrichtung und den Therapeuten notwendig. Der Umgang mit traumatisierten Kindern und Jugendlichen stellt eine besondere Herausforderung an die Bezugspersonen dar. Nicht selten fühlen sich Mitarbeiter persönlich betroffen von den schwierigen Schicksalen, die möglicherweise auch eigene biografische Erfahrungen wachrufen. Im schlimmsten Fall kann es zu einer sekundären Traumatisierung bei den Helfern kommen, einhergehend mit Schlafstörungen, Konzentrationsstörungen oder depressiven Symptomen. Um dem entgegenzuwirken, sind – neben fundierten Fachkenntnissen – vor allem **Selbstreflexion und Supervision** hilfreich.

Für Kinder und Jugendliche mit einer PTBS ist die Gewährleistung von **Sicherheit und Schutz** zwingend notwendig. Vor allem bei jungen Menschen, die einem gewalttätigen Übergriff ausgesetzt waren, sollte man bei der Auswahl einer Jugendhilfeeinrichtung auf die Gruppenzusammensetzung achten, um eine Retraumatisierung durch gewaltbereite Kinder und Jugendliche zu vermeiden. Traumatisierte Kinder und Jugendliche benötigen einen **stabilen Rahmen** und feste Ansprechpartner, an die sie sich vertrauensvoll wenden können und von denen sie sich unterstützt fühlen. Ein häufiger Wechsel der Bezugspersonen ist ungünstig.

Viele Betroffene zeigen sich besonders empfindlich gegenüber Veränderungen. Ein **klar strukturierter, vorhersehbarer Tagesablauf** erleichtert ihnen, sich im Alltag zurechtzufinden. Wiederkehrende Rituale sowie klare Regeln und Strukturen sind hilfreich, um allmählich wieder ein Gefühl von Sicherheit zu entwickeln. Die Orientierung an den Interessen und Ressourcen der Kinder und Jugendlichen unterstützt die Stärkung der Selbstwirksamkeit und des Selbstwertgefühls.

Spezifische Empfehlungen

In Gesprächen über das erlebte Trauma sollte man darauf achten, den Fokus auf die objektiven Tatsachen des Geschehens zu richten. Es gilt, eine Emotionalisierung zu vermeiden. Zudem sollte die **professionelle Distanz** gewahrt und keine „co-therapeutische" Beziehung neben der eigentlichen Behandlung aufgebaut werden.

Aufgrund der seelischen Erschütterung mit Verlust des Wertesystems und des Weltbilds fühlen sich viele Betroffene hilflos und ausgeliefert. In der Folge fällt es ihnen zunächst schwer, Entscheidungen zu treffen, die sie vor dem Ereignis ohne weiteres hätten treffen können. **Entscheidungsprozesse sollten daher transparent** gestaltet, die Betroffenen gut informiert und nach Möglichkeit miteinbezogen werden. Dabei ist es wichtig, von Zeit zu Zeit einzuschätzen, inwieweit ein Kind oder Jugendlicher überhaupt in der Lage ist, Entscheidungen zu treffen. Eine zu große Erwartung kann hier zur Überforderung führen. Je mehr es aber gelingt, den Betroffenen zu beteiligen, umso eher kann er die Kontrolle über das eigene Leben zurückgewinnen und das Gefühl der Hilflosigkeit überwinden. Die Mitarbeiter sollten die Symptomatik einer Posttraumatischen Belastungsstörung kennen, um **auffälliges Verhalten angemessen einschätzen** zu können. Trotzdem sollte man darauf vorbereitet sein, dass es im Alltag immer wieder zu schwer nachvollziehbaren Reaktionen und auffälligen Verhaltensweisen kommen kann.

Gerade die **Flashbacks** stellen für die Jugendlichen eine massive Belastung dar. Sie treten vor allem im Alltag und nicht in der therapeutischen Situation auf. In der Regel haben die Betroffenen – im Rahmen ihrer Psychotherapie – Selbstkontrollstrategien zur Unterbrechung von Flashbacks erlernt. Diese Techniken sollten in der Einrichtung bekannt sein, so dass die Jugendlichen bei Bedarf darin unterstützt werden können, diese Strategien anzuwenden. Um vor dem Wiedererleben zu schützen, kann es vorübergehend notwendig sein, bestimmte Situationen zu vermeiden. Das gilt besonders, wenn Aktivitäten, Gegenstände oder Filme als **Trigger** zu einer Zunahme der Symptomatik führen. Auch hier sollte gegebenenfalls Rücksprache mit dem Therapeuten gehalten werden. Besonders jüngere Kinder spielen häufig die traumatisierende Situation nach. Dabei werden die Ereignisse nicht unbedingt aus der Sicht des Betroffenen dargestellt (Rollenumkehr). Dieses **Nachspielen** kann ein Bewältigungsversuch sein. Entsteht jedoch der Eindruck, dass es zu einem permanenten Wiedererleben des traumatisierenden Geschehens führt, sollten Betreuer ihr Verhalten mit dem behandelnden Therapeuten abstimmen. Im Einzelfall kann es sinnvoll sein, das Spiel in geeigneter Form zu unterbrechen.

Manchmal wird geraten, nicht über das traumatisierende Ereignis zu sprechen, um die Betroffenen nicht zusätzlich zu belasten. Das entspricht aber nicht immer ihren Bedürfnissen. Eine Tabuisierung des Themas ist nicht hilfreich, ebenso wenig wie das Aufdrängen von Gesprächen. Signalisiert ein Kind oder Jugendlicher jedoch den Wunsch **über das Geschehene zu sprechen**, sollte diesem Bedürfnis Raum gegeben werden. Oftmals kommt dieses Anliegen spontan und in vielleicht „unpassenden" Situationen. Dennoch kann es sinnvoll sein, den Wunsch aufzugreifen und – falls ihm nicht sofort entsprochen werden kann – einen geeigneten Gesprächszeitpunkt zu vereinbaren. Auf Mitteilungen und Fragen zu dem belastenden Ereignis sollte wahrheitsgemäß und dem Entwicklungstand angemessen eingegangen werden, um zu verhindern, dass die Betroffenen subjektive Erklärungen suchen oder sich selbst die Schuld am Geschehen geben. Es ist damit zu rechnen, dass Kinder und Jugendliche einzelnen oder mehreren Mitbewohnern von ihren traumatischen Erfahrungen berichten. Auch wenn das Gespräch mit Gleichaltrigen unterstützend wirken kann, ist zu bedenken, dass Zuhörer damit eventuell überfordert sind. Dies muss gegebenenfalls vom Betreuerteam aufgefangen werden.

Notizen

10 Schizophrenie

Eine Schizophrenie oder schizophrene Psychose ist eine **schwere psychische Störung**, in deren Verlauf sich das innere Erleben und die Wahrnehmung der Umwelt in charakteristischer Weise verändern. Bei den Betroffenen können die Wahrnehmung, das Denken, das Gefühlsleben, die Sprache, der Antrieb und/ oder die Motorik beeinträchtigt sein. Das Spektrum des Verhaltens reicht von vollständigem Rückzug bis zur ausgeprägten Expansivität mit Reizbarkeit, Aggressivität und auffälligem Benehmen. Menschen mit einer schizophrenen Erkrankung entwickeln Ängste, Halluzinationen und Wahngedanken. In der Akutphase kommt es häufig vor, dass der **Bezug zur Realität stark gestört** ist – man spricht dann von Derealisation – oder völlig verloren geht. Auch wird die eigene Person oft als verändert, fremd, leblos, fern, unwirklich und nicht zu einem selbst gehörend erlebt – dieses bezeichnet man als Depersonalisation.

Bei Kindern und Jugendlichen vor dem 18. Lebensjahr kommt Schizophrenie selten vor. Wird die Störung eindeutig festgestellt, dann ist die **Prognose** meist umso schlechter, je jünger die Betroffenen beim ersten Auftreten der Krankheit sind. Es ist deshalb für den Verlauf, die Prognose und den weiteren Lebensweg der Betroffenen von entscheidender Bedeutung, dass die Schizophrenie des Kindes- und Jugendalters möglichst früh diagnostiziert und behandelt wird.

Gängige Vorurteile

An Schizophrenie erkrankte Menschen haben eine gespaltene Persönlichkeit: Im Zusammenhang mit Schizophrenie wird oft von einer gespaltenen Persönlichkeit gesprochen. Diese Symptomatik kommt allerdings bei der Störung sehr selten vor. Schizophrene haben in der Regel nur eine Persönlichkeit, die sich aber durch die Erkrankung meist stark verändert. Unter einer gespaltenen Persönlichkeit versteht man dagegen die Abspaltung eines Teils der eigenen Identität. Häufig wird der Begriff im Zusammenhang mit einer anderen psychischen Erkrankung, der „multiplen Persönlichkeit", verwendet. Diese Diagnose ist jedoch unter Wissenschaftlern umstritten und wird deshalb von Fachkreisen in Deutschland selten verwendet.

Schizophrenie ist immer unheilbar: Das ist nicht der Fall. Bei etwa einem Drittel der Erkrankten tritt eine schizophrene Episode nur einmal im Leben auf, ein weiteres Drittel ist zwar von rezidivierenden Schüben betroffen, doch sie führen nicht zu einem Verlust des gewohnten Funktionsniveaus. Bei den übrigen Betroffenen zeigt sich allerdings ein chronischer Verlauf, der mit dem Verlust der früheren Leistungsfähigkeit und dauerhaften Beeinträchtigungen einhergeht.

Schizophrene neigen zu Gewalttätigkeit.: Dieser Eindruck kann entstehen, weil an Schizophrenie erkrankte Menschen in seltenen Fällen durch eine Gewalttat hohe öffentliche Aufmerksamkeit erzielen – was zum Beispiel bei den Attentaten auf die Politiker Wolfgang Schäuble oder Oskar Lafontaine der Fall war. Grundsätzlich begehen Menschen mit einer Schizophrenie in der Regel nicht mehr.

Gewalttaten als andere. Aber es besteht eine deutlich erhöhte Gefahr, sich selbst etwas anzutun. Die Suizidrate liegt bei etwa 15 Prozent. In der Akutphase der Krankheit und im unbehandelten chronifizierten Zustand ist allerdings die Wahrscheinlichkeit, gewalttätig zu reagieren, um fast das Siebenfache erhöht. Dabei handelt es sich meist um spontane affektive Reaktionen gegenüber nahestehenden Bezugspersonen.

Wer an Schizophrenie erkrankt ist, kann nicht mehr berufstätig sein: Menschen mit einer Schizophrenie, die gut auf die Behandlung ansprechen, können meist wieder in die Schule gehen, eine Ausbildung abschließen oder auf dem allgemeinen Arbeitsmarkt tätig werden. Bei einem chronischen oder unbehandelten Verlauf der Krankheit kommt es jedoch fast immer zu Fähigkeitseinschränkungen wie reduzierter Ausdauer, Denk- und Kommunikationsstörungen und Beeinträchtigungen in der sozialen Interaktion. Dann kann die Arbeitsleistung oft nur im Rahmen einer geschützten Tätigkeit erbracht werden, zum Beispiel in einer Werkstatt für behinderte Menschen.

Schizophrenie wird durch ungünstige soziale Bedingungen verursacht: Jeder Mensch kann an einer Schizophrenie erkranken, ganz gleich aus welcher sozialen Schicht oder aus welchem Kulturkreis der Welt er stammt. Die sozialen Bedingungen lösen die Krankheit nicht aus, allerdings kann sozialer Abstieg eine Folge der Störung sein.

Menschen, die an einer Schizophrenie leiden, haben immer Wahnvorstellungen und Halluzinationen: In der Tat treten diese Symptome in der Regel bei Schizophrenie auf und werden zur Diagnosestellung herangezogen. Es gibt aber Krankheitsverläufe, bei denen Wahnvorstellungen und Halluzinationen selten oder gar nicht vorkommen. Zudem können sie bei einer Behandlung häufig in den Hintergrund treten oder ganz zurückgehen.

10.1 Grundlagen

10.1.1 Symptomatik

Schizophrenie ist eine **schillernde Erkrankung** mit vielen Gesichtern und zahlreichen Symptomen in unterschiedlichster Ausprägung. Das Wort Schizophrenie setzt sich aus den altgriechischen Begriffen für gespalten und Seele zusammen. Der Ausdruck wurde 1911 von dem Schweizer Psychiater Eugen Bleuler geprägt, um eine Krankheit zu bezeichnen, in deren Verlauf sich Denken, Fühlen, Antrieb und Wahrnehmung des Erkrankten in charakteristischer Weise verändern. Dieser Begriff der „Seelenspaltung“ hat sich bis in die Gegenwart gehalten, obwohl er aus Sicht der heutigen Wissenschaft falsch ist.

Charakteristisch für die Krankheit ist vielmehr, dass meist der **Bezug zur Realität** nach und nach verloren geht. So kann es zum Beispiel dazu kommen, dass sich der Betroffene als Schlüsselfigur allen Geschehens erlebt. Auch **Störungen im Denken und im Gefühlsleben** treten auf. Oft sind an Schizophrenie Erkrankte in ihren Gedanken sprunghaft und zerfahren, können Emotionen nicht mehr in angemessener Weise ausdrücken, verlieren den Antrieb und neigen zum sozialen Rückzug. Zudem sind sie irritierbarer und sensibler in ihrer Wahrnehmung und reagieren verstärkt auf Sinneseindrücke. Der Betroffene erlebt sich nicht mehr als abgegrenztes und kohärentes Individuum, sondern als von äußeren Einflüssen manipuliert und beherrscht. Er hat das Gefühl, dass Andere an seinen innersten Gedanken und Emotionen teilhaben und diese steuern. Um ein solches Erleben für sich zu erklären, entwickeln an Schizophrenie Erkrankte **subjektive Wahrheiten**, die durch rationale Argumente nicht zu korrigieren sind. So kann jemand zum Beispiel davon überzeugt sein, dass ein Nachbar ihn beobachtet und abhört oder dass er von „fremden

Mächten" überwacht und verfolgt wird. Ferner treten häufig **Veränderungen der Psychomotorik** auf, zum Beispiel Erregungszustände oder katatone Symptome, wie zum Beispiel eine starre Körperhaltung, die mechanische Wiederholung von Bewegungsabläufen und Sätzen oder auch völliges Erstarren und Verstummen.

Die Symptome der Schizophrenie lassen sich in so genannte **Plus- und Minussymptome** einteilen, die auch als Positiv- und Negativsymptome bezeichnet werden. Plussymptome zeichnen sich dadurch aus, dass zum „normalen" Erleben eine qualitative und pathologische Veränderung hinzukommt. Minussymptome stellen dagegen eine Reduzierung „normaler" Erlebens- und Verhaltensweisen dar.

Plussymptome (Positivsymptome)

Plussymptome erweitern im Vergleich zum gesunden Zustand das Erleben um eine pathologische Komponente. Dazu gehören qualitative und quantitative **Störungen des Denkens** wie zum Beispiel **Wahnideen** und **Halluzinationen** sowie die **Ich-Störungen.**

Bei den Störungen des Denkens wird zwischen den formalen und den inhaltlichen Denkstörungen unterschieden. **Formale Denkstörungen** sind dadurch gekennzeichnet, dass das Denken nicht mehr logisch und geradlinig verläuft, sondern sprunghaft und zerfahren ist. Es kann beispielsweise verlangsamt oder beschleunigt sein, aber auch umständlich, assoziativ gelockert oder gehemmt. Nicht selten bricht der Gedankengang plötzlich ab – ein Phänomen, das als Gedankenabreißen oder Gedankensperrung bezeichnet wird. Zudem tauchen in der Sprache oft neue, unverständliche Wortschöpfungen auf (Neologismen) oder die gesamte Ausdrucksweise wirkt für einen Außenstehenden fremd und nur schwer oder gar nicht mehr verständlich. In diesem Fall spricht man von Schizophasie. Nicht nur die Form, auch der Inhalt des Denkens kann bei Schizophrenie verändert sein. **Inhaltliche Denkstörungen** sind Halluzinationen und unkorrigierbare Überzeugungen im Sinne eines Wahns.

Halluzinationen sind Sinneseindrücke ohne äußeren Sinnesreiz. Sinnestäuschungen oder eine Fehlwahrnehmung der Sinne können auch Umdeutungen von realen Gegenständen, Sachen oder Personen sein. Hier spricht man von illusionärer Verkennung. Der Betroffene kann Dinge hören, sehen, fühlen, schmecken und riechen, die nicht wirklich existieren oder die uminterpretiert werden. Zum Beispiel kann eine Laterne, ein Baum, ein Pfahl etc. als existierender und beobachtender Mensch fehlinterpretiert und als bedrohlich angesehen werden. Bei schizophrenen Patienten lässt sich oft schon vor dem Auftreten echter Halluzinationen eine verstärkte Wahrnehmung beobachten: Farben werden als greller, Geräusche als lauter empfunden. Am häufigsten sind akustische Halluzinationen. Dabei hören die Betroffenen zum Beispiel Stimmen, die ihr Verhalten kommentieren, zu ihnen sprechen oder ihnen sogar direkte Befehle geben. Manchmal nehmen sie nicht existente Dinge oder Menschen wahr und kommunizieren dann mit ihnen – was auf Außenstehende natürlich irritierend wirkt. Ferner können Schizophrene auch Geruchs- und Geschmackshalluzinationen empfinden oder zum Beispiel das Gefühl haben, dass Insekten oder andere Tiere über die Haut oder darunter krabbeln.

Eine besonders wichtige inhaltliche Denkstörung ist der **Wahn**. Dabei handelt es sich um subjektive Überzeugungen auf irrealer Basis, die sich durch rationale Argumente nicht mehr korrigieren lassen. Diese Symptomatik kann sich in den unterschiedlichsten Themen manifestieren. Am häufigsten sind Verfolgungs- und Beziehungswahn. Bei Verfolgungswahn fühlen sich die Betroffenen von anderen schlecht behandelt, benachteiligt und ständig verfolgt, bei Beziehungswahn beziehen sie alles, was um sie herum passiert, auf sich – jeder Blick von Passanten auf der Straße und jede Bemerkung erweckt bei ihnen den Eindruck, sie seien gemeint. So werden zum Beispiel oft auch Meldungen aus den Medien als versteckte Botschaften missdeutet und als Auftrag oder persönliche

Beleidigung verstanden. Andere Wahninhalte sind zum Beispiel Eifersuchts-, Größen- oder Verarmungswahn. Aus einem Wahn heraus können Betroffene zudem glauben, sie seien jemand anders. Immer wieder werden hier als Beispiele Gott und Napoleon genannt, aber es kann sich auch um lebende, meist prominente Persönlichkeiten wie Schauspieler oder den Bundespräsidenten handeln. Das Wahnerleben ist für den Kranken so real, dass er sich nicht davon abbringen lässt, selbst wenn objektive Wahrnehmungen und eigene frühere Erfahrungen dagegensprechen. In einigen Fällen können auch beide Wirklichkeiten nebeneinander existieren wie eine „doppelte Buchführung“: Dann wahrt der Betroffene gegenüber anderen den Anschein der Normalität, während er tatsächlich seine wahnhafte, unkorrigierbare innere Überzeugung beibehält.

Die Grenzen, die zwischen der eigenen Persönlichkeit und der Außenwelt – also auch anderen Menschen – bestehen, scheinen sich im Rahmen einer Schizophrenie nach und nach aufzulösen. Die Folge: Die Betroffenen verlieren ihr Ich-Gefühl. Es kommt zu **Ich-Störungen**. Die eigene Person oder die Umgebung werden dann als fremd, unwirklich oder verändert erlebt, was in der Psychiatrie als Depersonalisation beziehungsweise Derealisation bezeichnet wird. Häufig haben die Betroffenen auch den Eindruck, dass ihr Denken offen zugänglich ist. Sie sind überzeugt, dass ihre Gedanken von anderen Personen wahrgenommen, weggenommen oder beeinflusst werden können – Symptome, die Gedankenausbreitung, Gedankenentzug und Gedankeneingebung genannt werden. Doch nicht nur das Denken, sondern das ganze Handeln und Fühlen kann als von außen gesteuert wahrgenommen werden, so dass der Erkrankte sich wie eine „ferngesteuerte Marionette“ fühlt.

Minussymptome (Negativsymptome)

Minussymptome beeinträchtigen das Erleben, stellen aber qualitativ nichts außerhalb der Norm Stehendes dar. Sie treten meist vor den Plussymptomen auf und sind oft erste Anzeichen für eine Erkrankung. Allerdings lässt sich die Symptomatik nur schwer einordnen, da sie unspezifisch ist und auch bei anderen Störungen vorkommt. Bei Schizophrenien mit schleichendem Verlauf kann die Minussymptomatik vorherrschen.

Sozialer Rückzug ist ein häufiges Symptom schizophrener Erkrankungen. Die Betroffenen sind meist sehr empfindlich gegenüber äußeren Reizen und deshalb in sozialen Situationen schnell überfordert. Auch fällt es ihnen oft schwer, Informationen aufzunehmen und zu verarbeiten oder Gefühle angemessen auszudrücken. Zudem begegnen sie ihrer Umwelt meist mit Misstrauen, da sie Manipulationen fürchten. Auch schlechte Erfahrungen und die negative Interpretation von an sich normalen Situationen können einen sozialen Rückzug fördern, ebenso wie der Versuch, die psychische Störung aus Scham zu verheimlichen. All das führt immer wieder zu einem Abbruch von Kontakten – in der Familie, am Arbeitsplatz, in der Schule und in anderen Bereichen. Durch den sozialen Rückzug kommt ein Teufelskreis in Gang. Ein Mangel an sozialen Kontakten reduziert die Möglichkeit, emotionale Erfahrungen zu korrigieren – gerade dann, wenn es einem Menschen schlecht geht. Doch je weniger Kontakte vorhanden sind, umso empfindlicher werden die Betroffenen in den wenigen verbleibenden sozialen Beziehungen und umso eher kommt es dort wieder zu Kränkungen – was die Tendenz zum Rückzug weiter verstärkt. So gehen neben der Kontaktfähigkeit auch andere Alltagsfertigkeiten mehr und mehr verloren. Meistens ist den Betroffenen dieser Teufelskreis gar nicht bewusst, sondern sie sehen ihren Rückzug ausschließlich als Antwort auf die Symptome der Krankheit und auf die Reaktionen der Umwelt. Das bewusste Wiederaufnehmen freundschaftlicher Beziehungen oder das Knüpfen neuer Kontakte – auch mit therapeutischer Hilfe – kann ein Weg aus dem Teufelskreis sein.

Affektstörungen werden ebenfalls der Minussymptomatik zugerechnet. Zum besseren

Verständnis zunächst einige Worte zur nicht ganz einfachen begrifflichen Abgrenzung von Affekt, Emotion und Gefühl. Der Affekt ist ein beobachtbares Verhaltensmuster einer Emotion. Affekte manifestieren sich in Änderungen des Gesichtsausdrucks, der Stimmfrequenz sowie der Hand- und Körperbewegungen. Der Begriff Gefühl beschreibt den subjektiven Anteil dessen, was allgemein als Emotion bezeichnet wird, der Begriff Affekt dagegen die entsprechende objektiv wahrnehmbare Äußerung im Ausdruck oder im Verhalten. Daraus lässt sich auch schließen, dass Gefühle einer Beobachtung nicht zugänglich sind, weil sie rein subjektiv erlebt werden. Wenn die Fähigkeit, Emotionen – zum Beispiel Freude – zu erleben und auszudrücken, verloren geht, bezeichnet man dies als „**affektive Verflachung**". Die Modulations- und Schwingungsfähigkeit des Betroffenen ist eingeengt, die Variationsmöglichkeiten von Gemütsreaktionen sind gering. In der Folge können die Erkrankten den Ereignissen in ihrem Umfeld nicht mehr mit adäquaten Gefühlen begegnen. Das spüren sie meistens auch, doch sie sind nicht in der Lage, daran etwas zu ändern. Ein gesunder Mensch kann kaum nachvollziehen, was das für die Betroffenen bedeutet. Sie fühlen sich „wie unter einer Käseglocke" gefangen und wirken befremdlich auf ihre oft ahnungslose und dadurch hilflose Umgebung, weil sie nicht wie andere reagieren. An Schizophrenie Erkrankte können kaum noch Trauer, Freude oder Wut empfinden. Sie wirken unbeteiligt, unterkühlt, gleichgültig und gelangweilt, aber auch läppisch, arrogant, oberflächlich und seicht, zuweilen regelrecht „versandet". Oft zeigen sie ein albernes und unangemessenes Verhalten. Äußere Zeichen für Affektstörungen sind ein teilnahmsloser Blick, starre Mimik, monotones und langsames Sprechen sowie Bewegungsarmut und verzögerte Reaktionen.

Psychomotorik beschreibt die Wechselbeziehung zwischen seelisch-psychischen und körperlichen Vorgängen und geht davon aus, dass die psychische Befindlichkeit sich auch über die Bewegung - zum Beispiel in Körperhaltung, Gestik und Mimik - zeigt. Der Begriff verdeutlicht, dass die menschliche Bewegung nicht nur zur Fortbewegung oder zum aktiven Handeln dient, sondern auch als individueller Ausdruck der gesamten Persönlichkeit zu sehen ist.Bei Schizophrenie können Veränderungen der Psychomotorik in Form von Ungeschicktheit, Unruhe und Erregung sowie von Gehemmtheit oder Katatonie auftreten. Bei einer **Katatonie** ist die willentliche Steuerung der motorischen Funktionen des Körpers nicht mehr möglich. Das drückt sich beispielsweise in einer mechanischen Wiederholung von Bewegungsabläufen oder einem völligen Erstarren und Innehalten aus. Die Betroffenen sind wie versteinert und wirken nach außen teilnahmslos, während innerlich ein Vulkan voller Emotionen toben kann. So ist es möglich, dass plötzlich und für Außenstehende völlig überraschend ein Ausbruch von Emotionen und Gewalt erfolgt, der nicht steuerbar ist. Dies ist ein akuter psychiatrischer Notfall.

Häufig ist auch der **Antrieb beeinträchtigt**. Selbst die einfachsten alltäglichen Aufgaben erscheinen als Belastung. Die Betroffenen haben einen Mangel an Energie, Schwung und Ausdauer. Es fällt ihnen schwer, etwas zu erledigen oder Entscheidungen zu treffen. Der Betroffene erlebt in Bezug auf eine zu treffende Entscheidung einander widersprechende, ambivalente Gefühle, was bis hin zur lähmenden Willenlosigkeit führen kann. Hinzu kommen eine Ziel- und Perspektivlosigkeit. Auch Aktivitäten und soziale Kontakte, die vor der Erkrankung als angenehm empfunden wurden, werden nur noch reduziert wahrgenommen oder ganz eingestellt (Anhedonie). Eng verbunden mit der Antriebslosigkeit ist ein allgemeiner **Interesseverlust**. Ob es um die eigene Zukunft geht, um die Familie, den Beruf oder die Schule, Hobbys oder soziale Kontakte – nichts wird mehr als wichtig wahrgenommen. Die Fähigkeit, sich sprachlich auszudrücken, nimmt ab. Äußerungen sind oft zusammenhanglos und sprunghaft, der Satzbau ist nicht mehr nachvollziehbar. Die **sprachliche Verarmung** kann bis hin zu völligem Verstummen führen (Mutismus).

Wann spricht man von einer Schizophrenie?

Nach der ICD-10 ist eine Schizophrenie wie folgt definiert: Mindestens einen Monat lang tritt mindestens eines der folgenden Symptome auf:

- Gedankenlautwerden, Gedankeneingebung, Gedankenentzug oder Gedankenausbreitung: Der Patient hat den Eindruck, er höre seine Gedanken, sie würden von außen gesteuert, sie würden entzogen oder andere würden sie wahrnehmen.
- Kontrollwahn, Beeinflussungswahn oder Gefühl des Gemachten: Der Betroffene empfindet seine eigenen Körper- oder Gliederbewegungen sowie bestimmte Gedanken, Tätigkeiten oder Empfindungen als fremd und nicht zu seiner Person gehörend. Auch Wahnwahrnehmungen sind zu beobachten.
- Der Betroffene hört kommentierende oder dialogisierende Stimmen, die über ihn und sein Verhalten sprechen. Oder er hört Stimmen, die aus einem Teil seines Körpers zu kommen scheinen, zum Beispiel aus den Zähnen.
- Anhaltender, kulturell unangemessener oder völlig unrealistischer, bizarrer Wahn: Der Patient hält sich für eine religiöse oder politische Persönlichkeit oder meint, übermenschliche Kräfte und Fähigkeiten zu besitzen – zum Beispiel die Kontrolle über das Wetter zu haben oder im Kontakt mit Außerirdischen zu stehen.

Mindestens einen Monat lang treten mindestens zwei der folgenden Symptome auf:

- Anhaltende Halluzinationen, die jede Sinnesmodalität betreffen können: Sie sind entweder begleitet von flüchtigen oder undeutlich ausgebildeten Wahngedanken ohne deutliche affektive Beteiligung oder gehen mit anhaltenden „fixen Ideen" einher, die täglich über Wochen oder Monate auftreten. Im Gegensatz zum Wahn sind diese – in der Fachsprache überwertig genannten – Ideen grundsätzlich korrigierbar.
- Plötzliches Abreißen von Gedanken oder Einschiebungen in den Gedankenfluss: Das äußert sich in Zerfahrenheit, unverständlichen neuen Wortschöpfungen (Neologismen) und „Danebenreden", also in Antworten, die in keinem oder einem nicht nachvollziehbaren Zusammenhang mit der Frage stehen.
- Katatone Symptome: Dazu gehören zum Beispiel Erregung, Haltungsstereotypien oder die sogenannte wächserne Biegsamkeit, bei der Körperteile in einer von außen herbeigeführten Stellung verharren. Weitere katatone Symptome sind die Weigerung, bestimmte Bewegungen auszuführen (Negativismus), Verstummen (Mutismus) und körperliche Starre (Stupor).
- Minussymptome, also Symptome, die das Erleben beeinträchtigen: Dazu zählen auffällige Apathie, Sprachverarmung, und verflachte oder inadäquate Affekte, zumeist verbunden mit sozialem Rückzug und verminderter sozialer Leistungsfähigkeit.

Die unterschiedlichen Formen

In der Regel werden vier verschiedene Formen der Schizophrenie unterschieden. Die **paranoid-halluzinatorische Schizophrenie** kommt am häufigsten vor und ist überwiegend durch Plussymptome gekennzeichnet. Dazu gehören paranoide Wahnvorstellungen, die über längere Zeit anhalten. Mit dem Gefühl, bedroht und verfolgt zu werden, geht oft der so genannte Beeinträchtigungswahn einher – also die Überzeugung, dass alles, was geschieht, gegen das eigene Wohlergehen gerichtet ist. Auch Beziehungswahn, bei dem der Betroffene jede Handlung und jedes Geschehen allein auf sich selbst bezieht, tritt auf. Zusätzlich kommt es zu akustischen Halluzinationen und Denkstörungen. Die Kranken sind misstrauisch, reizbar und neigen zu plötzlichen Wutausbrüchen.

Die **hebephrene Schizophrenie** entwickelt sich meist früh, etwa zwischen dem 15. und 25. Lebensjahr. Ein albernes und inadäquates Verhalten, das in der Psychiatrie oft als „läppisch" bezeichnet wird, ist ein typisches Kennzeichnen der Hebephrenie. Rasch treten Minussymptome wie Affektverflachung und Antriebsverlust auf. Dies führt zur Desorganisation: Das gesamte Verhalten und Denken erscheint ungeordnet, unvorhersehbar und fragmentarisch. Auffallend sind bizarre und akzentuierte, gezierte (manierierte) Bewegungen, eine zusammenhanglose Sprache, Grimassieren und scheinbar grundloses Kichern oder auch abwesendes Lächeln. Im Verlauf der Krankheit wird die Stimmung häufig flach und gleichgültig, das soziale Verhalten ist oft unangemessen und verantwortungslos. Die Betroffenen neigen dazu, sich zurückzuziehen. Es können auch flüchtige Wahnvorstellungen und Halluzinationen auftreten, sie sind jedoch bei dieser Form der Schizophrenie nicht dominant.

Bei der **katatonen Schizophrenie** ist das Krankheitsbild vor allem durch psychomotorische und motorische Störungen gekennzeichnet. Die Bandbreite der Symptomatik umfasst stets die Extreme: So reicht sie von schweren Erregungszuständen mit scheinbar sinnloser Motorik bis hin zu körperlicher Starre (Stupor). Typisch sind zum Beispiel bizarre Körperhaltungen, die wie eingefroren wirken und nicht zu lösen sind (Katalepsie) oder die in stereotypen Bewegungen ständig wiederholt werden. Auch der so genannte Negativismus ist ein Symptom – die Weigerung, eine Bewegung durchzuführen oder sich bewegen zu lassen. Andererseits werden Anweisungen häufig automatenhaft befolgt. In der Sprache können sich ebenfalls stereotype, sinnlose Wiederholungen zeigen, ebenso wie anhaltendes Schweigen. Zudem treten häufig ein Gefühl der Unwirklichkeit und besonders lebhafte Halluzinationen auf.

Die **Schizophrenia simplex** zeichnet sich durch einen schleichenden Beginn und langsames Fortschreiten aus. Es treten in der Regel nur Minussymptome auf. Die Betroffenen werden antriebslos, sie ziehen sich immer mehr zurück und ihre Gefühle stumpfen ab. Von der Umgebung werden die Erkrankten als sonderbar und eigenbrötlerisch wahrgenommen. Da die Möglichkeiten einer Therapie begrenzt sind, ist die Prognose ungünstig. Die Krankheit kann zu autistisch anmutendem Verhalten und zu sozialem Abstieg bis hin zur Obdachlosigkeit führen.

Andere Form der Einteilung von Schizophrenie

Typ I (Plussymptomatik)
Typ II (Minussymptomatik)

Die Unterscheidung gewinnt an Bedeutung für Prognose, Behandlung und Ursachenforschung:

Typ I hat eine bessere Prognose
reagiert besser auf Medikamente
zeigt eher biochemische Auffälligkeiten

Typ II zeigt eher hirnanatomische Normabweichungen

Die Symptomatik bei Kindern und Jugendlichen

Die Schizophrenie des Kindes- und Jugendalters zeigt je nach Altersstufe entwicklungsbedingte Unterschiede in der Symptomatik. Bis zum Alter von etwa 10 Jahren spricht man von einer **kindlichen Schizophrenie**. In diesem Alter tritt die Krankheit extrem selten auf. Bei rund 50 Prozent der betroffenen Kinder zeigen sich Prodromalerscheinungen, also Vorläufersymptome. Dazu gehören Verstimmungen, Ängste, Unruhe, Aggressionen, Konzentrationsprobleme, Sprechverweigerung, dissoziales Verhalten sowie das Zurückfallen in das Verhalten einer früheren Entwicklungsstufe (Regression). Diese Symptome treten meist plötzlich auf und unterscheiden sich deutlich vom bisherigen Verhalten. Sie sind aber keineswegs als eindeutige Hinweise auf eine Schizophrenie zu sehen und deshalb schwer und oft erst im Rückblick einzuordnen.

Eine Erkrankung im Alter von etwa 10 bis 14 Jahren bezeichnet man als **präadoleszente Schizophrenie.** Auch diese Form ist selten. Während die Vorläufersymptome in diesem Alter denen der kindlichen Schizophrenie entsprechen, sind bei Ausbruch der Krankheit nun häufiger Wahnsymptome und Halluzinationen zu beobachten. So bezieht der Betroffene zum Beispiel alles, was geschieht, auf sich selbst oder glaubt, es werde verfolgt und in seinem tiefsten Inneren von außen gesteuert. Bei den Wahninhalten spielen zudem oft Halluzinationen des Körperempfindens eine Rolle, wie zum Beispiel das Gefühl, unerträgliche Schmerzen zu haben, zu ersticken oder sich nicht bewegen zu können. Auch religiöse Themen oder Selbstbeschuldigungen kommen vor sowie – mit Beginn der Pubertät – zunehmend sexuelle Inhalte. Halluzinationen sind in diesem Alter meist optisch und beziehen sich nicht selten auf Märchen: Dann glauben die Kinder beziehungsweise Jugendlichen, die Hexe oder den Teufel zu sehen. Oft kommt es auch zu einer Ich-Störung, bei der sich die Betroffenen in Tiere verwandelt fühlen. Weitere Symptome der präadoleszenten Schizophrenie sind Krankheits- oder Todesängste, Todesgedanken bis hin zu Suizidverhalten, sprunghaftes Denken und eine hölzern oder zwanghaft wirkende Gestik und Mimik.

Liegt das Erkrankungsalter etwa zwischen dem 14. und 18. Lebensjahr, spricht man von einer **adoleszenten Schizophrenie**. Die häufigste Variante dieser Schizophrenie ist die paranoid-halluzinatorische Form. Auch die hebephrene Schizophrenie tritt in diesem Alter typischerweise auf. Katatone Schizophrenie und Schizophrenia simplex sind dagegen sehr selten. In diesem Alter kommt es im Vorfeld der Erkrankung häufig zu Leistungseinbrüchen in der Schule oder in der Ausbildung, die sich auf Konzentrationsstörungen, Antriebslosigkeit, Interessenverlust und depressive Verstimmungen zurückführen lassen. Auch diese Symptome sind nicht spezifisch für eine Schizophrenie, sondern können ebenso Ausdruck der alterstypischen Entwicklung sein. Treten jedoch zusätzlich Kontaktverarmung und Beziehungsstörungen auf, ist diese Symptomkombination möglicherweise ein erster Hinweis auf die Entwicklung einer Schizophrenie. Die adoleszente Schizophrenie geht häufig mit Zwangsideen, quälendem Grübeln und Zwangsritualen wie Waschen sowie mit stereotypen motorischen Handlungen einher. Ängste beziehen sich meist auf den eigenen Körper und haben nicht selten hypochondrischen Charakter. Es kommt zu Ich-Störungen: Der Jugendliche nimmt sich selbst als fremd und die Umwelt als bedrohlich wahr. Das Denken wird bruchstückartig und sprunghaft. Gegenstand von Wahnideen sind häufig Verfolgung und Beeinflussung, religiöse und kosmische Themen, Liebesbeziehungen, Selbstbeschuldigungen sowie Größenwahn. Halluzinationen können nun, wie bei Erwachsenen, im Zusammenhang mit allen Sinnen auftreten. Im Vordergrund stehen aber hauptsächlich akustische Halluzinationen und wahnhafte Gedanken.

Eine Auswahl von Frühsymptomen und Symptomen der Schizophrenie

- Gefühle von sozialer Unsicherheit, sozialer Rückzug
- gedrückte Stimmung
- Schlafstörungen
- Gefühle von Lustlosigkeit
- Antriebsstörungen
- Anspannung, Nervosität, innere Unruhe
- Konzentrationsstörungen
- erhöhtes Misstrauen, Reizbarkeit, vermehrte Konflikte
- Gefühle von Unwirklichkeit („alles wie im Film“)
- erhöhte Licht- und Geräuschempfindlichkeit
- die Tendenz, belanglose und zufällige Gegebenheiten auf sich zu beziehen
- unangebrachter Affekt
- Verlust der Bewegungsspontaneität
- bizarre Gesten und Manierismen
- rituelle oder magische Handlungen
- gelockerte Assoziationen oder Zerfahrenheit des Denkens
- Wiederholungen (Perseverationen)
- Verlust des psychosozialen Funktionsniveaus
- Empfänglichkeit für Suggestionen und Irritierbarkeit

Die Häufigkeit von Schizophrenie

Etwa 0,8 bis 1 Prozent der Bevölkerung weltweit ist betroffen, über alle Kulturen hinweg. Der Anteil an Männern und Frauen ist etwa gleich hoch. Pro Jahr kommt es bei ein bis zwei von 10.000 Personen zu einer Neuerkrankung. Schizophrenie tritt am häufigsten im Alter zwischen 18 und 35 Jahren auf. Männer erkranken meist etwas früher als Frauen. Ein Ausbruch der Krankheit vor dem 18. Lebensjahr ist selten, vor dem 14. Lebensjahr extrem selten.

10.1.2 Diagnostik

Eine kindliche Schizophrenie zu diagnostizieren ist schwierig, da im Kindesalter meistens noch keine eindeutigen (Plus-)Symptome auftreten. Die Schizophrenie im Jugendalter kann eher erkannt werden – sie manifestiert sich meist in den auffälligeren Plussymptomen wie Wahn und Halluzinationen.

In jedem Fall lässt sich eine sichere Diagnose nur unter Berücksichtigung mehrerer unterschiedlicher Faktoren und mit viel Erfahrung stellen. Dazu gehört eine **körperliche Untersuchung**, um Ursachen wie zum Beispiel eine Vergiftung durch Drogen, eine Infektion, eine Stoffwechselstörung oder einen Hirntumor als Ursache der Symptome ausschließen zu können. Das ausführliche **Gespräch** mit dem Kind oder Jugendlichen, die **Beobachtung des Verhaltens** sowie die Vorgeschichte mit möglichen **Vorläufersymptomen** geben wichtige Aufschlüsse über den aktuellen Zustand. Selbstverständlich müssen auch Familienangehörige und andere Bezugspersonen einbezogen werden. So kann der untersuchende Arzt weitere entscheidende Hinweise für die **Anamnese** erhalten und die Selbsteinschätzung des Jugendlichen überprüfen, um eine zuverlässige Basis für die Diagnose zu haben.

Während einer akuten Phase wird mit dem Jugendlichen meist keine Anamnese der Vorgeschichte möglich sein. Hier ist der Arzt auf die Befragung der Familie und anderer Bezugspersonen angewiesen, um eine Beurteilung vornehmen zu können.

10.1.3 Ätiologie

Das bio-psycho-soziale Modell

Nach diesem Modell kann ein Zusammenwirken unterschiedlicher Einflüsse die Entstehung von Schizophrenie begünstigen. Hinweise auf **biologische Faktoren** ergeben sich vor allem aus Familien-, Zwillings- und Adoptionsstudien. So nimmt das Erkrankungsrisiko bei der genetischen Verwandtschaft mit einer an Schizophrenie erkrankten Person exponentiell zu: Während das Risiko in der Allgemeinbevölkerung etwa ein Prozent beträgt, sind es bei Verwandten dritten Grades etwa zwei Prozent und bei Verwandten ersten Grades schon bis zu neun Prozent. Bei eineiigen (monozygoten) Zwillingen liegt die gemeinsame Erkrankungsrate (Konkordanz) bei etwa 50 Prozent. Nach Adoptionsstudien spricht vieles dafür, dass die familiäre Häufung nicht das Ergebnis von gemeinsamen Umweltfaktoren ist. So hatten Menschen, die von Familien mit einer erkrankten Person adoptiert wurden, kein gesteigertes Risiko, eine Schizophrenie zu entwickeln. Bei Adoptierten, die einen biologischen Verwandten mit der Krankheit hatten, wurde dagegen ein erhöhtes Risiko festgestellt. Der relative Einfluss von genetischen Faktoren auf die Entstehung der Schizophrenie wird auf etwa 80 Prozent geschätzt. Auch Schwangerschafts- und Geburtskomplikationen, frühe Erkrankungen des Gehirns oder morphologische Auffälligkeiten wie die Erweiterung eines Hirnventrikels – einer mit Flüssigkeit gefüllten Hirnkammer – erhöhen das Krankheitsrisiko oder die Disposition. Vieles spricht dafür, dass Störungen im System der Botenstoffe des Gehirns (Neurotransmitter) vorliegen: Hier scheint vor allem das Dopamin eine Rolle zu spielen, das unter anderem die Wahrnehmung der Gefühle beeinflusst. Die sogenannte Dopaminhypothese basiert auf Untersuchungsergebnissen, die zeigen, dass der Dopaminspiegel bei Schizophrenen überdurchschnittlich hoch ist und die entsprechenden Rezeptoren empfindlicher reagieren. Das soll zu einer Übererregbarkeit führen, die Symptome wie Halluzinationen auslösen kann.

Die NMDA-Theorie

- Diese relativ neue Theorie geht von einer Dysfunktion der NMDA(N-Methyl-D-Aspartat)-Rezeptoren im Botenstoffsystem des Gehirns aus. Diese Glutamatrezeptoren spielen im Gedächtnis- und Bewusstseinssystem eine entscheidende Rolle.
- Die NMDA-Theorie lässt sich im Zusammenhang mit der Dopaminhypothese sehen: Bei hoher Dopaminausschüttung ist die Aktivität der NMDA-Rezeptoren niedrig, und umgekehrt.
- Die Theorie ist derzeit auch Schwerpunkt der aktuellen Forschung.

Psychologische Faktoren spielen bei der Entstehung einer Schizophrenie eine untergeordnete Rolle. Entwicklungsstörungen (Gedächtnis- und Sprachstörungen) sowie bestimmte Persönlichkeitszüge (zum Beispiel schizoide Persönlichkeit) werden jedoch als prädisponierende Faktoren diskutiert.

Im Bereich der **sozialen Faktoren** besteht eine Fülle an Theorien. In den 1970er-Jahren galten gestörte Familieninteraktionen als Ursachen für Schizophrenie. Dazu zählten unter anderem eine symbiotische Mutter-Kind-Beziehung, in der das Kind als Partnerersatz dient, sowie ein Erziehungsstil, der dem Kind laufend widersprüchliche Botschaften vermittelt („double bind"). Ebenfalls zur Erklärung für die Entstehung der Krankheit herangezogen wurde das Konzept der High-Expressed-Emotions, nach dem die Familie dem Betroffenen überdurchschnittlich kritisch, feindselig und hochemotional begegnet. Als weitere mögliche Ursache wurde die „schizophrenogene Mutter" genannt, die egozentrisch, verschroben, gefühlskalt, pedantisch und übermächtig ist. Auch wenn gestörte Familieninteraktionen heute nicht mehr als Ursache für Schizophrenie angesehen werden, so beeinflussen familiendynamische Prozesse entscheidend den Verlauf.

Das Vulnerabilitäts-Stress-Bewältigungsmodell der schizophrenen Psychosen

Dieses Modell ist eine Erweiterung des oben genannten bio-psycho-sozialen Modells. Es geht davon aus, dass durch das Zusammenwirken von bio-psycho-sozialen Faktoren eine **spezifische Empfindlichkeit** (Vulnerabilität) entsteht. Ob die Krankheit bei bestehender Vulnerabilität ausbricht oder nicht ist im Wesentlichen auf den **Einfluss von Umfeldfaktoren** (Stress) zurückzuführen. „Stressfaktoren" können zum Beispiel Drogen oder belastende Ereignisse in der Lebensgeschichte sein. Vor allem früher Cannabiskonsum vor Abschluss der Hirnreifung etwa im 17. bis 21. Lebensjahr gilt als starker externer Auslöser. Belastende Lebensereignisse sind zum Beispiel familiäre oder Partnerschaftskonflikte, der Tod einer nahestehenden Person sowie private oder berufliche Überforderung, auch wenn sie nur subjektiv empfunden wird. Untersuchungen haben ergeben, dass solche Faktoren vor dem Ausbruch einer Schizophrenie häufig zu beobachten waren. Dabei ist es von entscheidender Bedeutung, dass die Vulnerabilität für die Krankheit mit einer **höheren Stressanfälligkeit** verbunden ist. So können bereits zu große Nähe in einer Beziehung, alltägliche Belastungen oder der Beginn eines neuen Lebensabschnitts eine Überforderung darstellen. Kommt eine mangelnde Fähigkeit zur Bewältigung von Stresssituationen hinzu, kann dies die Entstehung psychotischer Reaktionen begünstigen. Diese Anfälligkeiten zeigen ein sehr breites individuelles Spektrum. Was von einem Menschen subjektiv als stark belastend empfunden wird, kann für einen anderen ganz normal sein. Das heißt, es gibt keine objektivierbaren Ereignisse, die als allgemeingültig und als definitiver Auslöser anzusehen sind.

10.1.4 Verlauf

Schizophrenie ist eine Störung, deren Verlauf vielfältig, sehr individuell und potentiell chronisch ist. Ein plötzliches Auftreten kommt eher selten vor. Meist ist der **Beginn schleichend**, und bis hin zum eindeutigen klinischen Bild können oft Jahre vergehen. Die Krankheit verläuft sehr oft in **Phasen mit akuten Schüben**. Bei den meisten Patienten sind bereits etwa sechs Jahre vor dem ersten, klinisch deutlich erkennbaren „Krankheitsausbruch“ Symptome festzustellen, die jedoch nicht eindeutig, sondern eher unspezifisch auf eine Schizophrenie hinweisen. Einen genaueren Überblick gibt der Kasten „Eine Auswahl von Frühsymptomen und Symptomen einer Schizophrenie“. Dieses Vorstadium wird als **Prodromalphase** bezeichnet.

Die Problematik der Frühbehandlung

Eine Behandlung schon in der Prodromalphase würde sich positiv auf den gesamten Verlauf der Krankheit auswirken. Hier ist jedoch immer die schwierige Abwägung zu treffen, ob in dieser noch unsicheren diagnostischen Phase bereits eine medikamentöse Behandlung begonnen wird oder ob man abwartet, bis die Symptome eindeutig sind. Einerseits würde die Behandlung bei sicherer Diagnose einen positiven Einfluss auf den Verlauf haben. Andererseits entwickeln viele Menschen mit den genannten unspezifischen Symptomen keine Schizophrenie, so dass eine medikamentöse Behandlung wegen der eventuell auftretenden Langzeitnebenwirkungen nicht zu verantworten ist. Hier ist im Einzelfall eine sorgfältige Abwägung vorzunehmen.

Oft kommt es nach akuten Schüben zunächst zu **depressiven Verstimmungen** und Erschöpfungszuständen. In diesen Phasen ist es schwierig, die Schizophrenie ohne Fremdinformationen und Kenntnisse des bisherigen Verlaufs zu erkennen, da die typischen Symptome meist nicht mehr oder nicht eindeutig vorhanden sind. Häufig können die Betroffenen im Rahmen einer ambulanten Behandlung weiterhin einer Arbeit nachgehen, wenn auch mit **gewissen Einschränkungen**. Hier wird die große klinische Bandbreite der Erkrankung und des Verlaufs sehr deutlich sichtbar. Bei einem Teil der Patienten ist mit einem ungünstigen Verlauf zu rechnen. Dann hinterlässt jeder akute Schub **bleibende Persönlichkeitsveränderungen**. Es kommt zu einem erheblichen Verlust sozialer Fertigkeiten und zu einer erhöhten **Suizidgefährdung**. Etwa 10–15 Prozent der Patienten mit einer Schizophrenie begehen Suizid.

Die Behandlung einer akuten Schizophrenie sollte stationär erfolgen. In Einzelfällen können in der **Akutphase** auch Zwangsmaßnahmen notwendig sein, um Schaden vom Patienten oder von Anderen abzuwenden.

Häufigkeit unterschiedlicher Verläufe

Die Krankheit verläuft in der Regel in Schüben – floriden Episoden –, unterbrochen von relativ ruhigen Abschnitten, den Remissionen. Erreicht der Patient das ursprüngliche Funktionsniveau nicht mehr, spricht man von Residualsymptomatik.

25 Prozent: Einzelne Episode ohne weitere Krankheitserscheinungen
32 Prozent: Mehrere Phasen ohne Residualsymptomatik
8 Prozent: Mehrere Phasen mit anhaltender Residualsymptomatik
35 Prozent: Kontinuierlich sich verschlechternde Symptome, keine Phasen
Die letzte Gruppe ist praktisch lebenslang beeinträchtigt und muss meistens ambulant im Betreuten Wohnen sowie in Tagesstätten und Werkstätten für behinderte Menschen oder stationär in Kliniken und Heimen versorgt und behandelt werden.

Nur bei etwa 25 Prozent der Patienten, die im Jugendalter erkranken, ist die Prognose günstig. Beginnt die Schizophrenie vor dem 10. Lebensjahr, sind die Aussichten meist noch ungünstiger, da die Krankheit überwiegend schleichend verläuft und nicht rechtzeitig erkannt und behandelt werden kann. Auch unter medikamentöser Behandlung beträgt das Risiko für einen erneuten akuten Schub im Jahr nach der Ersterkrankung circa 20 bis 30 Prozent. Ohne Medikamente steigt es auf 70 bis 80 Prozent.

10.1.5 Differentialdiagnosen

Einzelne Symptome einer Schizophrenie können auch bei anderen psychischen Störungen auftreten. Letztlich ist eine endgültige Diagnose anhand der Kombination der Symptome und manchmal auch erst anhand des Verlaufs möglich.

Psychiatrische Störungen

Bei Kindern sind vor allem frühkindlicher Autismus, eine geistige Behinderung, Zwangsstörungen, Sprachentwicklungsstörungen oder neurodegenerative Erkrankungen als Differentialdiagnosen in Betracht zu ziehen. **Bei Jugendlichen** kommen Reifungskrisen, beginnende Persönlichkeitsstörungen oder Beeinträchtigungen des Realitätsbezugs als Ursachen für die Symptomatik in Frage. Allerdings lässt sich eine klare Abgrenzung zur Schizophrenie oft erst anhand des Verlaufs treffen.

Körperliche Ursachen

Halluzinationen und Wahnzustände können auch bei Vergiftungen mit Alkohol und Drogen oder bei einem Delirium auftreten. Zudem können bestimmte Stoffwechsel- oder Schilddrüsenerkrankungen, Tumoren, Epilepsie, Entzündungen und Infektionen psychotische Symptome hervorrufen.

10.1.6 Komorbidität

Nach neueren Studien treten bei 46 bis 80 Prozent der stationär behandelten Schizophrenie-Patienten aller Altersgruppen und bei 20 bis 43 Prozent der Patienten in ambulanter Behandlung auch **körperliche Erkrankungen** auf, zum Beispiel Herz-Kreislauferkrankungen, Infektionen oder Stoffwechselstörungen. In 46 Prozent der Fälle verschlechterte sich dadurch der psychische Zustand der Patienten.

Häufigste psychiatrische Begleiterkrankung bei Schizophrenie ist eine **Abhängigkeitserkrankung**. Allein bei mehr als der Hälfte der männlichen Patienten liegt Alkoholmissbrauch vor. Auch übermäßiger Kaffee- und Zigarettenkonsum ist verbreitet. Darüber hinaus werden oft Drogen wie Cannabis, Kokain und Halluzinogene sowie Stimulanzien oder Beruhigungsmittel und andere Medikamente konsumiert. Für die hohe Korrelation von Schizophrenie und Abhängigkeitserkrankungen gibt es verschiedene Erklärungsansätze. Zum einen kann es sich bei dem Substanzmissbrauch um eine Folge der Schizophrenie handeln – die belastende Symptomatik führt zum Versuch einer „Selbstmedikation“. Zum anderen ist Drogenkonsum auch immer wieder Risikofaktor für eine Schizophrenie. Als dritte Möglichkeit wird gemäß der Dopamin-Hypothese die übermäßige Ausschüttung des Botenstoffs im Gehirn als gemeinsamer Risikofaktor für die Entstehung von Schizophrenie und Abhängigkeitserkrankungen angesehen.

Weitere häufige Begleiterkrankungen sind **Zwangsstörungen**, **Angst- und Panikstörungen** sowie **Persönlichkeitsstörungen**.

10.2 Kinder- und Jugendpsychiatrische Behandlungsmöglichkeiten

Die Schizophrenie hat im Vergleich zu anderen Störungen des Kindes- und Jugendalters eine eher **ungünstige Prognose**. Deshalb ist es von entscheidender Bedeutung, die Krankheit so früh wie möglich zu erkennen und zu behandeln und dabei alle wichtigen Bezugspersonen und Institutionen effizient miteinander zu vernetzen.

Ziel der Therapie ist es, das Kind oder den Jugendlichen zunächst akut zu entlasten, Möglichkeiten zum Umgang mit der Krankheit aufzuzeigen, Rückfällen vorzubeugen sowie familiäre und soziale Beziehungen zu verbessern. Auch sollen die Rückkehr in Schule oder Beruf ermöglicht und Perspektiven für die Zukunft geschaffen werden.

Ambulant oder stationär?

Eine stationäre Behandlung ist in der Akutphase meist notwendig

- als Erstbehandlung, die so früh wie möglich beginnen sollte
- bei produktiv-psychotischen Symptomen (Plussymptomatik).

Danach sollte eine ambulante Behandlung erfolgen, die auch entsprechende tagesstrukturierende Angebote (zum Beispiel in einer Tagesstätte) umfasst.

10.2.1 Das multimodale Behandlungskonzept

Die Therapie schizophrener Kinder und Jugendlicher umfasst die Behandlung mit Medikamenten und Psychotherapie, die Aufklärung über die Krankheit (Psychoedukation), die Phasenprophylaxe und die medizinische, soziale und schulische/berufliche Rehabilitation.

Zunächst erfolgen eine Aufklärung und eine Beratung über das weitere Vorgehen. Inwieweit der Patient in dieser Phase mitarbeiten kann, hängt von seiner Verfassung ab: Gerade im akuten Stadium wird dies häufig nicht möglich sein. Eine Therapie mit **Psychopharmaka** ist in den meisten Fällen unerlässlich, um die Symptome zu lindern, den Patienten zu entlasten und die Voraussetzungen für seine Mitarbeit zu schaffen. Wichtig ist auch die **Psychoedukation**. Dabei werden Patienten und Angehörige über das Krankheitsbild und die Therapiemöglichkeiten informiert und erfahren, wie sie die Behandlung aktiv unterstützen können. Im Rahmen einer **Psychotherapie** lernen die Patienten, mit ihren Symptomen umzugehen und trainieren soziale Fertigkeiten. Außerdem erfahren sie, wie sie einer erneuten Phase vorbeugen können. Es ist wichtig, die Angehörigen mit einzubeziehen, weil die Verbesserung von Kommunikation und Konfliktverhalten in der Familie bei der **Phasenprophylaxe** eine entscheidende Bedeutung hat. Auch eine Angehörigengruppe kann hilfreich sein. Als Maßnahmen für den Patienten können je nach den individuellen Gegebenheiten zusätzlich Heilpädagogik sowie Musik-, Arbeits- und Ergotherapie zum Einsatz kommen. Darüber hinaus sollen die Schule oder die Ausbildungsstelle einbezogen werden. Für die meist notwendige längere berufliche **Rehabilitation** nach der akuten Behandlung ist zudem eine Schullaufbahn- und Berufsberatung wichtig.

Die nachfolgend beschriebenen Maßnahmen gelten für eine stationär durchgeführte Behandlung.

In der **akuten Phase** werden beruhigende und antipsychotisch wirkende Medikamente wie Neuroleptika eingesetzt. Wichtig ist zudem, den Patienten möglichst zu entlasten, also Anforderungen zu reduzieren und Auswahl- oder Entscheidungsfragen sowie Konfrontationen nach Möglichkeit zu vermeiden. Der Betroffene sollte vor äußeren Reizen abgeschirmt werden und über Rückzugsmöglichkeiten verfügen können. Eine „beschützende" Umwelt ist in dieser Phase sehr wichtig. Planungen und Zielsetzungen werden am besten zugunsten des aktuellen Kontakts zurückgestellt, Mitteilungen kurz, transparent und eindeutig formuliert. Der Arzt oder der Therapeut sollten nicht lange, aber häufig beim Patienten sein und eine professionelle Beziehung zu ihm aufbauen – also ein gutes und stimmiges, auf die Bedürfnisse des Erkrankten abgestimmtes Nähe-Distanz-Verhältnis schaffen. Das erfordert Erfahrung und Fingerspitzengefühl, denn jeder Patient reagiert in der Akutphase etwas anders. Berührungen und Körperkontakt sollten in den meisten Fällen vermieden werden, weil fast alle Patienten eine zu große Nähe nicht ertragen können. Manchmal reagieren sie aus Angst auch aggressiv ablehnend. Eine Psychotherapie im klassischen Sinn findet zu diesem Zeitpunkt noch nicht statt.

In der eigentlichen **Therapiephase** wird zur Stabilisierung die Behandlung mit Neuroleptika und anderen Psychopharmaka fortgesetzt. Während dieser Erhaltungstherapie können die Psychoedukation, eine Vertiefung der Beziehung zum Patienten sowie eine Psychotherapie stattfinden. Der Patient wird angeleitet und aktiviert. Die Belastung wird langsam und vorsichtig gesteigert und immer an die individuelle Situation angepasst. Dabei sollten Äußerungen und Wünsche des Patienten weitgehend berücksichtigt werden, ohne allerdings auf unrealistische und überzogene Selbsteinschätzungen einzugehen. Diese Phase ist für die weitere Zusammenarbeit und das Akzeptieren der Erkrankung von entscheidender Bedeutung.

Die Behandlung mit Neuroleptika dient in der **Wiedereingliederungsphase** dazu, erneute Schübe zu vermeiden. Diese Rezidivprophylaxe sollte über mehrere Jahre andauern. Hier ist eine sehr langsame Reduzierung der Medikation unter engmaschiger fachärztlicher Kontrolle notwendig. Ein spontanes Absetzen – zum Beispiel bei vermeintlicher Besserung der Symptome – kann eine schwere und rasch auftretende erneute Phase auslösen. Der Betroffene darf nun allmählich mehr belastet werden, um seine Leistungsfähigkeit zu testen. Auch das Thema „Was ist los mit mir?“, „Bin ich verrückt?“ lässt sich nun ansprechen und diskutieren, um neue Sichtweisen zu vermitteln und den offenen Umgang mit der Krankheit zu unterstützen. Der Patient wird auf die Rückkehr in die Schule oder an den Arbeitsplatz und auf die Entlassung aus der stationären Behandlung vorbereitet. Darüber hinaus werden Maßnahmen zur Rezidivprophylaxe getroffen.

Psychotherapie

Die Therapieformen und ihre Kombination müssen sich stets an den individuellen Symptomen, Fähigkeiten und Bedürfnissen des Patienten orientieren. Bei Schizophrenie werden vor allem Verfahren der kognitiven Verhaltenstherapie und modifizierte psychodynamische Verfahren eingesetzt.

Ziele der **kognitiven Verhaltenstherapie** sind die Unterstützung bei der Krankheits- und Stressbewältigung, eine Verbesserung der sozialen Interaktion und Kommunikation sowie eine erfolgreiche Wohn-, Arbeits- und Freizeitrehabilitation. Dabei sollte die Eigenverantwortung des Patienten gefördert und seine Fähigkeiten im Umgang mit der Krankheit (Coping) gestärkt werden. Hierfür stehen manualisierte Therapieprogramme zur Verfügung. Bekannt sind das „Integrierte psychologische Therapieprogramm bei schizophren Erkrankten IPT“ (Volker Roder, Hans D. Brenner und Norbert Kienzle), das „Praxishandbuch zur verhaltenstherapeutischen Behandlung schizophren Erkrankter“ von Volker Roder, Peter Zorn, Karl Andres et al. sowie das Manual „Kognitive Verhaltenstherapie der Schizophrenie“ von Tania Lincoln.

Die **psychodynamische Psychotherapie** ist auf die unbewussten Prozesse ausgerichtet, die die Erkrankung auslösen und versteht die Wahninhalte als Ausdruck intrapsychischer Konflikte und lebensgeschichtlicher Erfahrungen. Aufgrund von Studien über therapeutische Effizienz sind klassische psychoanalytische Vorgehensweisen zum gegenwärtigen Zeitpunkt bei der Behandlung der schizophrenen Psychosen weniger effektiv als andere Methoden und kommen deshalb seltener zur Anwendung. Allerdings bestehen seit einigen Jahren intensive Bemühungen, die „analytische Psychosentherapie“ in einem besonderen Setting zu etablieren. So gibt es zum Beispiel in Frankfurt, München und Berlin spezielle Angebote durch Psychotherapeuten, die mit diesem Verfahren arbeiten.

Die **Interaktion innerhalb der Familie** ist ein wichtiger Faktor für die medizinische, soziale und berufliche Rehabilitation und für die Rückfallprophylaxe. Im Rahmen der Psychotherapie und der Psychoedukation sind deshalb Interventionen in der Familie ein entscheidender Baustein des multimodalen Behandlungskonzepts. Vor allem umfassende Informationen über die Krankheit und ihre Behandlungsmöglichkeiten sowie über den potentiellen Verlauf haben sich dabei als sehr wirksam erwiesen. Auch ein Kommunikations- und Problemlösungstraining ist eine Möglichkeit zur Rückfallprophylaxe. Dadurch soll die soziale Interaktion im Alltag verbessert werden.

Bei der Schizophrenie spielen darüber hinaus folgende Therapievarianten und ergänzende therapeutische Möglichkeiten eine besondere Rolle. Die **stützende (supportive) Psychotherapie** bezieht sich ganz konkret auf die Alltagsbewältigung. Dabei wird der Patient im Rahmen von Psychoedukation über die Krankheit und die Behandlungsmöglichkeiten aufgeklärt, gezielt ermutigt und unterstützt sowie in die Diskussion von Problemen, Entscheidungen und Lösungsmöglichkeiten einbezogen. Eine **Milieutherapie** in einer therapeutischen Gruppe kann unter anderem mit Hilfe von Spiel-, Mal- und Werkangeboten dazu beitragen, dass Störungen des Realitätsbezugs korrigiert, Ängste reduziert und Rückzugstendenzen abgebaut werden. **Musik-, Arbeits- und Ergotherapie** fördern die Motivation und haben sich gerade bei einem chronischen Verlauf der Krankheit als sinnvolle und strukturierende Maßnahmen erwiesen.

Medikamentöse Therapie

Spezielle Medikamente zur Behandlung von schizophrenen Psychosen, die Neuroleptika, gibt es erst seit den 1950er-Jahren. Heute ist eine Therapie mit **Neuroleptika** bei Schizophrenie ein standardisiertes Verfahren und in der Regel unerlässlich. Je nach Beschwerdebild werden auch unterstützend **Beruhigungsmittel** (Sedativa), **Antidepressiva** oder **Antiepileptika** eingesetzt. So genannte „**Stimmungsstabilisierer**" sind besonders bei affektbetonten schizophrenen Psychosen sinnvoll. Sie dienen dazu, die manchmal rasch wechselnden Stimmungslagen etwas abzumildern und eine „normale" Schwankungsbreite zu erreichen.

Die Medikamente der ersten Generation, die als klassische oder **typische Neuroleptika** bezeichnet werden, wirken auf Plussymptome wie Halluzinationen. Minussymptome wie Störungen im Gefühlsausdruck und Antriebsverlust können sie jedoch nur zum Teil beeinflussen. Die Medikamente der zweiten Generation, die so genannten **atypischen Neuroleptika**, die erst seit 1994 erhältlich sind, sollen auch die Minussymptome verbessern. 2004 kamen die Neuroleptika der dritten Generation auf den Markt, bei denen die Verträglichkeit verbessert und die Nebenwirkungsrate weiter gesenkt worden sein soll. Die Ergebnisse sind jedoch noch nicht zufriedenstellend. Nach wie vor gilt es, Wirkung und Nebenwirkung in ein besseres Verhältnis zu bringen. Man unterscheidet zwischen den **hochpotenten**, eher antipsychotisch wirkenden Neuroleptika und den **niedrigpotenten**, die eher gegen Unruhe, Impulsivität und Aggressivität wirken sowie bei manchen Wirkstoffen auch einen leicht angstlösenden Effekt haben. Selbst eine langfristige Einnahme führt bei diesen Medikamenten nicht zur Abhängigkeit.

Neuroleptika sollen den Neurotransmitter-Stoffwechsel im Gehirn regulieren. Klassische Neuroleptika mit Wirkstoffen wie Haloperidol blockieren die zentralen Dopaminrezeptoren im Gehirn. Die Medikamente haben zahlreiche kurz- und langfristige **Nebenwirkungen** wie motorische Störungen, Unruhe, Störungen der Libido, Konzentrationsstörungen, Müdigkeit, Schlaflosigkeit und Parkinson-Symptomatik wie muskuläre Steifheit mit Bewegungseinschränkungen. Außerdem kommt es in vielen Fällen zu teilweise erheblicher Gewichtszunahme, was die Akzeptanz der Behandlung häufig so reduziert, dass die Patienten die medikamentöse Therapie abbrechen. Weiterhin können so genannte Dyskinesien auftreten, zum Beispiel Bewegungsstörungen oder Zuckungen.

Meist zeigen sie sich im Mundbereich oder als leichte Bewegungen an Fingern, Armen, Zehen oder Beinen. Sie sind für die Betroffenen unangenehm und in manchen Fällen nicht mehr reversibel. Atypische Neuroleptika der zweiten und dritten Generation werden heute bei der Behandlung von Schizophrenie häufiger eingesetzt als klassische. Sie sind teurer, jedoch nicht immer erfolgreicher in der Behandlung, und sie haben auch nicht unbedingt geringere Nebenwirkungen. Obwohl zum Teil auch irreversible Nebenwirkungen auftreten, sind Nutzen und Risiken der Behandlung im Verhältnis zu einer Nichtbehandlung der Schizophrenie (Invalidisierung, Suizidrisiko) abzuwägen. Ein gewisses Maß an Nebenwirkungen muss oft hingenommen werden.

Bei einer schweren ersten Phase oder bei wiederholten Schüben sollte die **Rezidivprophylaxe** über mehrere Jahre erfolgen. Dabei sollte eine ausreichende Dosierung gewählt werden, bei der die erwünschte Wirkung mit möglichst geringen Nebenwirkungen eintritt. Verläuft die Krankheit chronisch, ist eine Dauertherapie erforderlich. In jedem Fall ist es wichtig, dass der Betroffene, die Familie, die Angehörigen und der Arzt genau auf mögliche Nebenwirkungen achten, um zu verhindern, dass die Jugendlichen das Medikament eigenmächtig absetzen. Dies hätte erhebliche gesundheitliche Risiken zur Folge.

Wo gibt es psychotherapeutische Hilfe?

- Bei niedergelassenen Kinder- und Jugendpsychiatern
- Bei niedergelassenen Kinder- und Jugendpsychotherapeuten
- Bei psychiatrischen Institutsambulanzen/Kliniken

10.3 Der pädagogische Umgang

Allgemeine Empfehlungen an Einrichtungen und Mitarbeiter

Kinder und Jugendliche, die an Schizophrenie erkrankt sind, brauchen **in der akuten Phase** vor allem eine schnelle Entlastung, Reizabschirmung sowie Halt gebende und Sicherheit vermittelnde Strukturen. Dazu ist es notwendig, die Kinder und Jugendlichen in einer Praxis für Kinder- und Jugendpsychiatrie oder in einer entsprechenden Klinik vorzustellen.

Nach Entlassung aus einer stationären Behandlung kommt es im Alltag darauf an, die Betroffenen zu aktivieren und in das soziale Umfeld zu reintegrieren, ohne sie dabei zu über- oder zu unterfordern. Im alltäglichen Umgang kann man viel dazu beitragen, den erkrankten Kindern oder Jugendlichen Perspektiven zu geben, Rückfällen vorzubeugen und die Wiedereingliederung zu erleichtern.

Häufig ist allerdings zu beobachten, dass die Störung negiert wird und keine **Krankheitseinsicht** besteht. Trotz intensiver Aufklärungsbemühungen kommen viele Jugendliche erst nach wiederholten Schüben zu der Einsicht, an einer Krankheit zu leiden. Dennoch ist es wichtig, mit den Betroffenen über dieses Thema im Gespräch zu bleiben, ohne sie damit zu bedrängen oder unter Druck zu setzen. Notwendige therapeutische Maßnahmen sollten unterstützt werden. In anderen Fällen kommt es zu einer so genannten „doppelten Buchführung“: Die Betroffenen nehmen zwar ihre Medikamente ein und nehmen Therapietermine wahr, leugnen aber dennoch ihre Erkrankung. Dieser Umgang mit der Schizophrenie sollte akzeptiert werden. Wenn die Jugendlichen sich an den notwendigen Maßnahmen beteiligen (Compliance), ist es nicht zwingend erforderlich, auf Krankheitseinsicht zu bestehen. Allerdings sollte auf jeden Fall vermieden werden, gemeinsam mit dem Betroffenen die Erkrankung zu leugnen. Diese Gefahr besteht vor allem in Remissionsphasen, wenn keine produktiv-psychotischen Symptome mehr vorhanden sind. Es ist pädagogisch günstiger, beide „Wahrheiten" – gesund und krank – nebeneinander stehen zu lassen und zu betonen, dass hier eine unterschiedliche Sichtweise besteht. Trotz dieser Differenz ist es wichtig, dem Betroffenen das Gefühl zu geben, dass er angenommen wird.

Spezifische Empfehlungen

Der Betreuer oder Pädagoge sollte sich dem Kind oder Jugendlichen gegenüber **interessiert und einfühlsam** zeigen und den Kontakt halten – auch bei Konflikten. Es gilt, eine **ruhige, entspannte Atmosphäre** zu schaffen sowie Zuversicht, Gelassenheit und Verständnis zu vermitteln. Diese Haltung lässt sich durch eine klare, einfache Sprache unterstützen. Im Umgang mit den Kindern oder Jugendlichen sind Sensibilität und die richtige Balance aus Nähe und Distanz gefragt. Eine eher sachlich-rationale Beziehungsgestaltung wirkt sich günstig aus, da große emotionale Nähe und intensive Einzelgespräche die betroffenen Jugendlichen schnell überfordern können. Es ist wichtig, Ängste und Denkstörungen nicht einfach abzutun, sondern sie ernst zu nehmen.

Bei anhaltendem Wahn sollte man die Berichte über **Wahnwahrnehmungen gelassen anhören**, ohne darauf einzugehen oder die Wahnideen durch zu viel Aufmerksamkeit und Zustimmung zu stabilisieren. Der Betreuer kann ruhig äußern, dass er selbst die Realität anders wahrnimmt. Andererseits wäre es falsch, die Wahnideen ständig durch Konfrontation in Frage zu stellen, da man so als Gesprächspartner „uninteressant" wird und Rückzugstendenzen fördert. Hat sich der Zustand des Jugendlichen stabilisiert, ist es sinnvoll, ihn nach und nach behutsam mit der Realität zu konfrontieren.

Im Rahmen der **Verhaltensbeobachtung** sollte auf Nebenwirkungen von Medikamenten geachtet und immer wieder der aktuelle Grad der Leistungsfähigkeit der Betroffenen eingeschätzt werden.

Die enge **Vernetzung aller Maßnahmen** und damit der regelmäßige Kontakt aller Beteiligten stellt eine der Grundlagen für die Genesung und die Wiedereingliederung dar. Deshalb ist es wichtig, sich mit dem behandelnden Psychiater und/oder dem Psychotherapeuten abzustimmen. Wird bei einem akuten Schub eine stationäre Behandlung nötig, sollte dem Jugendlichen – soweit dies möglich ist – und den Eltern die Notwendigkeit erläutert werden. Bezüglich der therapeutischen Maßnahmen sollte man dem Jugendlichen ein Gefühl der Sicherheit geben und motivierend auf ihn einwirken. Insbesondere sollte man vermitteln, dass die Maßnahmen abgestimmt sind und von allen Beteiligten mitgetragen werden.

Auch für die **Wiedereingliederung** in die Schule oder die Arbeitswelt ist eine gute Kooperation unerlässlich. In den meisten Fällen ist es sinnvoll, die Schulleitung und den Klassenlehrer – nach Möglichkeit in Abstimmung mit dem Betroffenen – über die Erkrankung zu informieren, damit bei Bedarf richtig reagiert werden kann. Bei Ausbildungs- und Arbeitsverhältnissen sollte man das allerdings im Einzelfall sorgsam überlegen und eher zurückhaltend handhaben.

Durch ihre Erkrankung sind die Betroffenen meistens sehr verunsichert. Deshalb ist es günstig, für einen **verlässlichen Tagesablauf** zu sorgen, um auf diese Weise eine äußere Struktur zur Verfügung zu stellen. Dabei hilft es, für regelmäßige Aufsteh-, Essens- und Schlafenszeiten zu sorgen, Stress zu reduzieren und das Bedürfnis der Patienten nach Sicherheit und Stabilität zu erfüllen. Dennoch muss man damit rechnen, dass es Tagesschwankungen der Leistungsfähigkeit (innerhalb eines Tages oder von Tag zu Tag) geben kann. Das heißt, der strukturierte Tagesablauf bleibt bestehen, aber die Anforderungen an den Jugendlichen müssen ggf. kurzfristig und flexibel angepasst werden. Sobald die „normale" Leistungsfähigkeit wieder erreicht ist, kann man zur gewohnten Tagesstruktur zurückkehren.

Die Schizophrenie eines Familienmitglieds stellt für Eltern und Geschwister eine große Belastung dar. Die Teilnahme an einer Psychoedukation hilft der Familie, Ängste abzubauen, mit der Krankheit besser umzugehen, die notwendigen Maßnahmen einzuhalten und Verständnis für die medikamentöse Therapie zu entwickeln. Auch bei der Rückfallprophylaxe spielt die **Familie eine wichtige Rolle**. Hier haben sich Hilfestellungen zum Stressabbau, zur Verbesserung der Kommunikation innerhalb der Familie und zur Bewältigung familiärer Konflikte bewährt. Besuche sollten bewusst so gestaltet werden, dass sie den Jugendlichen nicht überfordern.

Ein akuter Schub und das Bewusstsein, an einer Schizophrenie erkrankt zu sein, ist für den Jugendlichen ein Schock. Als Betreuer sollte man aktiv die **Auseinandersetzung mit der Krankheit unterstützen**, damit Vorurteile, Ängste und Schuldgefühle abgebaut werden und die Betroffenen lernen, dass sie der Erkrankung nicht völlig hilflos ausgeliefert sind. Das kann ihnen helfen, ihre Störung zu akzeptieren und mit eventuellen Folgen besser umzugehen. Man sollte auf einen möglichen neuen Schub vorbereitet sein und auch dem Betroffenen helfen, sich darauf einzustellen. Am besten bespricht man gemeinsam, was in einem solchen Fall zu tun wäre.

Im **Umgang mit anderen** taucht immer wieder die Frage auf: Wem erzähle ich von meiner Erkrankung? Da die permanente Verheimlichung eine enorme Belastung sein kann, ist es eher sinnvoll, mit dem Jugendlichen gemeinsam zu überlegen, wem er sich in Bezug auf seine Krankheit öffnen kann. Die Reaktionen des Umfelds auf diese Offenheit können sehr unterschiedlich ausfallen, also durchaus auch negativ. Darauf sollte der Betroffene vorbereitet sein. Im Rahmen einer stationären Jugendhilfe empfiehlt es sich, den Mitbewohnern gegenüber transparent mit der Erkrankung und mit der ärztlich verordneten Medikation umzugehen.

Wer an Schizophrenie erkrankt ist, reagiert auf Reize und Stress oft äußerst empfindlich. Um die Belastung zu senken, sollte man Über- oder Unterforderung sowie **Reizüberflutung vermeiden**. Es gilt zu berücksichtigen, dass schon eine fremde Umgebung oder die Begegnung mit wenig vertrauten Menschen erhebliche Stressfaktoren darstellen können – ganz zu schweigen vom Besuch eines Clubs mit lauter Musik, Lichteffekten, vielen Menschen und Alkoholkonsum.

Um Rückzugstendenzen und Interesselosigkeit entgegenzuwirken, sollten die Kinder und Jugendlichen zu **Aktivitäten angeregt** werden. Gemeinsam mit ihnen lassen sich Aufgaben festlegen, die der Leistungsfähigkeit entsprechen und auch wirklich erfüllt werden können. Auch Sport und andere körperliche Betätigungen sind sinnvoll, solange sie nicht zu einer körperlichen oder psychischen Überforderung führen. Zudem kann es sinnvoll sein, Progressive Muskelentspannung zu erlernen, während Autogenes Training bei Schizophrenie meist nicht empfohlen wird. Ebenso wichtig ist es, den Kindern oder Jugendlichen **soziale Kontakte** zu vermitteln. Dazu sollte man herausfinden, was ihnen Freude macht und wo ihre Interessen liegen, um ihnen dann den Zugang zu entsprechenden Gruppen zu ermöglichen. Um eine **Überforderung zu vermeiden,** gilt es, die jeweilige Leistungsfähigkeit des Jugendlichen einzuschätzen und ihm zu helfen, seine Leistungsgrenzen zu erkennen und realistische Ziele festzulegen. Dies ist deshalb wichtig, weil die Betroffenen dazu neigen, ihre Fähigkeiten zu überschätzen und unrealistische Ziele zu äußern. Die Diskrepanz zwischen den geäußerten Zukunftsplänen und dem manifesten Verhalten (zum Beispiel: Erreichen eines Studienabschlusses versus ständiges Im-Bett-Liegen) kann sehr ausgeprägt sein. Vor allem die **soziale Integration** sollte gefördert werden, zum Beispiel durch Beratung und Rehabilitationsmaßnahmen in Tagesstätten, Wohngruppen, Integrationsbetrieben oder beruflichen Trainingszentren.

Je früher eine Schizophrenie erkannt und behandelt wird, desto besser ist die Prognose. Das gilt auch für neue Schübe der Erkrankung. Deshalb ist es wichtig, bereits auf **Vorläufersymptome** wie Unruhe, Schlafstörungen, Antriebsverlust und schnelle Überforderung zu achten. Da diese Symptome jedoch unspezifisch sind und während der Pubertätsphase bei vielen Jugendlichen auftreten, sollte man auch Risikofaktoren wie das Auftreten von Schizophrenie in der Familie oder Drogenkonsum berücksichtigen. Darüber hinaus kann es hilfreich sein, die Jugendlichen direkt auf Veränderungen in der Wahrnehmung und im Denkprozess anzusprechen. Oft sind sie erleichtert, darüber reden zu können.

Die **Suizidgefährdung** ist bei Schizophrenie überdurchschnittlich hoch. Die Erwähnung von Suizidabsichten und sozialer Rückzug, aber auch eine plötzliche Gelassenheit können Hinweise sein. Dann sollte man das Thema gegenüber dem Jugendlichen unbedingt offen ansprechen – das erhöht nicht etwa die Suizidgefahr, sondern gibt dem Betroffenen das Gefühl, ernst genommen zu werden. Auch im Team ist ein offener Austausch über diesbezügliche Beobachtungen wichtig, damit alle Mitarbeiter informiert sind. Weitere Hinweise zum Umgang mit Suizidgefährdung finden Sie im Kapitel Suizidalität. Eine besonders kritische Phase besteht kurz nach einem akuten Schub. In der **Remissionsphase** realisieren die Betroffenen oft die Art und Schwere ihrer Erkrankung, ohne dies gegenüber Dritten zu äußern oder für sich selbst zu akzeptieren. Bei Verdacht auf akute Suizidgefährdung ist eine schnellstmögliche Vorstellung bei einem Arzt für Kinder- und Jugendpsychiatrie oder in der zuständigen Klinik notwendig. Des Weiteren sollte man darauf achten, dass der Betroffene keinen Moment unbeaufsichtigt bleibt – auch zum Toilettengang ist eine Begleitung erforderlich.

Eine **Langzeitbehandlung mit Medikamenten** – meist Neuroleptika – ist bei Schizophrenie wichtiger Bestandteil der Therapie, um den Erfolg der Behandlung zu sichern und neuen Schüben vorzubeugen. Dabei sollte man als Betreuer nicht nur auf die regelmäßige Einnahme der Medikamente achten, sondern auch auf mögliche Nebenwirkungen. Sie sind ein häufiger Grund, die Behandlung eigenmächtig vorzeitig abzubrechen. Weigert sich der Betroffene, die ärztlich verordneten Medikamente zu nehmen, sollte man freundlich, aber bestimmt über die Notwendigkeit der regelmäßigen Einnahme sprechen. Dabei ist es wichtig, auf die individuellen Gründe für die medikamentöse Behandlung einzugehen. Ein Machtkampf sollte in diesem Zusammenhang jedoch vermieden werden. Gelingt es nicht, das Thema mit dem Jugendlichen zu klären, ist es sinnvoll, zeitnah einen Termin beim behandelnden Arzt zu vereinbaren. Unabhängig von der eigenen Haltung zur medikamentösen Behandlung sollten ärztlich verordnete Medikamente regelmäßig und zu festen Zeiten gegeben werden. Damit die Jugendlichen die Medikation akzeptieren, ist es erforderlich, dass die Therapie vom Team mitgetragen wird.

Notizen

11 Störungen des Sozialverhaltens

Störungen des Sozialverhaltens stellen eine heterogene und im Erscheinungsbild uneinheitliche Gruppe von Störungen dar. Mit einem Anteil zwischen 30 und 50 Prozent gehören sie zu den häufigsten Gründen für eine Vorstellung in kinder- und jugendpsychiatrischen Praxen, Ambulanzen und Kliniken.

Mehr als die meisten anderen psychischen Auffälligkeiten sind Störungen des Sozialverhaltens nicht nur für die Betroffenen, ihre Familien und die betreuenden Fachleute bedeutsam, sondern sie haben auch eine herausragende **gesellschaftliche Relevanz**. Strafbare Handlungen, die häufig Teil der Symptomatik sind, lösen durch Veröffentlichungen in der Presse immer wieder Debatten über den „richtigen" Umgang mit jugendlicher Gewalt aus. Dabei stehen oft juristische Erwägungen wie Strafverschärfung oder Herabsetzung des Strafmündigkeitsalters im Mittelpunkt. Bei dieser Diskussion wird auch immer wieder in Frage gestellt, ob es sich überhaupt um ein psychiatrisches Störungsbild handelt. Unabhängig von der unerlässlichen juristischen Bewertung begangener Straftaten ist es notwendig, geeignete Handlungskonzepte für den Umgang mit sozial auffälligen Kindern und Jugendlichen zu entwickeln und die psychiatrischen Anteile des auffälligen Verhaltens zu berücksichtigen. Deshalb kommt gerade bei Störungen des Sozialverhaltens der engen Kooperation von Psychiatrie, Pädagogik, Psychologie und sozialer Arbeit eine besondere Bedeutung zu.

Ein Blick in die Medien vermittelt den Eindruck, dass das **Phänomen jugendlicher Gewalt** in den letzten Jahren dramatisch zuge-

Gängige Vorurteile

Störungen des Sozialverhaltens verschwinden von selbst, wenn der Jugendliche erwachsen wird: Störungen des Sozialverhaltens sind als überdauernd einzustufen, vor allem wenn sie früh beginnen. Sie können einen großen Teil des Lebens im Kindes-, Jugend- und Erwachsenenalter negativ beeinflussen, wenn geeignete pädagogische und therapeutische Hilfen ausbleiben.

Kinder und Jugendliche mit einer Störung des Sozialverhaltens werden später meist kriminell: Keineswegs. Tatsächlich ist bei circa 60 bis 80 Prozent der Betroffenen im frühen Erwachsenenalter ein Rückgang des dissozialen und delinquenten Verhaltens zu beobachten – vor allem, wenn die Störung erst nach dem zehnten Lebensjahr begonnen hat.

Mädchen mit einer Störung des Sozialverhaltens sind weniger brutal als Jungen: Das lässt sich nicht eindeutig sagen. Die Symptome äußern sich bei Mädchen nicht immer durch körperliche Aggression, sondern – mehr als bei Jungen – durch verbale Attacken, Ausgrenzung und Mobbing. Doch auch diese indirekte Aggressivität kann sehr brutal sein – und wenn Mädchen körperlich gewalttätig werden, gehen sie ebenso hart vor wie Jungen.

nommen hat. Die Täter werden als aggressive und verantwortungslose Menschen beschrieben, die ohne Unrechtsbewusstsein und ohne Empathie handeln. Sie missachten übliche Verhaltensnormen und scheinen sich durch negative Konsequenzen überhaupt nicht beeindrucken zu lassen. Die Kriminalstatistik des Bundeskriminalamtes belegt in der Tat einen bedeutsamen Anstieg von Tatverdächtigen unter 21 Jahren in den Jahren von 1993 bis 2001. In dieser Zeit erhöhte sich die Zahl von etwa 380.000 auf 689.000, danach sank sie in kleinen Schritten ab auf circa 540.000 im Jahr 2010. Seit dieser Zeit sind die angezeigten und polizeilich erfassten Gewaltdelikte bei Jugendlichen rückläufig, obwohl bei vielen Bürgern die gefühlte Anzahl zunimmt. Trotz dieses Rückgangs bewegt sich die Jugendgewalt in Deutschland insgesamt auf einem hohen Niveau. Gleichzeitig muss festgestellt werden, dass bei Gewaltdelikten die Täter jünger, die Methoden brutaler und die Anlässe geringfügiger geworden sind. Auch die Hemmschwelle ist gesunken. Umso wichtiger ist es, für eine langfristige, vernetzte Therapie und Nachsorge sowie für eine wirkungsvolle Prävention zu sorgen.

Allerdings sollte man Störungen des Sozialverhaltens und Jugendkriminalität/Jugendgewalt nicht einfach miteinander gleichsetzen – auch wenn es zweifellos Überschneidungen gibt. Neben eindeutigen Straftatbeständen (Feuerlegen, Stehlen, Vandalismus etc.) sind die Störungen des Sozialverhaltens auch durch eine Vielzahl von Verhaltensweisen gekennzeichnet, die strafrechtlich überhaupt nicht relevant sind, wie zum Beispiel häufiges Streiten, Andere für eigene Fehler verantwortlich machen, gezieltes Ärgern oder ausgeprägt oppositionelles Verhalten. Die Betroffenen verstoßen dann zwar nicht gegen Gesetze, jedoch gegen elementare Grundregeln des menschlichen Miteinanders. Beides ist charakteristisch für die Störungen des Sozialverhaltens. Die Symptome umfassen somit ein sehr breites **Spektrum von aggressiven, aufsässigen oder dissozialen Verhaltensweisen**.

11.1 Grundlagen

11.1.1 Symptomatik

Kinder und Jugendliche mit einer Störung des Sozialverhaltens sind im Verhältnis zu Gleichaltrigen deutlich aggressiver und aufsässiger. Sie **missachten grundlegende Rechte anderer** – zum Beispiel die körperliche und psychische Unversehrtheit oder Intimitätsgrenzen – sowie allgemeine Normen und Regeln des Zusammenlebens. Das reicht vom Lügen, wenn es für die eigenen Ziele nützlich erscheint, über Schulschwänzen, Streunen, Diebstahl, Erpressung und Vandalismus bis hin zu Tierquälerei, körperlicher Gewalt und dem Einsatz von Waffen. Die Vielzahl der einzelnen Symptome und Auffälligkeiten, von denen jeweils nur einige erfüllt sein müssen, macht den Überblick etwas schwierig. Der folgende Kasten enthält daher eine Systematisierung der Symptombereiche.

Einteilung der Symptome der Störung des Sozialverhaltens
(modifiziert nach DSM-IV und ICD-10)

Nach DSM-IV sollten mindestens drei der folgenden Symptome über 12 Monate bestehen, nach ICD-10 mehrere Symptome für mindestens sechs Monate. Die unterstrichenen Verhaltensweisen gelten in der ICD-10 diagnostisch als besonders bedeutsam, selbst wenn sie in den letzten 6 Monaten nur ein einziges Mal aufgetreten sind.

Aggressives Verhalten gegenüber Menschen und Tieren: Bedrohungen, Einschüchterungen, Beginnen von Handgreiflichkeiten, **Waffengebrauch, körperliche Grausamkeit zu Menschen**, Tierquälerei, **Stehlen in Konfrontation mit dem Opfer (Überfall, Taschendiebstahl, Erpressung, etc.), sexuelle Gewalt**, Wutausbrüche, Rachsucht, Ärgern und Tyrannisieren, andere für die eigenen Fehler verantwortlich machen

Zerstörung von Eigentum: **Vandalismus, Beschädigung fremden Eigentums, Feuerlegen/Brandstiftung**

Betrug oder Diebstahl: Stehlen ohne Konfrontation mit dem Opfer (zum Beispiel Ladendiebstahl), **Einbruch in Häuser, Gebäude oder Autos**, häufiges Lügen, um sich Vorteile zu verschaffen oder um Verpflichtungen zu entgehen

Schwere Regelverstöße: Wegbleiben über Nacht, Weglaufen von den Eltern, häufiges Schulschwänzen (besonders vor dem 13. Lebensjahr), häufiges Zurückweisen und Verweigern der Anweisungen Erwachsener

Wann spricht man von einer Störung des Sozialverhaltens?

Etliche der geschilderten Symptome sind Verhaltensweisen, die bei vielen Kindern und Jugendlichen irgendwann im Lauf ihrer Entwicklung ein- oder mehrmals beobachtet werden können. Aber natürlich hat nicht jedes Kind, das aggressiv oder trotzig ist, eine Störung des Sozialverhaltens – ebenso wenig wie jeder Jugendliche, der gegen soziale und gesetzliche Normen verstößt. Deshalb spricht man von einer Störung des Sozialverhaltens nur dann, wenn ein wiederholtes und andauerndes **Muster dissozialen, aggressiven oder aufsässigen Verhaltens** festzustellen ist, durch das die Grundrechte anderer oder soziale Normen verletzt werden. Dieses Verhalten hat **in verschiedenen Lebensbereichen negative Folgen**, zum Beispiel in der Familie, in der Schule und im Umgang mit Gleichaltrigen. Das Verhalten aggressiver Kinder und Jugendlicher führt oft zur Ablehnung durch Gleichaltrige und zu Konflikten mit den Eltern. Beides beeinträchtigt das Selbstwertgefühl und verstärkt die Aggressivität. In der Folge suchen Jugendliche geradezu den Kontakt zu Gruppen, in denen ihr Verhalten als konform gilt und Anerkennung findet.

Nach ICD-10 unterscheidet man **vier verschiedene Formen** der Störung des Sozialverhaltens. Dabei spielen vor allem Umgebungs-, Beziehungs- und Entwicklungsaspekte eine Rolle:

- *Auf den familiären Rahmen beschränkte Störung des Sozialverhaltens*: Die Symptome treten nahezu ausschließlich in der Familie auf; außerhalb dieses Umfelds bestehen überwiegend normale soziale Bindungen.
- *Störung des Sozialverhaltens bei fehlenden sozialen Bindungen*: Die Beziehung zu anderen Menschen ist generell gestört, auch aufgrund von dissozialem Verhalten. Die Kinder und Jugendlichen sind bei Gleichaltrigen eher unbeliebt und nicht in Peergroups eingebunden. Meist sind sie isoliert und haben nur oberflächliche, kurze Freundschaften. Aggressive oder dissoziale Handlungen begehen sie im Allgemeinen allein.
- *Störung des Sozialverhaltens bei vorhandenen sozialen Bindungen*: Die Kinder oder Jugendlichen verhalten sich dissozial, sind aber in Gruppen von etwa Gleichaltrigen integriert. Dabei kommt es nicht darauf an, ob die Gruppe abweichende Aktivitäten ausübt – wie eine „Bande“ – oder sich regelkonform verhält. Entscheidend ist die Fähigkeit, dauerhafte Freundschaften einzugehen. Ein Jugendlicher kann zum Beispiel gute Kontakte zu einer Gruppe von unauffälligen Gleichaltrigen pflegen, aber außerhalb dieser Gruppe dissoziale Handlungen begehen.
- *Störung des Sozialverhaltens mit oppositionellem, aufsässigem Verhalten*: Diese Form der Störung des Sozialverhaltens soll vor allem die diagnostische Beurteilung von Verhaltensauffälligkeiten bei Kindern unter etwa 10 Jahren erleichtern. Die Betroffenen sind in außergewöhnlicher Weise trotzig, aufsässig und ungehorsam und neigen zu Provokationen. Dies geht über den Rahmen eines aufgrund der kindlichen Entwicklung zu erwartenden „ungezogenen“ Verhaltens deutlich hinaus. Dagegen zeigen sie nur eingeschränkt aggressives oder dissoziales Verhalten, durch das die Grundrechte anderer verletzt werden.

Tabelle 11-1: Subtypen der Störung des Sozialverhaltens nach DSM-IV

Beginn in der Kindheit (early starters)	Beginn in der Adoleszenz (late onset)
Beginn vor dem 10. Lebensjahr	Beginn erst nach dem 10. Lebensjahr
meist Jungen	mehr Jungen, aber der relative Anteil der Mädchen ist höher als bei frühem Beginn
im weiteren Verlauf häufig körperliche Aggressionen und gestörte Beziehungen zu Gleichaltrigen	weniger körperliche Aggressionen und ausgeglichenere Beziehungen zu Gleichaltrigen
meist schlechtere Prognose, häufig Übergang in eine antisoziale Persönlichkeitsstörung	günstigere Prognose, häufig auf die Adoleszenz beschränkt, die Gefahr einer bleibenden Störung ist geringer

Eine weitere wichtige Differenzierung, die besonders für den Verlauf und die Prognose der Störung von hoher Relevanz ist, wurde durch das DSM-IV eingeführt. Ausgehend vom Lebensalter des Kindes oder Jugendlichen bei der Erstmanifestation werden zwei Subtypen der Störung des Sozialverhaltens unterschieden (**Tabelle 11-1**).

Subtypen aggressiven Verhaltens

Wegen der vielfältigen Manifestationsformen aggressiven Verhaltens hat man versucht, unterschiedliche Typen von aggressivem Verhalten nach wissenschaftlichen Gesichtspunkten zu kategorisieren. In der Aggressionsforschung werden zwei unterschiedliche Verhaltensformen beschrieben. Es handelt sich um eine vereinfachende Typisierung, die vor allem als Orientierung dient, um geeignete Formen der Behandlung abzuleiten. Die „reinen" Varianten der dargestellten Subtypen kommen in der Praxis selten vor.

Der impulsiv-feindselige Subtyp („impulsive-reactive-hostile-affective subtype"). Die Kinder und Jugendlichen handeln unkontrolliert und impulsiv, stehen unter ständiger innerer Anspannung und sind leicht reizbar. Die in der Regel offen gezeigte Aggression wird von den Betroffenen als spontane Reaktion auf eine Bedrohung oder Frustration gerechtfertigt, zum Beispiel, weil sie sich ungerecht behandelt oder benachteiligt fühlen. Subjektiv befindet sich das Kind oder der Jugendliche also in einer Verteidigungssituation. Vorherrschende Affekte sind Ärger, Wut oder Angst; die Frustrationstoleranz ist gering. Impulsiv-aggressive Kinder und Jugendliche neigen dazu, die Handlungen von Personen oder den Ablauf von Ereignissen verzerrt wahrzunehmen. Selbst völlig neutrale Handlungen oder Äußerungen werden oft als feindselig gedeutet. Zudem sind die Betroffenen oft kaum dazu in der Lage, aus den meist negativen Konsequenzen des eigenen Verhaltens zu lernen und daraus für künftige Konfliktsituationen die richtigen Schlüsse zu ziehen. Vielmehr halten sie an ihren ungeeigneten Lösungsstrategien fest, obwohl sie wiederholt die Erfahrung gemacht haben, dass sie sich selbst damit schaden. Diese Variante aggressiven Verhaltens scheint in erheblichem Umfang von biologischen Risikofaktoren beeinflusst zu sein. Betroffen sind vor allem Jungen.

Der instrumentell-dissoziale Subtyp („controlled-proactive-instrumental-predatory subtype"): Hier zeigt sich aggressives Verhalten nicht offen, sondern verdeckt – zum Beispiel durch Lügen und Betrügen, Diebstahl und Erpressung, Streunen und Schulschwänzen, Brandstiftung und Drogenhandel. Die Betroffenen handeln zielgerichtet, geplant und kontrolliert, um andere zu dominieren oder persönliche Vorteile daraus zu ziehen. Ihr Verhalten ist demnach kein Ausdruck von Impulsivität, sondern eher geprägt von Machtgefühl und von dem Wunsch, andere zu manipulieren oder sie „hereinzulegen“. Die Gewissensbildung ist meist deutlich beeinträchtigt. Bei dieser Variante aggressiven Verhaltens agieren die Betroffenen weitgehend emotionslos. Sie zeigen weder Empathie noch Angst noch Schuldgefühle. Traurigkeit oder Mitleid können diese Kinder und Jugendlichen meist nur für sich selbst empfinden. Nicht selten zeigt sich im persönlichen Kontakt eine durchaus charmante Seite, die aber eher oberflächlich und unbeständig wirkt. Der Charme ist nicht Ausdruck einer Empfindung für den Interaktionspartner, sondern dient dazu, persönliche Ziele zu erreichen. Instrumentell-dissoziales Verhalten zieht häufig kurzfristige Belohnungen und materiellen Nutzen nach sich. Das erklärt, weshalb die Betroffenen oft hartnäckig daran festhalten und der Aufbau alternativer Verhaltensweisen so schwierig ist. Da das Verhalten ihnen unmittelbare Vorteile bringt, sehen die Kinder und Jugendlichen keinen Grund, es zu ändern. Zudem haben sie selbst keinen Leidensdruck, wohl aber ihre Umgebung. Dieser Typus aggressiven Verhaltens gilt als überwiegend von psychosozialen Risikofaktoren beeinflusst.

Der ängstlich-aggressive Subtyp: Manchmal wird noch ein dritter Subtyp aggressiven Verhaltens beschrieben, der vor allem in der Forschung mit psychisch kranken Straftätern eine Rolle spielt. Die Betroffenen sind im Alltag äußerst kontrolliert und eher scheu, mit depressiven Tendenzen. Doch in extremen Stresssituationen können sie buchstäblich „explodieren“: Dann bricht ein aggressives Verhalten durch, das ausgeprägter und gewalttätiger sein kann als bei den anderen beschriebenen Subtypen. Häufig gab es in der Vorgeschichte ein massives, belastendes Ereignis, das nicht bearbeitet wurde.

11.1.2 Diagnostik

Eine Schwierigkeit bei der Diagnosestellung besteht oft darin, dass die Betroffenen ihre Probleme bagatellisieren und ihr auffälliges Verhalten schon gar nicht als Teil einer psychischen Störung begreifen können. Zudem kommen sie meistens nicht freiwillig zu einer psychologisch-psychiatrischen Untersuchung und sehen keine Notwendigkeit zu kooperieren. Zunächst ist es also die Aufgabe des Untersuchers, einen **Kontakt herzustellen**, auf dessen Basis die Untersuchung überhaupt stattfinden kann.

In einer medizinischen Untersuchung müssen **körperliche Ursachen** für die Symptome ausgeschlossen werden. Für die Erfassung der **Vorgeschichte** und der aktuellen **Symptomatik** sind neben den Informationen des Kindes oder Jugendlichen vor allem die Beobachtungen von Eltern, Lehrern, Erziehern und anderen Bezugspersonen von großer Bedeutung. Indem das **Umfeld** einbezogen wird, lässt sich ein umfassenderer Eindruck vom **Verhalten in verschiedenen Lebensbereichen** gewinnen. Dabei werden auch Fragebögen und Checklisten eingesetzt. **Krankheiten und Verletzungen** des Kindes oder Jugendlichen sollten erfasst werden, da die Symptomatik mit körperlicher Misshandlung, Vernachlässigung oder Traumatisierungen in Zusammenhang stehen kann. Ferner ist es wichtig, auf Hinweise für **Alkohol- und Drogenmissbrauch** zu achten.

Von großer Bedeutung sind Informationen über den vermutlichen **Beginn der Störung**, da dies Einfluss auf die Behandlung und die Prognose hat. Zudem müssen neben der **familiären Situation** auch Probleme während der Schwangerschaft und der Geburt sowie psychische Störungen innerhalb der Familie wie ADHS, Alkoholismus oder Psychosen abgeklärt werden. Weiterhin sind eine **Verhaltensbeobachtung** und eine Einschätzung der Impulskontrolle sowie eine Beurteilung der Intelligenz und der schulischen Leistungsfähigkeit unerlässlich. Wichtig ist es auch, die Stärken und **Ressourcen** des jungen Menschen zu erfassen. Sie sollten bei der Diagnose und in besonderer Weise bei der Therapieplanung Berücksichtigung finden.

11.1.3 Ätiologie

Das bio-psycho-soziale Modell

Wie bei den meisten psychischen Störungen wird auch die Entstehung von Störungen des Sozialverhaltens durch eine Kombination biologischer, psychologischer und sozialer Faktoren erklärt. Dabei kann je nach Art der Störung eine unterschiedliche Gewichtung vorliegen. So spielen bei der **impulsiv-feindseligen Ausprägung** biologische Faktoren eine größere Rolle, bei der **instrumentell-dissozialen Form** sind es eher die sozialen Faktoren und die Einflüsse der Umgebung.

Der Einfluss **biologischer Faktoren** wird unter anderem durch Zwillingsstudien belegt. Die Ergebnisse deuten darauf hin, dass aggressives Verhalten stärker biologisch-genetisch verankert ist als dissoziales Verhalten. Dieser Einflussfaktor scheint umso größer zu sein, je früher die Störung auftritt. Biologisch-genetische Faktoren allein bewirken jedoch keine Störung des Sozialverhaltens, sondern vermitteln eine Disposition. Auch Verletzungen des Gehirns und des zentralen Nervensystems, zum Beispiel durch Geburtskomplikationen oder einen Unfall, können die Entwicklung der Störung begünstigen. Das betrifft vor allem Hirnareale, die beim Entstehen von Schmerz und Angst eine Rolle spielen, oder die dissozialen Verhaltensweisen hemmen. Störungen im rechten Frontalhirn scheinen beispielsweise Empathiedefizite und ein Nichtempfinden von Schuldgefühlen zu begünstigen. Störungen im Neurotransmittersystem stellen ebenfalls einen Risikofaktor dar. Dadurch werden die Impulse und Aggressionen im Gehirn nicht mehr angemessen reguliert und die Hemmschwelle für aggressive Reaktionen sinkt.

Als weiterer Einflussfaktor wird das männliche Hormon Testosteron diskutiert, da aggressives und dissoziales Verhalten häufiger bei Männern auftritt. Belegt werden konnte jedoch nur ein Effekt auf verbale Aggressivität und dominantes Verhalten. In zahlreichen Untersuchungen hat sich gezeigt, dass bei dissozialen Störungen auch häufig vegetative Reaktionen wie die Herzfrequenz und der Hautwiderstand reduziert sind. Es gibt zwei Hypothesen, um dies zu erklären: Entweder ist die niedrige Herzfrequenz ein Zeichen von Furchtlosigkeit, was indirekt antisoziales Verhalten begünstigen könnte. Oder der Betroffene empfindet den Zustand niedriger Erregbarkeit subjektiv als unangenehm und will das durch ausgeprägt gefährliches oder aggressives Verhalten ändern („sensation-seeking"). Bei extrem aggressiven und gewalttätigen Personen wurde zudem sehr häufig eine eingeschränkte Schmerzempfindung beobachtet. Auch deshalb sind sie nicht in der Lage zu verstehen, dass andere Menschen auf körperliche Gewalt anders reagieren als sie selbst. Dieses Phänomen ist Gegenstand weiterer wissenschaftlicher Untersuchungen.

Bei den **psychologischen Faktoren** spielen bestimmte Persönlichkeitsmerkmale eine besondere Rolle. Wie bei verschiedenen anderen psychiatrischen Störungen führt die Impulsivität im zwischenmenschlichen Kontakt vor allem dann zu ausgeprägten Beeinträchtigungen, wenn sie mit Aggressivität verbunden ist. Auch ein Mangel an Einfühlungsvermögen (Empathiedefizit), emotionale Gleichgültigkeit, mangelndes Schuldbewusstsein, gering ausgeprägte Gewissensbildung und fehlende Angst vor Bestrafung scheinen das Risiko für die Störung zu erhöhen.

Ferner können Temperamentsmerkmale die Entwicklung der Störung beeinflussen. So steht ein „schwieriges Temperament" von Säuglingen und Kleinkindern in Verbindung mit aggressivem und oppositionell-aufsässigem Verhalten. Der Begriff „schwieriges Temperament" („difficult temperament", nach den amerikanischen Kinderpsychiatern Thomas und Chess) fasst Unregelmäßigkeiten in physiologischen Funktionen – wie Essen und Schlafen –, eine überwiegend negative Grundstimmung und rückzugsorientierte oder mangelhaft angepasste Reaktionen auf neuartige Situationen zusammen. Diese Temperamentsmerkmale zeigen sich schon früh in der Entwicklung und können durch Einflüsse aus dem Umfeld verstärkt werden.

Kognitive Defizite werden oft bei einer Störung mit impulsiv-aggressiver Ausprägung und frühem Beginn der Symptomatik festgestellt. Meist sind die verbal-intellektuellen Fähigkeiten beeinträchtigt, was einen Einfluss auf das Entstehen der Störung vermuten lässt. Es existieren unterschiedliche Erklärungsansätze:

Die Entwicklung von Sprachvermögen und Selbstkontrolle ist eng miteinander verbunden; damit wird ein Defizit auch in beiden Bereichen zum Tragen kommen. Unzureichende verbale Fähigkeiten beeinträchtigen die Interaktion mit den Eltern, was vermehrt zu negativen Reaktionen führen kann. Ein Sprachdefizit erschwert es, eigene Bedürfnisse zu äußern und geht häufig mit der Schwierigkeit einher, die Informationen anderer richtig zu deuten. In der Folge weichen die Kinder oft auf eine aggressive Konfliktlösung aus und unterstellen ihrem Gegenüber grundsätzlich eher negative Absichten.

Aggressiv-impulsive Kinder neigen dazu, das Verhalten anderer Personen oder situative Aspekte als gegen sich gerichtet zu erleben. Sie zeigen also Defizite in der sozialen Wahrnehmung. Wird ihnen zum Beispiel unbeabsichtigt Schaden zugefügt, bewerten sie dies als vorsätzliche oder aggressiv-feindselige Handlung des Interaktionspartners. Daraus leiten sie häufig ab, sich gegen das vermeintlich erlittene Unrecht oder die subjektiv erlebte Attacke auch gewaltsam zur Wehr setzen zu dürfen.

Eine wichtige Rolle bei der Entstehung von Störungen des Sozialverhaltens spielen die **sozialen Faktoren**. Familiäre Belastungen, zum Beispiel, wenn bei den Eltern psychische Erkrankungen wie Alkohol- und Drogenmissbrauch, Kriminalität, Dissozialität oder konfliktreiche Beziehungen vorliegen, stellen ebenso Risikofaktoren dar wie Vernachlässigung und Misshandlung. Das Erziehungsverhalten der Eltern gilt als besonders wichtiger und gut belegter Faktor für die Entwicklung einer Störung des Sozialverhaltens. So soll ein emotional wenig reaktives und distanziertes Erziehungsverhalten der Eltern, das allzu gewährend ist und wenig Aufsicht und Steuerung vermittelt, bei Kindern ein nicht-aggressives dissoziales Verhalten begünstigen, also zum Beispiel Lügen und Stehlen.

Bei aggressiv-dissozialem Verhalten steht häufig ein elterliches Erziehungsverhalten im Vordergrund, das durch aggressive Überreaktionen – selbst bei geringfügigen Anlässen – gekennzeichnet ist. Die elterliche Aggression findet dann im aggressiven Verhalten der Kinder, die sich ihre eigenen Eltern zum Vorbild nehmen, ihre Entsprechung. Wird die später beispielsweise gegenüber anderen Kindern gezeigte Aggression von den eigenen Eltern geduldet oder sogar ausdrücklich gebilligt, ist es für das betroffene Kind kaum möglich, einen angemessenen Umgang mit den eigenen Aggressionen zu erlernen. Stattdessen werden inadäquate Konfliktlösungsmuster und antisoziale Verhaltensweisen auf die nächste Generation übertragen. Da Kinder und Jugendliche mit gestörtem Sozialverhalten häufig von sozial unauffälligen Gleichaltrigen gemieden werden, bietet sich der Kontakt zu einer Peergroup, in der aggressives oder dissoziales Verhalten Teil des subkulturellen Wertesystems ist, geradezu an. Dort wird ein solches Verhalten als gruppenkonform anerkannt und positiv verstärkt.

Die Diskussion über den Einfluss der Medien ist kontrovers. Diverse Studien legen nahe, dass die Reizschwelle sinkt und Gewalt im Fernsehen sowohl kurzfristig als auch langfristig Nachahmungseffekte begünstigt. Vor allem bei interaktiven Computerspielen geht die Wirkung auch über den Modell- und Vorbildcharakter hinaus, weil durch die intensive eigene emotionale Beteiligung die Hemmschwelle zur Ausübung von Gewalt sinken kann. Dabei sollte aber berücksichtigt werden, dass es letztlich auf die individuelle psychische Struktur und das soziale Umfeld eines Kindes oder Jugendlichen ankommt. Wer bereits zu aggressivem Verhalten neigt, ist durch zusätzliche ungünstige Medieneinflüsse sicher stärker gefährdet.

Ein niedriger sozioökonomischer Status bildet den Rahmen für verschiedene Risikofaktoren, die einen umso stärkeren Einfluss ausüben, je früher sie das Leben bestimmen. Dazu zählen unter anderem Armut und schlechte Wohnbedingungen: Die Kinder erleben demütigende Situationen, weil ihre Eltern wenig Geld haben, und sie sind in ihrem Wohngebiet oft unmittelbar mit Gewalt und Kriminalität konfrontiert. Diese Sozialisationsbedingungen begünstigen aggressive Strategien zur Lösung der wahrgenommenen Probleme.

Beispiel eines Entwicklungspfads, der zu einer Störung des Sozialverhaltens führen kann

Die Modellvorstellungen zur Entstehung von Sozialverhaltensstörungen gehen davon aus, dass die vorhandenen Risikofaktoren sich vor allem in den Interaktionen zwischen Kind und Eltern auswirken.

So kann zum Beispiel ein Säugling mit „schwierigem Temperament" oder mit frühkindlichen Regulationsstörungen bei Eltern, die selbst schon durch konfliktreiche Beziehungen oder eine psychische Erkrankung belastet sind, abweisende und negative Reaktionen im Erziehungsverhalten begünstigen. In der Folge zeigen diese Eltern geringeres Interesse an ihrem Kind und gehen seltener oder unangemessener auf dessen Lernfortschritte und Entwicklungsbedürfnisse ein. Das begünstigt weitere Manifestationen des „schwierigen Temperaments", auf die die Eltern erneut negativ und ablehnend, im Verlauf auch gereizt und feindselig-aggressiv reagieren.

Über diese sich aufschaukelnden negativen Eltern-Kind-Interaktionen entwickelt sich aus dem ursprünglich schwierigen Temperament des Kindes allmählich ein oppositionelles Verhalten, auf das die Eltern wieder mit Druck, Drohungen und Strafen reagieren. Damit ist die Grundlage für weitere Eskalationen geschaffen, die später durch außerfamiliäre Faktoren wie Einflüsse aus der Peergroup, Medienkonsum, Schulschwierigkeiten etc. individuell moderiert werden.

11.1.4 Verlauf

Im Vergleich zu vielen anderen psychischen Störungen haben Störungen des Sozialverhaltens im Allgemeinen eine **schlechtere Prognose**. Dabei ist der Verlauf umso ungünstiger, je früher die Störung einsetzt. Beginnt die Symptomatik vor dem 10. Lebensjahr, besteht ein hohes Risiko für einen chronischen Verlauf bis ins Erwachsenenalter. Häufig treten komorbide Störungen auf. Eine Störung, die erst nach dem 10. Lebensjahr beginnt, beschränkt sich dagegen häufig auf das Jugendalter. Die offene körperliche Aggressivität kann mit zunehmendem Alter abnehmen, während verdecktes Verhalten wie Stehlen und Lügen zunehmen kann. Insgesamt gilt Aggressivität als eines der stabilsten menschlichen Verhaltensmerkmale.

Über die Kindheits- und Jugendphase hinweg zeigt die Symptomatik der Sozialverhaltensstörungen unterschiedliche Ausformungen. Während im **Säuglings- und Kleinkindalter** vor allem ein „schwieriges Temperament" sowie frühkindliche Regulationsstörungen unspezifische Hinweise darstellen, fallen Kinder mit früh einsetzenden Verhaltensproblemen im Kindergarten- und Vorschulalter durch mangelnde soziale Fertigkeiten und oppositionelle Verhaltensweisen auf.

In der **Grundschule** kommt es zusätzlich zu offenen oder verdeckten aggressiven Handlungen sowie zu Lernstörungen. Ferner kann sich aggressives Verhalten, das bisher nur gegenüber der Familie auftrat, auf immer mehr Lebensbereiche ausdehnen. Auffälligkeiten wie Empathiemangel, Furchtlosigkeit und ausgeprägte Selbstbezogenheit erhöhen das Risiko für einen chronischen Verlauf.

Mit Eintritt in das **Jugendalter** verfestigt sich oft eine ablehnende Haltung gegenüber dem Lebensbereich Schule, was in vielen Fällen mit gravierenden Schulleistungsproblemen oder auch Schulschwänzen einhergeht. Dissoziales Verhalten und Delinquenz nehmen dann häufig zu. Die Jugendlichen zeigen ernsthafte Regelübertretungen und aggressives Verhalten im Sinne des eingangs beschriebenen Symptomspektrums oder sie verüben – allein oder in einer Gruppe – strafrechtlich relevante Delikte.

Jenseits des 20. Lebensjahrs nimmt die Delinquenz bei 60 bis 80 Prozent der Betroffenen allmählich ab. Allerdings besteht für die Hälfte derjenigen Erwachsenen, bei denen die Störung im Kindes- und Jugendalter diagnostiziert wurde, ein erhöhtes Risiko für Suchtmittel-Abhängigkeit sowie für soziale Probleme in der Partnerschaft, mit Freunden und am Arbeitsplatz. Vor allem der Aufbau von Vertrauensbeziehungen zu anderen Bezugspersonen ist erschwert, was oft mit Partnerschaftskonflikten einhergeht.

Bei einem **chronischen Verlauf** zeigt sich eine besonders schwere Symptomatik durch den Übergang in eine dissoziale (antisoziale) Persönlichkeitsstörung.

Häufigkeit

Epidemiologische Studien deuten darauf hin, dass bei etwa 6 Prozent aller Kinder und Jugendlichen – die Schwankungsbreite liegt etwa zwischen 2 und 10 Prozent – die Diagnose einer Störung des Sozialverhaltens gestellt werden kann. Dabei kommt es zu einem Anstieg der Prävalenzzahlen bis zur Adoleszenz. Nach den Ergebnissen der Ulmer Heimkinderstudie lässt sich bei circa 45 Prozent der in stationären Jugendhilfemaßnahmen untergebrachten Kinder und Jugendlichen eine Variante der Störung des Sozialverhaltens feststellen.

Jungen sind etwa viermal häufiger betroffen als Mädchen. Je jünger die Kinder sind, desto höher ist der relative Anteil der Jungen. Mit zunehmendem Alter ist festzustellen, dass die Mädchen „aufholen" und sich der Unterschied zwischen den Geschlechtern vermindert. Die Stabilität der Störung ist jedoch geschlechtsunabhängig.

11.1.5 Differentialdiagnosen

Psychiatrische Störungen

Die Abgrenzung zu einer **Aufmerksamkeitsdefizit-/Hyperaktivitätsstörung** (ADHS) kann schwierig sein, da hyperaktives und impulsives Verhalten oft als vorsätzlich gegen Lehrer oder Mitschüler gerichtet und damit als „aggressives" Verhalten empfunden wird.

Auch **Substanzmissbrauch** tritt oft in Zusammenhang mit einer Störung des Sozialverhaltens auf. Es lässt jedoch auf eine eigenständige Störung schließen, wenn die aggressiven oder antisozialen Handlungen fast ausschließlich unter dem Einfluss von Alkohol oder Drogen wie Kokain, Crack oder Ecstasy begangen werden.

Eine Neigung zu Streit, Konflikten und Wutausbrüchen durch mangelnde Impulskontrolle liegt auch bei **emotional instabilen Persönlichkeitsstörungen** vor. Hier werden allerdings soziale Normen nicht absichtlich verletzt.

Anpassungsstörungen und posttraumatische Belastungsstörungen gehen bei Kindern und Jugendlichen manchmal mit aggressivem Verhalten einher. Bei Anpassungsstörungen handelt es sich um eine Reaktion auf einschneidende Lebensveränderungen oder belastende Lebensereignisse, zum Beispiel den Verlust einer nahestehenden Person, Umzug oder Emigration. Eine Abgrenzung zur Störung des Sozialverhaltens gelingt meist durch die Klärung der Frage, ob das auffällige Verhalten bereits vor dem kritischen Ereignis bestand. Laut Definition stellt eine solche „Anpassungsstörung mit vorwiegender Störung des Sozialverhaltens" eine vorübergehende, also nicht länger als sechs Monate andauernde Symptomatik dar.

Posttraumatische Belastungsstörungen werden durch eine extreme, katastrophenähnliche psychische Belastung verursacht, zum Beispiel durch Kriegserlebnisse, Folter, Vergewaltigung oder Naturereignisse. Neben der für diese Störung typischen Symptomatik mit Flashbacks, Erinnerungslücken und Vermeidungsverhalten kann es wegen der ebenfalls typischen erhöhten psychischen Sensitivität und Erregung zu schweren Impulsdurchbrüchen kommen.

Körperliche Ursachen

Aggressives und dissoziales Verhalten kann ferner durch organische Störungen verursacht sein, zum Beispiel durch Verletzungen oder Entzündungen des Gehirns. Eine besondere Bedeutung haben dabei Verletzungen im Frontalhirnbereich. Bei sonst unveränderten intellektuellen Funktionen können die Betroffenen reizbar und aggressiv werden.

11.1.6 Komorbidität

Störungen des Sozialverhaltens treten oft in Verbindung mit weiteren psychiatrischen Störungen auf. Am häufigsten handelt es sich dabei um **ADHS** sowie um **Depressionen** und **Ängste**. Diesem Umstand wird in der ICD-10 durch zwei „Komorbiditätsdiagnosen" Rechnung getragen.

Ein großer Teil der Kinder und Jugendlichen mit einer Störung des Sozialverhaltens zeigt auch Symptome einer ADHS (je nach Studie zwischen 10 und 45 Prozent). Man spricht bei dieser Kombination von einer „**Hyperkinetischen Störung des Sozialverhaltens**" (ICD-10 F90.1). Sie beginnt oft früh und zeichnet sich durch eine Bereitschaft zu körperlich aggressiven Reaktionen aus – was die Wahrscheinlichkeit für einen chronischen Verlauf und den Übergang in eine dissoziale Persönlichkeitsstörung erhöht.

Treten vor allem Depressionen oder Ängste gemeinsam mit einer Störung des Sozialverhaltens auf, so spricht man von einer „**Kombinierten Störung des Sozialverhaltens und der Emotionen**" (ICD-10 F92). Oft entwickeln sich die komorbiden Symptome erst später, vermutlich als Folgeerscheinung der vielen negativen Interaktionserfahrungen. Bei dieser Störung besteht ein hohes Risiko einer Chronifizierung.

Darüber hinaus zeigen Jugendliche mit einer Störung des Sozialverhaltens oft **Schulleistungsprobleme**. Dabei wirken eine familiäre Vorbelastung, kognitive Defizite, bildungsferne Sozialisationsbedingungen, Schulunlust und mangelnde Lernmotivation zusammen. Überzufällig häufig lassen sich Schulische Teilleistungsstörungen, zum Beispiel eine Lese- und Rechtschreibstörung feststellen.

Störungen des Sozialverhaltens gehen sehr häufig mit **Alkohol- und Drogenmissbrauch** einher. Meist werden die Jugendlichen von der Pubertät an auffällig und verüben Delikte – von Straftaten im Rausch bis hin zu Drogenhandel. Substanzmissbrauch und eine Störung des Sozialverhaltens beeinflussen sich wechselseitig negativ und erhöhen die Wahrscheinlichkeit für einen ungünstigen Verlauf. Die Wirkung vieler psychoaktiver Substanzen, darunter Alkohol, LSD, Ecstasy oder Kokain, kann zudem aggressives Verhalten kurz- und langfristig verstärken.

11.2 Kinder- und Jugendpsychiatrische Behandlungsmöglichkeiten

Die Therapie einer Störung des Sozialverhaltens erfordert eine enge **Zusammenarbeit zwischen Psychiatrie, Bildungseinrichtungen, Jugendhilfe und der betroffenen Familie**. Isolierte Einzelmaßnahmen sind in der Regel unwirksam. Koordinierte Hilfemaßnahmen sollten rechtzeitig beginnen und so lange erfolgen, bis eine ausreichende Stabilisierung erreicht wurde.

Ziel ist, einen Übergang in Persönlichkeitsstörungen, Substanzmissbrauch und Delinquenz zu vermeiden. Bei der Planung der Behandlung müssen begleitende Auffälligkeiten wie ADHS oder Lernstörungen einbezogen werden, da sie – wenn sie unbehandelt bleiben – die Symptomatik weiter aufrechterhalten. Eine Therapie soll bei den Kindern und Jugendlichen aggressives und antisoziales Verhalten reduzieren und gleichzeitig die Eltern befähigen, auf das Verhalten ihres Kindes in angemessener Form zu reagieren. Ein wichtiges Ziel der Behandlung ist es, mit den betroffenen Kindern und Jugendlichen auf eine Verbesserung der sozialen Kompetenzen, die Entwicklung von Strategien zur Problemlösung und die Förderung des moralischen Bewusstseins hinzuarbeiten. Darüber hinaus sollten Lerndefizite kompensiert und die Eingliederung in eine nicht-dissoziale Peergroup unterstützt werden.

11.2.1 Das multimodale Behandlungskonzept

Entsprechend der beeinträchtigten Lebensbereiche sollte das Behandlungskonzept eher breit angelegt sein, also Eltern und Familie, Kindergarten, Schule und die Freizeitgestaltung einbeziehen. Allerdings ist zu berücksichtigen, dass man in der Praxis mit Widerständen bei den Betroffenen oder deren Familien zu kämpfen hat, wenn es um die notwendigen Behandlungsmaßnahmen und geeigneten Hilfen geht. Umgekehrt sind auch die involvierten Hilfesysteme nicht immer bereit oder in der Lage, die zugegebenermaßen schwierigen und anstrengenden Auseinandersetzungen mit den betroffenen Kindern und Jugendlichen mit der notwendigen Beharrlichkeit und Ausdauer zu führen. Im Einzelnen kommen folgende Maßnahmen in Frage:

- Psychoedukation, Elterninformation und Elternberatung
- Interventionen in Kindergarten und Schule
- psychologisch-pädagogische Behandlungsprogramme
- ambulante, teilstationäre oder stationäre pädagogische Maßnahmen
- Jugendhilfemaßnahmen (Hilfe zur Erziehung, Eingliederungshilfe)
- ambulante, teilstationäre oder stationäre kinder- und jugendpsychiatrische Maßnahmen
- Psychotherapie
- multisystemische Therapie, bei der die Jugendlichen in ihrer gewohnten Umgebung bleiben und das gesamte soziale Umfeld einbezogen wird.

Im Rahmen von **familienzentrierten Maßnahmen** gehört es zu den obligatorischen Interventionen, die Eltern über Störungen des Sozialverhaltens zu informieren und sie entsprechend zu beraten. Wirksam ist diese Beratung besonders dann, wenn sie durch ein konkretes Training von angemessenem erzieherischen Handeln ergänzt werden kann.

Die Kinder oder Jugendlichen werden vorrangig mit **verhaltenstherapeutischen Techniken** zur Entwicklung von Verhaltensalternativen behandelt (zum Beispiel Fertigkeitentraining, Rollenspiele). Abhängig von der Symptomatik und von möglichen komorbiden Störungen ist eine zusätzliche medikamentöse Behandlung zu prüfen.

Ob die Behandlung ambulant, teilstationär oder stationär erfolgt, richtet sich nach den individuellen Umständen. In der Regel werden aber **ambulante oder teilstationäre Behandlungsformen** bevorzugt, weil sie einen einfacheren Transfer der erreichten Therapieziele in den Alltag ermöglichen.

Kinder und Jugendliche mit impulsiv-aggressivem Verhalten werden von ihrer Umgebung meistens abgelehnt, was ihr Selbstwertgefühl vermindert und die Aggressivität eher noch verstärkt. Eine **stationäre Therapie** sorgt für ein beruhigtes und sicheres Umfeld, in dem die Betroffenen lernen können, ihre Aggressivität besser wahrzunehmen und durch geeignete Strategien zu kontrollieren. Eine zusätzliche Behandlung mit Medikamenten kann zur besseren Impulskontrolle erforderlich sein.

Die stationäre Aufnahme von instrumentell-dissozialen Jugendlichen in der Klinik führt hingegen oft zu unerwünschten Effekten in den Stationsabläufen. Das Klinikpersonal muss viel Zeit und Energie darauf verwenden, sich mit den dissozialen Verhaltensweisen auseinanderzusetzen und zum Beispiel andere Mitpatienten

Ambulant oder stationär?

Eine **ambulante Therapie** ist sinnvoll, wenn

- die Jugendlichen ausreichend zu einer Therapie motiviert sind
- die Störung nicht allzu massiv ausgeprägt ist
- die Eltern an Trainingsmaßnahmen teilnehmen
- die Eltern bereit sind, eigene psychiatrische Erkrankungen wie Drogenmissbrauch oder Depressionen behandeln lassen
- die Jugendlichen Zugang zu einer stützenden Peergroup haben, gefördert werden und die Schule einbezogen werden kann.

Eine **teilstationäre Behandlung** in Tageskliniken ist sinnvoll, wenn

- die Betroffenen eher jung sind
- die Eltern kooperieren und intensiv eingebunden werden können
- mit Unterstützung der Klinikschule eine (Re-)Integration in eine angemessene schulische Förderung angestrebt wird.

Eine **stationäre Behandlung** in einer psychiatrischen Klinik ist bei einer schweren Störung vorübergehend sinnvoll, wenn

- bei dem Kind oder dem Jugendlichen eine impulsiv-aggressive Ausformung der Sozialverhaltensstörung mit Fremd- oder Selbstgefährdung besteht
- eine medikamentöse Behandlung erwogen wird
- die familiäre Situation besonders problematisch ist
- extrem ungünstige Milieueinflüsse bestehen.

Die Nachsorge nach einem stationären Klinikaufenthalt sollte langfristig angelegt sein und Maßnahmen von Jugendhilfe und Psychotherapie sowie gegebenenfalls begleitende Elternberatung kombinieren.

mit eher nach innen gerichteten (introversiven) Störungen – wie Ängsten oder depressiven Symptomen – vor möglichen Übergriffen zu schützen. Dies hat zur Folge, dass Kinder und Jugendliche mit Störungen des Sozialverhaltens in vielen Kliniken als eher „unbeliebte" Patienten gelten. Nicht nur deshalb sollte man die therapeutischen Effekte einer stationären Klinikbehandlung nicht überschätzen. In der Regel werden instrumentell-dissoziale Jugendliche daher nicht oder nicht lange stationär aufgenommen. Als therapeutisch wirksamer haben sich hier **pädagogisch hoch strukturierte Jugendhilfeeinrichtungen** erwiesen, die in der Lage sind, neben positiven Beziehungserfahrungen auch ein konsequentes, berechenbares Erziehungsmilieu bereitzustellen. Dabei geht es vor allem darum, gemeinsam mit dem Jugendlichen Anreize zu finden, für die es sich lohnt, sich anders und in erwünschter Weise zu verhalten. Mehr als aus den bereits vielfach erlebten negativen Konsequenzen lernen diese Jugendlichen über positive Anreize.

Für Jugendliche mit extrem ausgeprägten und massiven Störungen des Sozialverhaltens kommen auch Unterbringungsformen in Betracht, bei denen auf der Grundlage eines richterlichen Beschlusses im Einzelfall **fakultativ freiheitsentziehende Maßnahmen** umgesetzt werden dürfen – also bei Bedarf und für einen begrenzten Zeitraum. Inwieweit solche Maßnahmen in der Jugendhilfe eingesetzt werden sollen und dürfen, ist ein Thema mit sehr kontroversen Standpunkten.

Es wurde zu Beginn des Kapitels darauf hingewiesen, dass die früh beginnenden Formen der Störung des Sozialverhaltens eine ungünstige Langzeitprognose haben – vor allem, wenn sie unbehandelt bleiben. Deshalb kommt präventiven Maßnahmen und möglichst frühzeitig beginnenden Hilfen eine besondere Bedeutung zu. In Kindergärten und Grundschulen zeigen **Präventionsprogramme** mit Verhaltenstrainings gute Erfolge. Diese Programme werden von den Lehr- und Erziehungskräften durchgeführt und richten sich an alle Kinder einer Klasse oder einer Gruppe. Einen hohen Bekanntheitsgrad hat beispielsweise das Programm „Faustlos" des Heidelberger Psychoanalytikers und Familientherapeuten Manfred Cierpka, das für Kindergarten und Schule konzipiert ist. Es handelt sich um ein Curriculum, bei dem über einen längeren Zeitraum in verschiedenen Lektionen Empathiefähigkeit und Impulskontrolle sowie ein angemessener Umgang mit Ärger und Wut vermittelt werden.

Psychotherapie

Ein psychotherapeutischer Behandlungszugang hängt vor allem vom Leidensdruck und von der **Veränderungsmotivation der Beteiligten** ab. Die Chancen für Veränderungen durch psychotherapeutische Behandlungsverfahren sind gering, wenn dazu nicht wenigstens ein Minimum an Bereitschaft erkennbar ist – sei es bei dem Betroffenen oder bei seinem Umfeld. Vor einer Therapie sollte also geklärt sein, inwieweit das Kind oder der Jugendliche in der Lage und willens ist, regelmäßige Termine in einer Praxis einzuhalten, sich auf Gespräche einzulassen und sein Verhalten zu problematisieren. Auch sollten die Betroffenen bereit sein, sich einem therapeutischen Prozess zu öffnen, eine tragfähige therapeutische Beziehung aufzubauen und an der Verbesserung ihrer sozialen Kompetenzen zu arbeiten. Umgekehrt gilt: Es kann auch Lebensumstände und -situationen geben, in denen ein Jugendlicher nicht zur Aufnahme einer Psychotherapie motiviert werden kann. In der Praxis ist das leider eher die Regel.

Bei Störungen des Sozialverhaltens von Kindern und Jugendlichen hat sich vor allem die **kognitive Verhaltenstherapie** als individualtherapeutische Maßnahme bewährt. Um Aggressivität abzubauen und soziale Fertigkeiten zu trainieren, wird angemessenes, erwünschtes Verhalten zielgerichtet geübt. Hier spielen vor allem therapeutische Techniken wie Rollenspiel, Selbstinstruktion, Training der sozialen Wahrnehmung, Selbstkontrollstrategien und das Erlernen von gesellschaftlich akzeptierten Formen der Selbstbehauptung eine Rolle. Auch Übungen zur Aggressions- und Impulskontrolle sowie Kommunikations- und Entspannungstrainings kommen zum Einsatz. Das Therapiekonzept orientiert sich am Erwerb positiver, erwünschter Verhaltensweisen, da Kinder und Jugendliche mit einer Störung des Sozialverhaltens auf die negativen Folgen ihres Handelns kaum reagieren. In der Umsetzung kann es mitunter schwierig sein, geeignete Anreize zu finden und Belohnungen zu vereinbaren, für die der Betroffene sein Verhalten zu ändern bereit wäre.

Es stehen **störungsspezifische Therapiemanuale** zur Verfügung, die die oben genannten Techniken beinhalten und die Eltern intensiv einbeziehen. Bei jüngeren Kindern mit einer Störung des Sozialverhaltens hat sich zum Beispiel das Therapieprogramm für Kinder mit hyperkinetischem und oppositionellem Verhalten, kurz THOP, gut bewährt. Primär ist das Programm mit konkreten Handlungsempfehlungen für Eltern gedacht. Es stellt jedoch auch für Sozialpädagogen, Erzieher und Lehrer eine wertvolle Hilfe dar, um mit oppositionellem Verhalten umzugehen. Speziell auf aggressives, gewaltbereites Verhalten ausgerichtet ist das Manual „Kinder mit aggressivem Verhalten“ von Manfred Cierpka. Es hat zum Ziel, Eltern, Lehrer und Erzieher zu einem kompetenteren Umgang mit aggressiven Kindern zu befähigen. Es enthält unter anderem ein Modul für ein Elternseminar zum Umgang mit Konflikten und Aggressionen und ein Verfahren für Erzieherinnen und Lehrerinnen zur Reflexion des eigenen professionellen Umgangs mit aggressivem Verhalten.

Bei Jugendlichen zwischen 12 und 17 Jahren mit gravierender aggressiver Symptomatik, hoher Delinquenz und Substanzmissbrauch hat sich die **Multisystemische Therapie** in zahlreichen wissenschaftlichen Untersuchungen als effizient erwiesen. Sie wurde unter anderem von dem amerikanischen Psychiater Scott W. Henggeler entwickelt. Dabei wird auf eine stationäre Behandlung der betroffenen Jugendlichen verzichtet. Die jungen Menschen bleiben in ihrer gewohnten Umgebung. Bei der Multisystemischen Therapie handelt es sich also um ein echtes „home-treatment“-Verfahren. Die Maßnahmen zielen auch weniger auf die Jugendlichen selbst ab, sondern konzentrieren sich primär auf das Umfeld der Familie, also die „Systeme", mit denen die Mitglieder der Familie in Kontakt sind. Entsprechend erfolgen die Interventionen in der Familie, in der Nachbarschaft, in der Schule, am Arbeitsplatz oder in der Peergroup. Im Fokus stehen die alltäglichen Herausforderungen im Zusammenleben. Ziel der Therapie ist es unter anderem, die Erziehungskompetenz der Eltern und die innerfamiliären Beziehungen zu verbessern, das unmittelbare soziale Netzwerk der Familie für Hilfestellungen zu aktivieren, eine schulische oder berufliche Ausbildung sicherzustellen, den Verbleib in der Familie zu ermöglichen und Delinquenz zu vermeiden. Ein Team, das unter der Supervision eines Arztes steht, hat meist täglich Kontakt zu dem Jugendlichen und seiner Familie. Es bietet drei bis fünf Monate lang eine umfassende psychosoziale Unterstützung in allen Bereichen, wobei jeweils ein Teammitarbeiter – notfalls rund um die Uhr – erreichbar ist. Die Multisystemische Therapie ist sehr personal- und zeitaufwendig und infolgedessen teuer. Sie wird vor allem in den USA und Großbritannien sowie in den skandinavischen Ländern mit guten Erfolgen eingesetzt. In Deutschland gibt es bislang praktisch keinen Anbieter für diese Therapie.

Die **psychodynamischen Therapien** betrachten eine Störung des Sozialverhaltens als Ausdruck innerer Konflikte und gestörter frühkindlicher Beziehungserfahrungen. Dieser Ansatz ist bei gleichzeitigem Auftreten von affektiven Störungen wie Depressionen und vor allem beim ängstlich-aggressiven Typus aggressiven Verhaltens sinnvoll. Bei dieser Gruppe finden sich in der Anamnese gehäuft belastende Lebensereignisse, die am besten durch einen tiefenpsychologischen Zugang bearbeitet werden können. Ziel der Therapie ist es, die inneren Konflikte bewusst zu machen und das Erlebte zu bearbeiten.

Medikamentöse Therapie

Bei den vorwiegend instrumentell-dissozialen Varianten der Störungen des Sozialverhaltens, die mit delinquentem Verhalten wie Diebstahl und Erpressung oder dem Manipulieren anderer Menschen einhergehen, bestehen keine geeigneten Möglichkeiten der spezifischen Beeinflussung mit Medikamenten.

Bei impulsiv-aggressiven Verhaltensweisen dagegen kommt eine solche Behandlung in Frage. **Atypische Neuroleptika** können die allgemeine Anspannung und Impulsivität senken, eine gestörte soziale Wahrnehmung reduzieren und die psychische Belastbarkeit erhöhen. **Antiepileptika** können Erregungszustände ausgleichen und so die Stimmung stabilisieren („mood stabilizer").

Entscheidend ist die klinische Symptomatik. In jedem Fall sollten **Medikamente immer nur als Ergänzung zu anderen Maßnahmen** – vor allem zu Psychotherapie und Jugendhilfe – eingesetzt werden.

Psychostimulanzien können besonders bei begleitender ADHS die Konzentration verbessern sowie Unruhe und Impulsivität reduzieren. Indirekt hat eine erfolgreiche Behandlung der ADHS oft eine positive Wirkung auf die Symptomatik der Sozialverhaltensstörung.

Wo gibt es psychotherapeutische Hilfe?

- Bei niedergelassenen Kinder- und Jugendpsychiatern
- Bei niedergelassenen Kinder- und Jugendpsychotherapeuten
- Bei psychiatrischen Institutsambulanzen/Kliniken

11.3 Der pädagogische Umgang

Der Umgang mit sozialverhaltensgestörten Kindern und Jugendlichen stellt nicht nur für das soziale Umfeld eine Herausforderung dar, sondern auch für Fachkräfte wie Erzieher, Lehrer, Kinder- und Jugendpsychiater, Psychotherapeuten und Sozialarbeiter oder Sozialpädagogen.

Allgemeine Anforderungen an Einrichtungen und Mitarbeiter

Für den pädagogischen Umgang mit Sozialverhaltensstörungen gilt der Leitsatz: „**Catch him being good**" (Also: Erwische bzw. sehe und bemerke ihn, wenn er gut ist). Zielrichtung des pädagogischen Handelns sollte also sein, normales, unauffälliges, erwünschtes Sozialverhalten zu registrieren, es im Kontakt positiv und bekräftigend hervorzuheben und zu versuchen, diese – im Einzelfall vielleicht nur rudimentär vorhandene – Kompetenz für die soziale Integration des Kindes oder Jugendlichen einzusetzen. In diesem Sinn lassen sich auch die bekannten Verstärkungspläne für sozial erwünschte Verhaltensweisen sinnvoll anwenden. Die Realität sieht jedoch oft anders aus. Da das expansive, unangepasste Verhalten – aus gutem Grund – eine Reaktion der verantwortlichen Erziehungspersonen geradezu erzwingt, führt dies nicht selten dazu, dass im Grunde ausschließlich auf die problematischen Verhaltensanteile reagiert wird. Da man sich als Betreuer subjektiv entlastet fühlt, wenn gerade einmal nicht interveniert werden muss, werden die Kompetenzen und Ressourcen des jungen Menschen in der Regel deutlich weniger gewürdigt als seine Auffälligkeiten. Umso wichtiger ist es, sich von diesem einseitigen Negativbild zu lösen und dem Jugendlichen durch die intensivere **Beachtung der positiven Verhaltensanteile** zu vermitteln, dass man ihn wertschätzt und auch diese Seite an ihm wahrnimmt. Solche positiven Rückmeldungen helfen dem Betroffenen dabei, seine eigenen Stärken besser kennen zu lernen und allmählich Verhaltensalternativen zu entwickeln, die zu seiner eigenen Persönlichkeit passen.

Neben diesem pädagogischen Umgang, der auf die Nutzung der Ressourcen und Kompetenzen abzielt, ist es in der Arbeit mit sozialverhaltensgestörten Kindern und Jugendlichen natürlich unverzichtbar, einen **klaren pädagogischen Rahmen** und eindeutige Grenzen zu setzen. Viele von ihnen handeln nach der im Lauf ihres Lebens vielfach bestätigten Devise: „Erlaubt ist, was nicht ausdrücklich verboten wurde". Das aber führt zu immer neuen Regelverletzungen, die dann zu weiteren Sanktionen Anlass geben. Regeln, Grenzen und Konsequenzen sollen deshalb den betroffenen Kindern und Jugendlichen vor allem helfen, ihr eigenes Handeln zu kontrollieren und die daraus resultierenden Folgen für sich und andere besser einschätzen zu können. Kinder und Jugendliche mit Störungen des Sozialverhaltens verfügen allerdings über einige Erfahrung und Routine, derartige Regeln zu verletzen und Grenzen zu überschreiten. Infolgedessen ist das Betreuerteam gefordert, für sich einen tragfähigen Konsens zu entwickeln, welche Regeln verbindlich gelten, welche Grenzen noch getestet werden dürfen und wann Grenzen überschritten sind. Ebenso müssen die einzelnen Mitarbeiter auf der Grundlage dieser gemeinsamen Haltung bereit sein, die vereinbarten Regeln auch durchzusetzen und **auf Grenzüberschreitungen angemessen zu reagieren**.

In der Praxis hat es sich bewährt, die Grenzen eher „früh" – zum Beispiel **schon bei Beschimpfungen oder verbalen Beleidigungen** – zu ziehen. Das erfordert zwar eine konstant hohe erzieherische Präsenz im Kontakt mit dem Kind oder Jugendlichen und zieht im Einzelfall viele erzieherische Interventionen oder Konfrontationen nach sich. Der Vorteil ist aber, dass man zum einen sehr differenziert reagieren kann – mit Gesprächen, Ermahnungen, Konsequenzen, Auszeiten, Wiedergutmachungsaktionen, Täter-Opfer-Ausgleich – zum anderen kann man aber auch einmal „fünf gerade" sein lassen. Der Spielraum für pädagogisches Handeln ist hier relativ groß. Vor allem wird den betreuten Kindern und Jugendlichen das wichtige Signal vermittelt, dass ihr Verhalten beachtet und darauf reagiert wird. Werden die Grenzen dagegen erst „spät" gesetzt, zum Beispiel **bei körperlichen Angriffen gegen andere oder bei Diebstählen**, kann man sich zwar viele Alltagsauseinandersetzungen ersparen, was für alle Beteiligten einen durchaus entlastenden Effekt hat. Andererseits muss man aber auch akzeptieren, dass der Spielraum der pädagogischen Handlungsmöglichkeiten rasch sehr klein werden kann, wenn eine definierte Grenze überschritten wird. Bis zur Entlassung aus der Einrichtung ist es dann oft nur ein kurzer Schritt, mit den bekannten negativen Folgen wiederholter Beziehungsabbrüche.

Für Mitarbeiterinnen und Mitarbeiter einer Einrichtung, die Kinder und Jugendliche mit Störungen des Sozialverhaltens aufnimmt, sollte klar sein, dass ihr eigenes Verhalten in ausgeprägter Weise **Vorbildcharakter** hat. Das Verhalten des Betreuers gegenüber Kollegen oder anderen Kindern und Jugendlichen unterliegt der ständigen Beobachtung. In der Regel achten die Bewohnerinnen und Bewohner sehr genau darauf, ob das, was ein Mitarbeiter sagt, auch dem entspricht, was er tut, und ob er an sein eigenes Verhalten mindestens die gleichen Maßstäbe anlegt, die er von den betreuten Kindern und Jugendlichen einfordert. Regeln und Grenzsetzungen, die angekündigt, aber nicht durchgesetzt werden, führen dazu, dass Betreuer ihre Glaubwürdigkeit verlieren und ihre Aufforderungen nicht mehr ernst genommen werden. In Verbindung mit einer guten Beziehung und einer wertschätzenden Haltung sind **Authentizität und Glaubwürdigkeit** daher wichtige Merkmale für das eigene pädagogische Handeln, um die Jugendlichen, die in der Regel aus schwierigen Lebenslagen kommen und solche Beziehungen selten erlebt haben, zu erreichen.

Selbstverständlich gelten auch im Umgang mit Kindern und Jugendlichen mit einer Störung des Sozialverhaltens **die bewährten pädagogischen Empfehlungen**, die in den meisten Einrichtungen ohnehin beachtet werden. Dazu gehören eine transparente Tages- und Wochenstruktur, die Arbeit im Bezugsbetreuersystem, das Angebot von Verhaltensalternativen wie Freizeitgestaltung, Erlebnispädagogik und Sport sowie die Kooperation mit den Bezugspersonen in Schule, Therapie und Freizeit. Insbesondere eignen sich auch Gruppenangebote zur Förderung der sozialen Kompetenzen, vor allem in den Bereichen Selbst- und Fremdwahrnehmung, Einfühlungsvermögen, Selbstkontrolle und Selbstbehauptung. Anregungen lassen sich den bereits erwähnten wissenschaftlich evaluierten und etablierten Verfahren wie „THOP" oder „Faustlos" entnehmen.

Spezifische Empfehlungen

Im Umgang mit Kindern und Jugendlichen mit einer Sozialverhaltensstörung sollte man sich darüber im Klaren sein, dass es Situationen geben kann, die sich nicht allein mit pädagogischen Mitteln lösen lassen. Das betrifft insbesondere **körperliche Gewalt**. Hier gilt vor allem das Schutz- und Sicherheitsprinzip für Mitarbeiter und Mitbewohner. Zwar sollte jeder Mitarbeiter für einschlägige Deeskalationsstrategien geschult sein, doch wenn das nicht mehr ausreicht, um sich selbst, andere Mitarbeiter oder die betreuten Personen zu schützen, sollte man auch nicht zögern, die Polizei zu rufen. Die Beurteilung der akuten Selbst- und Fremdgefährdung sollte angestrebt werden.

Körperliche Gewaltanwendung, Diebstahl, Sachbeschädigung oder sexuelle Gewalt erfordern in der Regel auch eine **strafrechtliche Bewertung**. Um zeitnahe und transparente Entscheidungen herbeiführen zu können, sollte der Umgang der Mitarbeiter mit solchen Delikten im Konzept der Einrichtung klar und eindeutig formuliert sein. Über das Vorgehen können die Bewohner zum Beispiel im Rahmen des Aufnahmevertrags oder der Hausordnung informiert werden. Das Spektrum der Möglichkeiten umfasst neben dem Rufen der Polizei das Anzeigen von Straftaten, die Verfolgung der Straftat durch das Jugendgericht und das Einschalten von Jugendgerichtshilfe bzw. Bewährungshelfer. Dabei sollte der Leitgedanke weniger die Bestrafung sein als vielmehr die Dokumentation an zentraler Stelle. Auf diese Weise vermittelt man den betroffenen Jugendlichen, dass man auf ihr Verhalten reagiert und dass es registriert wird. Den Täter aus wohlmeinenden Überlegungen heraus zu schützen ist hier nicht angebracht. Sinnvoll sind aber begleitende pädagogische

Hilfen, die es dem Betroffenen erleichtern, nicht erneut Delikte zu begehen.

Bei straffällig gewordenen jungen Menschen werden häufig spezifische **Maßnahmen zur Änderung aggressiven Verhaltens** erwogen, zum Beispiel Anti-Gewalt-Trainings. Die in Art und Umfang sehr differenziert gestalteten Angebote richten sich an unterschiedliche Zielgruppen. Im Einzelfall sollte daher mit dem Anbieter genau überlegt werden, welche Maßnahmen für welche Jugendlichen wirklich geeignet und hilfreich sind und ob überhaupt eine ausreichende Motivation zur Verhaltensänderung besteht. Für Jugendliche, die erstmals straffällig werden, wäre zum Beispiel ein Gruppenkontakt zu anderen dissozialen Jugendlichen mit einer längeren kriminellen Biographie kontraindiziert.

Mit Blick auf die **Zusammenarbeit mit den Eltern** kommen – neben der Nutzung der elterlichen Ressourcen – vor allem geeignete Schulungsmaßnahmen in Frage. Liegen bei den Eltern Belastungsfaktoren wie soziale Problemlagen (Verschuldung, Arbeitslosigkeit), Drogenmissbrauch oder psychische Störungen vor, sollten in Kooperation mit den beteiligten Fachkräften geeignete Interventionen eingeleitet werden.

für eine nachhaltige Veränderung der Sozialverhaltensstörung ist eine gelungene **Reintegration in der Schule oder in der Ausbildung**. Das ist oft schwierig, da viele Betroffene in ihrer schulischen Biographie subjektiv sehr negative Erfahrungen gemacht haben. Fast immer bestanden in der Vorgeschichte Konflikte mit Lehrern oder Mitschülern, die entsprechende schulische Ordnungsmaßnahmen (zum Beispiel Schulverweis) zur Konsequenz hatten. Viele Betroffene haben auch die Anzahl der Pflichtschuljahre bereits erreicht und können deshalb nicht mehr in die Angebote der Regelbeschulung zurückkehren. Es muss daher geprüft werden, inwieweit für den Einzelfall eine Aufnahme in die entsprechenden Bildungsgänge zur Berufsvorbereitung oder in Programme zur Erreichung eines Schulabschlusses möglich ist.

Notizen

12 Sucht und Abhängigkeitserkrankungen

Abhängigkeitserkrankungen bei Jugendlichen treten in der Regel nur im Zusammenhang mit illegalen Drogen auf. Denn während diese oft ein hohes Suchtpotential haben, entwickelt sich eine Abhängigkeit von Alkohol meist erst nach längerer Zeit. Sie ist deshalb bei Kindern und Jugendlichen bis 18 Jahren selten. In diesem Alter sind eher Rauschtrinken oder Alkoholmissbrauch üblich. Das allerdings kann die Vorstufe zu einer Alkoholabhängigkeit sein, die sich im weiteren Verlauf des Lebens manifestiert.

Stoffe, die auf das zentrale Nervensystem wirken und das Befinden beeinflussen, sind bei vielen Völkern schon seit Jahrtausenden bekannt und haben wichtige soziale und individuelle Funktionen erfüllt. Die Effekte solcher psychotropen Substanzen können je nach Mittel und Dosis ganz unterschiedlich sein. Sie reichen von Entspannung über Anregung bis hin zu einer Veränderung der Wahrnehmung und des Bewusstseins. Auf **sozialer Ebene** kamen Drogen bei religiösen Ritualen, Zeremonien und medizinischen Anwendungen zum Einsatz, doch sind sie seit jeher auch allein wegen ihrer Wirkung auf die Psyche konsumiert worden. Auf **individueller Ebene** haben die Substanzen zur Stimulation beigetragen und in unangenehmen, emotional aufwühlenden Situationen oder bei starken körperlichen Symptomen wie Schmerzen die Linderung gefördert. Zudem dienten sie der Bewusstseinserweiterung. Heute greift man häufig auch in angenehmen Situationen auf Drogen zurück, vor allem auf Alkohol. Die „Belohnung" nach einem erfolgreichen Tag, für eine bestandene Prüfung, bei Beginn der Ferien oder anlässlich einer Feier ist mittlerweile in den Alltag integriert und schon bei vielen Menschen eine selbstverständliche Verhaltensweise. Das ist aber nicht in allen Kulturen der Fall. Es besteht ganz unterschiedliches Verhalten im allgemeinen Umgang mit Alkohol, der wohl ältesten Droge der Menschheit. In **Abstinenzkulturen** wie dem Iran oder Saudi-Arabien ist der Alkoholkonsum gesellschaftlich sanktioniert. In sogenannten **Trinkkulturen** wie Italien oder Spanien stellt mäßiger Alkoholgenuss einen selbstverständlichen Teil des täglichen Lebens dar. In Deutschland – ebenso wie in Frankreich, England, Polen oder Russland – spricht man von einer „gestörten Trinkkultur": Es gibt keine klaren Grenzen zwischen normalem und gestörtem Alkoholkonsum, auch Trunkenheit ist zum Teil akzeptiert.

Die Mehrzahl der Deutschen trinkt mindestens einmal pro Woche Alkohol, jeder vierte Erwachsene sogar täglich. **Alkoholische Getränke** sind überall verfügbar und allgegenwärtig – ob in der Werbung, beim geselligen Beisammensein, nach Feierabend beim Fernsehen, im Restaurant zum Essen oder zu festlichen Anlässen. Man trinkt aber nicht nur wegen des Geschmacks, sondern auch wegen der Wirkung. Da Alkohol spannungslösend und beruhigend wirkt, wird er als Hilfsmittel für eine Vielzahl von Situationen gesehen. Er soll den Kontakt zu anderen erleichtern und das Selbstbewusstsein stärken, er soll über depressive Verstimmungen hinweghelfen und zur Entspannung beitragen sowie starke Belastungen erträglicher werden lassen. Der kurzfristige „Erfolg", also das Nachlassen eines negativen Gefühls, kann dazu führen, dass man Alkohol immer häufiger in

Gängige Vorurteile

Abschreckung ist eine gute Methode, um Kinder und Jugendliche vor Drogen zu warnen: Ein nachhaltiger Effekt von abschreckenden Bildern oder Schilderungen lässt sich nicht nachweisen.

Nikotin ist weniger suchtgefährdend als Alkohol: Die abhängig machende Wirkung von Nikotin wird oft unterschätzt. Meist stehen die körperlichen Folgeschäden (zum Beispiel Lungenkrebs oder Gefäßschäden) im Mittelpunkt. Tatsache ist aber, dass durch Inhalieren von Tabak deutlich schneller eine psychische Abhängigkeit entsteht als zum Beispiel durch Alkoholtrinken. Nikotin gehört neben Heroin, Kokain und Crack zu den Drogen mit dem höchsten Suchtpotential.

Wer Cannabis raucht, wechselt später zu den harten Drogen: Die Diskussion um Cannabis als Einstiegsdroge wird seit langer Zeit geführt. Heute geht man davon aus, dass Haschisch und Marihuana Risikofaktoren darstellen, aber nicht automatisch zum Einstieg in den Konsum harter Drogen führen. Weit über 90 Prozent der Cannabiskonsumenten greifen nicht zu Heroin oder Kokain. Umgekehrt gilt allerdings, dass die meisten Abhängigen von harten Drogen vorher Alkohol, Nikotin oder Cannabis konsumiert haben.

Cannabis Rauchen ist nicht besonders gefährlich: („Wir haben doch früher auch Cannabis geraucht und es ist nichts passiert".) Durch Neuzüchtungen konnte der Anteil des Hauptwirkstoffs Tetrahydrocannabiol (THC) um das 10- bis 20-fache erhöht werden. Das heißt, der Effekt ist heute viel stärker. Gleichzeitig ist das Einstiegsalter beim Cannabisrauchen deutlich gesunken. Es liegt mittlerweile bei etwa 12 Jahren. Da in diesem Alter die Hirnentwicklung noch nicht abgeschlossen ist, kann es zu irreversiblen Schädigungen in Form von morphologisch nachweisbaren, anatomischen Veränderungen kommen. Dieses Risiko ist bei einem Beginn des Cannabiskonsums nach dem 18. bis 20. Lebensjahr geringer, da der Hirnreifungsprozess zu diesem Zeitpunkt weitgehend vollendet ist.

Wer Drogen konsumiert, trägt doch selbst die Verantwortung dafür: Abhängigkeitserkrankungen haben ein schlechtes Image. Sie werden von vielen eher als Charakterschwäche gesehen und nicht als psychische Erkrankung. Doch auch wenn jeder Konsument selbst verantwortlich ist, vor allem für den Einstieg: Durch die abhängigkeitsfördernde Wirkung der Droge kann es im weiteren Verlauf zu einer Suchterkrankung kommen, die ohne fremde Hilfe nicht mehr zu bewältigen ist.

schwierigen Situationen zu sich nimmt. Langfristig ist das riskant. Da eine aktive Problembewältigung verhindert wird, kann das Zutrauen in die eigene Fähigkeit, schwierige Situationen zu meistern, immer mehr abnehmen. In diesem Fall steigt möglicherweise die Versuchung, Alkohol noch häufiger einzusetzen, was mit der Zeit den Konsum selbst zum Problem macht – ein Teufelskreis entsteht. Das trifft auch auf eine Reihe anderer psychotroper Substanzen zu, zum Beispiel auf Beruhigungs- und Schlafmittel oder illegale Drogen.

Alkohol- und Drogenkonsum wird heute von der Weltgesundheitsorganisation WHO als ein weltweit ernstzunehmendes Problem gesehen. Mittlerweile stellen Abhängigkeitserkrankungen die zweithäufigste Gruppe psychischer Störungen dar. Neben **Substanzen natürlichen Ursprungs** wie Alkohol, Tabak, Cannabis, Kokain, Opium oder einigen Pilzarten werden heute auch **halbsynthetische und synthetische Mittel** wie Heroin, LSD, Ecstasy, Crystal etc. oder bestimmte Medikamente konsumiert. Die Wirkung besteht zunächst in einem kurzen, in der Regel als angenehm empfundenen Rauschzustand, der – biochemisch gesehen – einer Vergiftung (Intoxikation) entspricht. Die negativen Symptome einer solchen Intoxikation folgen meist zeitverzögert. Durch Missbrauch kann eine psychische und bei vielen Drogen auch eine körperliche (physische) Abhängigkeit entstehen. Dann wird eine willentliche Kontrolle der Einnahme zunehmend schwieriger und ist schließlich nicht mehr ohne weiteres möglich.

Kinder und Jugendliche konsumieren in der Hauptsache **legale Drogen** wie Nikotin oder Alkohol. Bei den **illegalen Substanzen** ist Cannabis am weitesten verbreitet. Motive für den Drogenkonsum sind unter anderem Neugier, der Wunsch nach Gruppenzugehörigkeit in der Peergroup und die Vorbildwirkung der Eltern – aber ebenso die vermeintliche Funktion der Substanz als Problemlöser. Zunehmend besteht für Kinder und Jugendliche auch die Gefahr einer Abhängigkeit von nicht stoffgebundenen „Suchtmitteln" wie Computerspielen, Handys etc.

12.1 Grundlagen

12.1.1 Symptomatik

Psychotrope Substanzen – alle Stoffe, die eine **Wirkung auf das zentrale Nervensystem** haben werden so benannt– gibt es in ganz verschiedenen Wirkstoffklassen. Sie beeinflussen unterschiedliche Rezeptoren im limbischen System des Gehirns und lösen damit jeweils spezifische Wirkungen aus.

Sofort oder mit zeitlicher Verzögerung stellt sich eine Art **Rauschzustand** ein, der mit positiven oder manchmal auch negativen Empfindungen einhergeht. Je nach Substanz entsteht ein Gefühl von Entspannung, Ruhe, Aktivitäts- und Leistungssteigerung oder auch von Enthemmung und Euphorie. Gleichzeitig kann es aber zu Orientierungsstörungen, eingeengter Wahrnehmung, Halluzinationen und Erregungszuständen kommen.

Doch die Rauschphase hält nicht lange an, und es folgen die eher unangenehmen Symptome der **Intoxikation**. Beispielsweise fühlt man sich müde und erschöpft oder nervös und aggressiv, leidet unter Bewusstseins- und Konzentrationsstörungen oder Desorientierung, bekommt Herzrasen oder Kreislaufstörungen. In Extremfällen folgen psychotische Symptome mit Wahnvorstellungen, Halluzinationen und Sinnestäuschungen.

Häufige Folge des Konsums von psychotropen Substanzen ist eine Steigerung der Dosis. Dazu kommt es, weil sich der Körper an eine bestimmte Menge gewöhnt hat und die gleiche Wirkung wie in der Anfangsphase nur noch mit einem höheren Quantum zu erzielen ist. Dieses Phänomen wird als **Toleranzentwicklung** bezeichnet.

Wissenschaftlich unterscheidet man zwischen körperlicher und psychischer **Abhängigkeit**. Beide Formen gleichzeitig entstehen durch Alkohol, Nikotin, Heroin oder Barbiturate. Körperliche Abhängigkeit ist durch Entzugserscheinungen wie Nerven-, Rücken-, Bauch- und Gliederschmerzen sowie durch Zittern, Frieren, Schweißausbrüche, Durchfall, Erbrechen und Übelkeit beim Absetzen der Substanz gekennzeichnet. eine psychische Abhängigkeit äußert sich häufig durch depressive Symptome sowie durch Unruhe, Angst, den übermäßigen Drang nach der Substanz – auch Craving genannt – und Suizidgedanken.

12.1.1.1 Wann spricht man von einem schädlichen Gebrauch, wann von einer Abhängigkeit?

Von einem **schädlichen Gebrauch** psychotroper Substanzen ist die Rede, wenn es durch das Konsummuster zu gesundheitlichen Schäden kommt, also zu einer körperlichen oder psychischen Störung. Häufige körperliche Schäden sind zum Beispiel erhöhte Leberenzymwerte, oft als „Leberwerte" bezeichnet, oder eine Leberentzündung (Hepatitis). Psychische Auffälligkeiten zeigen sich überwiegend in einer veränderten Stimmung, die sich in depressiven Symptomen äußern kann, sowie in Motivationsverlust und in einer Verminderung der kognitiven Fähigkeiten, die sich vor allem bei den Konzentrations-, Aufmerksamkeits- und Gedächtnisleistungen bemerkbar macht.

Nach dem Krankheits-Klassifikationssystem der Weltgesundheitsorganisation WHO liegt eine **Abhängigkeit** vor, wenn mindestens drei der folgenden Kriterien während eines gemäß ICD-10 definierten Zeitraumes festzustellen sind:

- Es besteht ein starker Drang oder Zwang zum Konsum der Substanz.
- Eine Toleranzentwicklung liegt vor: die Dosis muss gesteigert werden, um die gleiche Wirkung zu spüren.
- Beim Absetzen der Substanz kommt es zu körperlichen Entzugssymptomen.
- Die Substanz wird konsumiert, um die Entzugssymptome zu mildern.
- Die Kontrollfähigkeit über den Substanzkonsum ist reduziert.
- Das Verhaltensmuster ist eingeengt: Gesellschaftliche Normen werden ignoriert, der Substanzkonsum wird zum Selbstzweck.
- Andere Aktivitäten werden vernachlässigt, die Sucht beherrscht immer mehr Lebensbereiche.
- Der Konsum wird trotz negativer gesundheitlicher und sozialer Folgen fortgesetzt.

12.1.1.2 Die unterschiedlichen Formen

In der ICD-10 sind die Formen einer **Abhängigkeit nach Substanzklassen** eingeteilt, und es werden die Auswirkungen auf Körper und Psyche **bei akuter Vergiftung** und **bei Langzeitgebrauch** beschrieben. Dabei wird unter „akuter Vergiftung" nicht eine Überdosierung der jeweiligen toxischen Substanz verstanden, sondern der Gebrauch an sich. Außerdem ist davon auszugehen, dass nicht in jedem Fall alle geschilderten Symptome auftreten und dass sie auch nicht unbedingt in der genannten zeitlichen Reihenfolge und in der beschriebenen Ausprägung vorkommen. Zusätzlich in der Klassifikation enthalten ist die Diagnose Polytoxikomanie, also die Abhängigkeit von mehreren Substanzen. Die Betroffenen kombinieren verschiedene Drogen, um die Wirkung zu erhöhen, Nebenwirkungen und Entzugssymptome zu lindern oder die bevorzugte Substanz, wenn nötig zu ersetzen.

12.1.1.3 Psychotrope Substanzklassen

Alkohol

Alkohol ist in vielen Kulturen gesellschaftlich akzeptiert. Dort gilt er als geselligkeitsfördernd und entspannend, als Seelentröster und als Mutmacher. Der Wirkstoff ist Ethanol. Als kritische Konsumgrenze für Männer gelten 40 Gramm Alkohol pro Tag – das entspricht etwa einem Liter Bier oder 0,3 Liter Wein. Für Frauen gilt jeweils die Hälfte. Diese Angaben sind allerdings nur sehr grob geschätzt. Eine gesundheitlich völlig unbedenkliche Grenze gibt es nicht, da Ethanol ein Zell- beziehungsweise Nervengift ist. Die Konsequenzen des Konsums sind von den individuellen körperlichen und psychischen Voraussetzungen, den **Trinkgewohnheiten und der Trinkmenge** abhängig. Immer wieder werden Studien zitiert, in denen der tägliche Konsum von einem Glas Rotwein als gesundheitsfördernd beschrieben wird, da er das Risiko für einen Herzinfarkt senke. Betrachtet man aber die Studien genau, dann kann man Folgendes feststellen: Das Ergebnis bezieht sich erstens auf einen Glasinhalt von 0,1 Liter und zweitens nur auf Weine aus dem Bordeaux, da sie einen besonders hohen Anteil an protektiv wirkenden Bestandteilen enthalten. Unter diesen Voraussetzungen konnte zwar das Herzinfarktrisiko ganz leicht gesenkt werden, doch gleichzeitig erhöhte sich das Risiko deutlich, eine Gehirnblutung zu erleiden. Dieses Detail wird in der Regel jedoch nicht erwähnt.

Alkohol wird nur selten von Kindern unter 12 Jahren konsumiert, die meisten Jugendlichen probieren ihn zum ersten Mal im Alter von 13 oder 14 Jahren. Mit etwa Mitte zwanzig verfügen mindestens zwei Drittel der Deutschen über Erfahrungen mit Alkohol. Dabei ist der gelegentliche Konsum, zum Beispiel bei Partys und Wochenendvergnügungen, gesellschaftlich akzeptiert, wenn auch nicht unschädlich. **Anhaltender Alkoholkonsum** ist bei Jugendlichen ein verbreitetes Phänomen. Viele trinken regelmäßig, weil sie meinen, auf diese Weise mit Schul- oder Berufsproblemen und sozialen Belastungen besser fertig zu werden. Schließlich geht die Kontrolle über das Trinkverhalten zunehmend verloren und der Alkoholkonsum zieht neue Schwierigkeiten nach sich – wie verminderte Leistungsfähigkeit und häufiges Fehlen in der Schule oder bei der Ausbildung. Auch Delinquenz ist nicht selten. Eine Alkoholabhängigkeit mit Toleranzentwicklung und Entzugserscheinungen wird bei Jugendlichen jedoch selten beobachtet.

In Anlehnung an eine Klassifikation für Erwachsene, die von dem amerikanischen Alkoholismusforscher E. M. Jellinek Mitte des 20. Jahrhunderts erstellt wurde, lassen sich auch bei Jugendlichen bestimmte Trinktypen erkennen:

Primäre Rauschtrinker schätzen am Alkohol vor allem das Rauscherlebnis. Angst, Unsicherheit, Schüchternheit und Traurigkeit gehören häufig zu ihrer Persönlichkeitsstruktur. Durch Trinken fühlen sie sich kontaktfreudiger und sicherer. Hier lassen sich wohl die meisten Jugendlichen einordnen.

Problemtrinker haben vergleichbare Persönlichkeitsmerkmale wie primäre Rauschtrinker, doch sie trinken, um Spannungen zu reduzieren, sich zu trösten oder sich aufzuheitern. Das Rauscherlebnis ist ihnen nicht so wichtig.

Beginnende Gewohnheitstrinker konsumieren übermäßig Alkohol im gesellschaftlich akzeptierten Rahmen oder nach den in der Peergroup herrschenden Gewohnheiten. Mit der Zeit kann sich eine körperliche Abhängigkeit entwickeln, so dass die Betroffenen immer einen gewissen Blutalkoholspiegel aufrechterhalten müssen, damit keine Entzugserscheinungen auftreten. Dies ist jedoch nicht mit einem Rausch verbunden und fällt oft lange Zeit nicht auf.

Umsteiger, die früher andere Drogen konsumiert haben, benutzen Alkohol als Ersatz – zum Beispiel, weil sie mit illegalen Drogen schlechte Erfahrungen gemacht haben, nicht mehr an sie herankommen oder Strafen fürchten.

Polytoxikoman Süchtige konsumieren größere Mengen Alkohol zusätzlich zu anderen Drogen.

Komasaufen („binge drinking"). In den letzten Jahren hat sich darüber hinaus unter Jugendlichen ein bedenklicher Trend entwickelt – das so genannte „**Komasaufen**" („binge drinking"). Es gilt als eine Art „Sport" oder gehört zu einer „guten Party", möglichst viel hochprozentigen Alkohol zu trinken. Die Folge: Immer mehr Jugendliche werden mit einer Alkoholvergiftung in die Notaufnahme von Kliniken eingeliefert. Meist unterschätzen sie die Alkoholmenge, je nach Art des Getränks und der Trinkgeschwindigkeit. Cocktails, aber auch die Kombination aus einer süßen Grundlage wie Limonade oder Saft mit Hochprozentigem wie Wodka machen Alkohol nicht zuletzt für junge Frauen und Mädchen attraktiv. Der Geschmack ist angenehm und die Wirkung tritt rasch ein.

Körperliche Folgen des Konsums: Bei einer akuten Vergiftung kommt es oft zu Unregelmäßigkeiten im Herz-Kreislauf-System, Gleichgewichtsstörungen, Problemen mit dem Sprechvermögen sowie bei höherer Dosis zu einer Lähmung des Atemzentrums. Nach dem Abklingen der akuten Vergiftung sind Nachwirkungen wie Kopfschmerzen, Übelkeit, Gereiztheit und Abgeschlagenheit häufig – der Alkohol-„Kater". **Chronischer Gebrauch** führt meistens zu körperlicher Abhängigkeit mit Entzugssymptomen, schädigt Gehirn, Leber, Speiseröhre, Magen und Herz und kann neurologische Störungen wie Zittern und Reflexausfälle verursachen. Weiterhin reduziert Alkohol als Zellgift die Immunabwehr und erhöht somit die Anfälligkeit für Infektionen, aber auch für Karzinome. Zudem stellt Alkoholkonsum während der Schwangerschaft das höchste Risiko für Fehlbildungen, Entwicklungsstörungen, Hyperaktivität und Intelligenzminderung bei Kindern dar.

Psychische Folgen des Konsums: Die akute Vergiftung wirkt bei kleineren Mengen zunächst stimulierend, bei mittleren und größeren Mengen beruhigend. Kritik- und Urteilsvermögen werden geschwächt, Wahrnehmung und Reaktion verlangsamt, das Blickfeld wird eingeschränkt. Zudem sinkt die Hemmschwelle, was sich in Leichtsinn, aber auch in Aggressivität äußern kann. **Chronischer Gebrauch** hat in der Regel eine psychische Abhängigkeit zur Folge, bei der die Kontrolle über das Trinkverhalten immer mehr verloren geht. Die Betroffenen sind reizbar und nur noch eingeschränkt leistungsfähig. Es kann zu einer Veränderung der Persönlichkeit, zu wahnhafter Eifersucht und schließlich zur Demenz kommen. Hier handelt es sich meist um das „Korsakow-Syndrom", dass in der Regel eher im fortgeschrittenen Alter sichtbar wird.

Symptome des Alkoholdeliriums, das häufig bei Entzug auftritt, sind Desorientierung, Halluzinationen und Angst, begleitet von Zittern, Herzrasen und Schwitzen. Ein **Alkoholentzugsdelir** ist ein medizinischer Notfall und noch heute – trotz Behandlung – die Ursache für viele Todesfälle.

Opiate

Opioide sind eine Gruppe von schmerzstillenden Wirkstoffen. Der Körper verfügt über Rezeptoren für diese Substanzen, da sie zum Teil im Organismus selbst gebildet und bei Stress ausgeschüttet werden. Die Wirkstoffe sind jedoch ebenso im Milchsaft der Schlafmohnpflanze enthalten. Die daraus gewonnenen Drogen nennt man auch Opiate. Der getrocknete Milchsaft, das Rohopium, dient als Basis für verschiedene Substanzen. Durch Fermentation entsteht Opium, durch chemische Behandlung gewinnt man **Morphin** und **Heroin**. Opiate können auf unterschiedliche Weise konsumiert werden. Opium wird vor allem **geraucht**, Heroin und Morphium werden meist **gespritzt** oder **geschnupft**. Die Wirkung tritt bereits nach kurzer Zeit ein, bei einer Injektion unmittelbar, und hält je nach Substanz bis zu sechs Stunden an. Opiatkonsumenten neigen häufig zusätzlich zum Missbrauch von Alkohol und anderen Drogen und leiden oft unter psychiatrischen Begleiterkrankungen. Heroin hat besonders schnell eine Toleranzbildung sowie eine körperliche und psychische Abhängigkeit zur Folge.

Körperliche Folgen des Konsums: Bei einer **akuten Vergiftung** kann es zu einer Lähmung des Atemzentrums kommen. Eine Überdosis hat Bewusstlosigkeit und Herz-Kreislaufversagen zur Folge. Der **chronische Gebrauch** führt meist zu einer körperlichen Abhängigkeit mit Entzugserscheinungen wie Muskel- und Knochenschmerzen, motorischer Unruhe, Schlaflosigkeit, Kältegefühl, Zittern und Übelkeit. Darüber hinaus werden die Abwehrkräfte geschwächt, der Ernährungszustand verschlechtert sich und es treten Schäden an Leber, Nieren und Lunge sowie Blutgerinnsel (Thrombosen) auf. Durch den Gebrauch nichtsteriler Spritzen – in der Szene werden oft Spritzen mehrfach benutzt und unter den Benutzern getauscht – erhöht sich zudem das Risiko, an Hepatitis und HIV zu erkranken. Heroinkonsum während der Schwangerschaft kann zu Fehlbildungen führen und verursacht eine Abhängigkeit bei Neugeborenen. Infolgedessen kommt es nach der Geburt zu Entzugssymptomen. Nicht selten sind später Entwicklungsstörungen und erhöhte Aggressivität zu beobachten.

Psychische Folgen des Konsums: Die akute Vergiftung löst schnell ein Wohlgefühl aus. Euphorie stellt sich ein, negative Empfindungen und Reize werden nicht mehr wahrgenommen. Gleichzeitig setzt eine angenehme Schläfrigkeit ein. Bei einer Überdosierung kommt es häufig zu einem Zustand geistiger Verwirrtheit. Der **chronische Gebrauch** führt meistens schnell zu einer psychischen Abhängigkeit mit Entzugserscheinungen wie anhaltender innerer Unruhe. Oft treten chronische Schmerzen auf und bei den Betroffenen macht sich eine gravierende Persönlichkeitsveränderung bemerkbar. Das gesamte Denken ist auf die Droge und deren Beschaffung ausgerichtet

Cannabis

Die am häufigsten konsumierte illegale Droge ist vor allem bei Jugendlichen verbreitet, die sie meistens im Alter von etwa 12 bis 15 Jahren zum ersten Mal probieren. Cannabis enthält den Wirkstoff Tetrahydrocannabiol (THC), das in bestimmten Sorten der Hanfpflanze vorkommt. Als **Haschisch** bezeichnet man das zu Platten gepresste Harz, als **Marihuana** die getrockneten Blüten und Blätter. Heute ist durch spezielle Züchtungen die Wirkstoffkonzentration bis zu zehnmal höher als in den 1970er-Jahren. Haschisch oder Marihuana werden meistens mit Tabak, aber auch pur geraucht („gekifft"). Manche benutzen Cannabis als Zutat für Kekse oder Kuchen, andere inhalieren über spezielle Gefäße, die häufig aus Glas sind – Bongs oder Wasserpfeifen. Die Wirkung tritt beim **Inhalieren** nach wenigen Minuten, beim **Essen** nach bis zu zwei Stunden ein und hält bis zu vier Stunden an. Cannabis wird oft zusammen mit Alkohol konsumiert und dient ebenfalls zunächst als Genussmittel und/oder „Problemlöser", was häufig in gewohnheitsmäßigen Gebrauch mit physischen und psychischen Schädigungen übergehen kann. Eine physische Abhängigkeit mit Entzugserscheinungen entsteht auch bei anhaltendem Gebrauch eher selten, wohl aber kommt es zu einer psychischen Abhängigkeit.

Körperliche Folgen des Konsums: Bei einer **akuten Vergiftung** treten Störungen der Herztätigkeit und des Verdauungstrakts auf. Beim Inhalieren wird die Schleimhaut der Bronchien geschädigt. **Chronischer Gebrauch** führt zu Lungenfunktionsstörungen, zu chronischer Bronchitis und auch zu Lungenkrebs

Psychische Folgen des Konsums: Eine **akute Vergiftung** hat zunächst einen stimulierenden und euphorisierenden Effekt. Gefühle und Wahrnehmungen werden intensiver erlebt, daher ist die Wirkung von der Grundstimmung zur Zeit des Konsums abhängig. **Höhere Dosen** rufen eine Verzerrung der Wahrnehmung und des Denkens hervor, zum Beispiel Veränderungen des Raum-Zeit-Erlebens. Es kann zu Erregungszuständen, Panikattacken und vorübergehend zu Verfolgungswahn kommen, später zu Erschöpfung und Desorientierung. Bei besonders disponierten Menschen treten schon nach kleinen Dosen Ängste und depressive Stimmungen auf; man spricht dann von einem pathologischen Rausch. Auch Depersonalisation und Derealisation sind möglich, also das Gefühl, man selbst und die Umgebung seien fremd und irreal. **Chronischer Gebrauch** führt oft zu psychischer Abhängigkeit mit anhaltender innerer Unruhe. Allgemein lassen die Aufmerksamkeit und die Gedächtnisleistung nach. Oft kommt es zu einem interessens-, Motivations- und Leistungsverlust, der bis hin zu einer Persönlichkeitsveränderung gehen kann. Cannabiskonsum wird auch als mögliche Ursache des „Amotivationalen Syndroms" diskutiert, einer Antriebsstörung, die mit Apathie, Konzentrationsschwierigkeiten und der Unfähigkeit zu langfristiger Planung einhergeht. Darüber hinaus wird bei entsprechender Vorbelastung die Manifestation von Schizophrenie begünstigt. Häufiger Cannabisgebrauch während der Schwangerschaft kann zudem für Fehlbildungen, Frühgeburten und niedriges Geburtsgewicht verantwortlich sein. (Kasten 14-2)

Cannabis und schizophrene Psychosen

In den letzten Jahren hat sich gezeigt, dass durch den Konsum von Cannabinoiden bei Jugendlichen vermehrt Psychosen aus dem schizophrenen Formenkreis ausgelöst wurden. Untersuchungen haben ergeben, dass der Konsum vor dem 18. Lebensjahr – bis etwa zu diesem Alter ist das Gehirn noch im Reifungsprozess – irreversible Schäden in der Zellstruktur und bei der Gehirnentwicklung auslöst. Aufgrund solcher drogeninduzierten anatomischen Veränderungen kann es bei einer gewissen Disposition des Gehirns zu einer schizophrenen Psychose kommen. Anders als zum Beispiel bei Nikotin ist bei einer späteren Abstinenz von Cannabis keine Rückbildung der anatomischen Schäden mehr möglich. Als Ursachen dafür sind der frühe Beginn des Konsums und der erhöhte THC-Gehalt der Droge zu anzusehen.

Sedativa und Hypnotika (Beruhigungs- und Schlafmittel)

Schlaf- und **Beruhigungsmittel mit Barbituraten** oder Benzodiazepinen als Wirkstoff sind verschreibungspflichtige Arzneimittel, die eine medizinische Funktion erfüllen. Sie gehören zu den Medikamenten, die sehr häufig verordnet werden. Frauen gebrauchen diese Substanzen doppelt so häufig wie Männer. Zudem sind Sedativa und Hypnotika auch als Ersatzdrogen für illegale Substanzen verbreitet. Die Mittel werden hauptsächlich geschluckt, doch auch Injektionen sind möglich. Die Wirkung hält je nach Medikament und Dosis bis zu 24 Stunden an. Problematisch ist die lange Halbwertszeit. Die Wirkstoffe beziehungsweise deren (noch wirksame) Abbauprodukte werden erst nach vielen Stunden vollständig verstoffwechselt und sind nicht selten noch im Körper vorhanden, wenn die nächste Dosis eingenommen wird. Eine höhere Toleranz und eine körperliche Abhängigkeit können relativ schnell entstehen. Werden die Medikamente zu häufig eingenommen oder abrupt abgesetzt, verstärken sich Unruhe, Angstzustände und Schlaflosigkeit – was zu einem Teufelskreis führen kann.

Körperliche Folgen des Konsums: Eine **akute Vergiftung** hat zunächst eine muskelentspannende, beruhigende und einschläfernde Wirkung. Der Blutdruck sinkt ab, und bei Überdosierung kann es zu Lähmungen sowie zu Atemaussetzern und tödlichen Atemlähmungen kommen. Der **chronische Gebrauch** führt innerhalb kurzer Zeit zu körperlicher Abhängigkeit und verursacht zudem Gleichgewichts-, Bewegungs- und Sprechstörungen sowie Krampfanfälle. Die Leber und das Knochenmark werden auf Dauer geschädigt.

Psychische Folgen des Konsums: Die akute Vergiftung macht nicht nur müde und schläfrig, sondern kann auch den gegenteiligen Effekt haben. Dann sind die Betroffenen nicht nur unruhig, getrieben und aufgedreht, auch ihre Hemmschwelle sinkt. Weitere Folgen des Konsums sind Konzentrationsstörungen sowie eine eingeschränkte Wahrnehmungs- und Reaktionsfähigkeit. Bei **chronischem Gebrauch** lässt sich häufig eine psychische Abhängigkeit beobachten. Die Persönlichkeit der Betroffenen kann sich grundlegend verändern, sie werden reizbar und gleichgültig, verlieren jegliche Interessen und sind nur noch eingeschränkt leistungsfähig.

Kokain und Crack

Kokain ist ein weißes, kristallines Pulver, das durch chemische Behandlung aus den Blättern des südamerikanischen Kokastrauchs gewonnen wird. Meist wird es durch die Nase geschnupft, doch kann es auch oral eingenommen oder gespritzt werden. Kokain gilt als aktivierend und leistungssteigernd. Weil die Droge in der Regel teurer ist als zum Beispiel Heroin, sind die Konsumenten – dreimal mehr Männer als Frauen – meist älter und finanziell etabliert. Das Durchschnittsalter liegt bei 21 bis 39 Jahren. Die Wirkung tritt beim **Schnupfen der Substanz** nach wenigen Minuten ein und hält ein bis zwei Stunden vor. Kokain verursacht eine rasche Toleranzentwicklung und macht stark psychisch abhängig. Auch kommt es zu psychischen Entzugssymptomen.

Gilt Kokain als Droge der Partygänger und „Kreativen“, ist Crack vor allem in der harten Drogenszene verbreitet. Diese sehr viel billigere Substanz wird durch Weiterbearbeitung von Kokain mit Natronlösung hergestellt. **Crack** wurde in den 1980er-Jahren erstmals in den USA benutzt. Die gröberen, hellgelben bis rosafarbenen Kristalle („Steine“) werden vorwiegend in speziellen kleinen Pfeifen geraucht. Die Wirkung tritt innerhalb von Sekunden ein. Crack wirkt deutlich stärker als Kokain und macht noch schneller psychisch abhängig. Bei Jugendlichen spielen Kokain und Crack einerseits eine untergeordnete Rolle, andererseits sind junge Konsumenten gerade bei Crack höchst gefährdet, weil im Gegensatz zu Alkohol eine Abhängigkeit sehr schnell entsteht: Bereits wenige Crack-„Steine“ können genügen.

Körperliche Folgen des Konsums: Eine akute Vergiftung verursacht Störungen des Blutdrucks und der Atmung und erhöht zunächst die sexuelle Potenz. Es kann zu Krampfanfällen und bei einer Überdosis zu einer meist tödlichen Atemlähmung kommen. Der **chronische Gebrauch** schwächt das Immunsystem. Beim Schnupfen von Kokain kann die Nasenschleimhaut geschädigt werden, beim Rauchen die Lunge. Es kommt zu Gewichtsverlust, sexuellem Desinteresse und Impotenz.

Psychische Folgen des Konsums: Bei der akuten Vergiftung setzt zunächst eine Rauschphase ein, in der sich der Konsument euphorisch, hellwach und in übersteigertem Maß selbstbewusst fühlt. Zudem spürt er meist kein Hungergefühl. Es folgt bei höheren Dosen eine Phase mit Ängsten, Erregung, Halluzinationen und Verfolgungswahn, die in Erschöpfung, depressiver Stimmung, Antriebslosigkeit und Schuldgefühlen mündet. Der **chronische Gebrauch** führt meist schnell zu psychischer Abhängigkeit. Darüber hinaus kann es zu Persönlichkeitsveränderungen, anhaltendem Wahnerleben, Depressionen und Ängsten kommen. Oft nehmen Kokainabhängige Benzodiazepine gegen ihre Ängste ein, was zu einer weiteren Abhängigkeit führen kann.

Stimulanzien

Als Stimulanzien werden Substanzen bezeichnet, die die Nerventätigkeit anregen und beschleunigen. Dazu zählen neben natürlichen Wirkstoffen wie **Koffein oder Nikotin** vor allem auch die **synthetischen Amphetamine**, die in diesem Abschnitt behandelt werden. Man setzte sie ursprünglich zur Behandlung von Asthma und als Appetitzügler ein, doch wegen ihrer leistungssteigernden und euphorisierenden Wirkung werden sie häufig auch als Droge missbraucht. Neben wenigen legalen, verschreibungspflichtigen Medikamenten wie Methylphenidat (Ritalin®), das bei Aufmerksamkeitsstörung (ADHS) medizinisch indiziert sein kann, gibt es Amphetamine auch auf dem illegalen Markt unter der Bezeichnung **Speed**. Dabei handelt es sich um Tabletten und Kapseln oder seltener um ein weißes Pulver, das wie Kokain geschnupft wird. Die Wirkung tritt beim Schnupfen nach 5 bis 10 Minuten, bei oraler Einnahme nach 30 bis 45 Minuten ein und hält bis zu 4 Stunden an.

Auch einige „Designerdrogen“, also in Labors hergestellte chemische Substanzen, wirken auf der Basis von Amphetaminen: Als Beispiele seien hier **„Ecstasy“** (Wirkstoff: 3,4-Methylendioxy-N-Methylamphetamin, MD- MA) und **„Crystal Meth“** oder „Ice“ (Wirkstoff: Methamphetamin) genannt. Die Partydroge Ecstasy wird häufig in Clubs und bei Live-Konzerten konsumiert, weil sie zunächst die Stimmung hebt, Sinneseindrücke verstärkt und die Ausdauer zum Beispiel beim Tanzen erhöht. es sind fünfmal mehr Männer als Frauen, die zu den kleinen, meist mit Logos oder Zeichen dekorierten Pillen greifen. Die Wirkung tritt nach 30 bis 90 Minuten ein und hält bis zu sechs Stunden an. Zwar hat die Substanz kein sehr großes Suchtpotential, doch es treten viele Nebenwirkungen auf. So besteht zum Beispiel die Gefahr einer Dehydrierung, weil der Körper stark beansprucht ist, aber das Durstgefühl kaum wahrgenommen wird. Zudem kann eine ständige Überdosierung von Ecstasy, gepaart mit einer Vulnerabilität und zusätzlicher familiärer Belastung, das Risiko für psychiatrische Störungen erhöhen. In **Kombination mit Alkohol** kommt es häufig zu schweren Komplikationen. Des Weiteren sind abenteuerliche Mischungen aus unterschiedlichen und teilweise sehr gesundheitsschädlichen chemischen Produkten auf

Cave

Nicht zu verwechseln mit Ecstasy ist die häufig als „Liquid Ecstasy“ bezeichnete Substanz Hydroxybutansäure, kurz GHB (Gamma-Hydroxybuttersäure). Etwa seit 2004 wird GHB in der Presse wiederholt als so genannte Vergewaltigungsdroge erwähnt. Kriminelle sollen die fast geschmacklose Substanz als K.o.-Tropfen benutzen, um es in Getränke zu mischen und dann die betäubten Opfer zu vergewaltigen oder auszurauben.

dem Markt. Es gibt viele kleine Drogenküchen, die Phantasieprodukte meist regional auf den Markt bringen. Die Zusammensetzungen sind dabei weder vom Inhaltsstoff noch von der Dosierung her bekannt.

Crystal Meth wirkt extrem aufputschend und hat ein weit höheres Suchtpotential als andere Amphetamine. Es ist in Pillenform oder als kristallines Pulver erhältlich, das geschnupft und gelegentlich auch geraucht wird. Die Wirkung tritt beim Inhalieren nach wenigen Sekunden, sonst nach 10 bis 45 Minuten ein und kann bis zu 30 Stunden anhalten.

Körperliche Folgen des Konsums: Bei einer akuten Vergiftung wirken Amphetamine zunächst anregend, machen wach und hemmen den Appetit sowie das Durstgefühl. Es kommt zu einer Erhöhung des Blutdrucks und der Körpertemperatur, was mit Herzrasen und übermäßigem Schwitzen verbunden ist. Auch die Atemtätigkeit wird verstärkt. Bei hohen Dosen kann es zu Krampfanfällen, Kreislaufzusammenbrüchen, Schlaganfall und Herzversagen kommen. Eine Überdosis kann tödlich sein. Der **chronische Gebrauch** hat Gewichtsverlust, Mangelerscheinungen sowie Schlafstörungen zur Folge und schwächt das Immunsystem.

Psychische Folgen des Konsums: Die akute Vergiftung führt anfangs zu einer Antriebs- und Leistungssteigerung, die mit Nervosität, Unruhe und ungefilterten, sprunghaften Gedanken einhergeht. Zudem können Verwirrungszustände und Halluzinationen auftreten. Nach dem Abklingen der Intoxikation fühlen sich die Konsumenten erschöpft, gereizt und negativ gestimmt. Bei **chronischem Gebrauch** tritt meist schnell eine psychische Abhängigkeit ein. Darüber hinaus kann es zu schweren Wesensveränderungen, Verfolgungswahn, Panikattacken und einer depressiven Symptomatik kommen.

„Legal Highs"

Eine neue, sehr heterogene Gruppe von Drogen ist seit einigen Jahren auf dem Markt. Unter der summierten Bezeichnung „Legal Highs" (einen deutschen Namen dafür gibt es nicht), werden **international verschiedene, meist synthetische Produkte** verkauft. Da in vielen Fällen zunächst keine Zuordnung zu einem der in der Betäubungsmittelliste aufgeführten Stoffe herzustellen ist, bleiben diese Substanzen bis zu ihrem Verbot legal, daher die Bezeichnung „Legal Highs". Da es mittlerweile hunderte von ähnlichen Produkten auf dem Markt gibt und ständig neue „erfunden" werden, soll an dieser Stelle nur eine kleine Auswahl typischer Stoffe Erwähnung finden.

- **Räuchermischungen**: Diese Produkte, zum Beispiel SWeeD, SPice, OMG und Lava red, bestehen aus verschiedenen Kräutern, die meistens mit einem synthetischen Cannabinoid vermischt wurden. Sie haben eine cannabisähnliche Wirkung und werden ähnlich wie Cannabis konsumiert.
- **Badesalze**: Diese Stoffe sind Amphetamin und Kokain nachempfunden. Sie werden geschnupft, geraucht oder auch gespritzt. Der Konsum dieser Substanzen hat zum Teil schwerwiegende Folgen. In den USA wird von fremd- und autoaggressiven Handlungen mit Todesfolge unter dem Gebrauch dieser Substanzen berichtet. Da sie offiziell als Badesalz verkauft werden und explizit auf der Verpackung vor dem Konsum gewarnt wird – obwohl sie nur zum Konsum gedacht sind – besteht derzeit für die Behörden keine Möglichkeit, diese Substanzen aus dem Verkehr zu ziehen oder sie zu verbieten.
- **Herbal-caps**: Die Kräutermischungen in Kapseln ähneln in ihrer Wirkung der Substanzgruppe der Psilocybine, die in bestimmten Pilzen enthalten ist.
- **Kratom**: Diese Pflanze kommt in Thailand, Malaysia, Borneo und Neu-Guinea vor und hat eine ähnliche Wirkung wie ein schwaches Opiat, zum Beispiel Codein.
- **Poppers**: Dieser Wirkstoff wurde früher in der Medizin bei Angina pectoris eingesetzt, allerdings bereits nach kurzer Zeit durch wirksamere Medikamente ersetzt. Die Produkte werden inhaliert und „getarnt" als Reinigungsmittel verkauft. Ihnen wird eine

aphrodisierende Wirkung zugeschrieben. Verätzungen beim Trinken dieser Substanzen (aus Unkenntnis oder Versehen) kommen vor.

Halluzinogene

Halluzinogene sind psychoaktive Substanzen, die psychische Veränderungen in Form einer Verzerrung von Wahrnehmung, Gedanken und Gefühlen verursachen. Die Wirkstoffe kommen in der Natur in unterschiedlichen Pflanzen vor oder werden chemisch hergestellt. Als illegale Drogen sind chemisch hergestelltes **LSD**, **Meskalin** aus verschiedenen Kakteenarten und **Psilocybin aus Pilzen** am weitesten verbreitet. Auch giftige **Nachtschattengewächse** wie Tollkirsche, Stechapfel oder Engelstrompete werden als Drogen genutzt. Ihr Besitz ist legal.

- **LSD** (Lysergsäure-Diäthylamid) ist eine chemisch produzierte Variante des Wirkstoffs aus dem Mutterkorn, einem Pilz, der auf Getreideähren wächst. Ein Schweizer Chemiker stellte es um 1940 erstmals her. Zunächst wurde LSD als Hilfsmittel bei psychotherapeutischen Behandlungen eingesetzt. So versuchte man, anhand der durch die Substanz hervorgerufenen psychoseartigen Zustände die Vorgänge bei einer schizophrenen Psychose besser zu verstehen. in den 1960er-Jahren wurde LSD zu einer verbreiteten Kultdroge, was schließlich in den meisten Ländern zu einem Verbot führte. Heute hat LSD an Bedeutung verloren, ist aber unter anderem als Partydroge wieder präsent. Die Substanz wird als Kapsel oder kleine Pille, aber auch als Flüssigkeit auf Papier oder Zucker eingenommen. Die Wirkung setzt nach 30 bis 60 Minuten ein und hält etwa acht bis zwölf Stunden an.
- **Meskalin** ist auf dem illegalen Markt häufig in Form von getrockneten braunen Scheiben zu finden, die meist vom mittelamerikanischen Peyote-Kaktus stammen. Neben diesen „buttons" wird aber auch natürliches oder synthetisch hergestelltes Meskalin-Pulver oder eine Lösung verkauft. Die bitteren, häufig Übelkeit auslösenden Scheiben werden gekaut, das kristalline Pulver wird eingenommen. Die Wirkung tritt nach etwa ein bis zwei Stunden ein und hält bis zu zwölf Stunden an.
- **Pilze** mit dem Wirkstoff Psilocybin, auch Magic Mushrooms genannt, werden meist frisch oder getrocknet gegessen. Die Wirkung setzt nach etwa einer halben Stunde ein und hält je nach Sorte und Dosis bis zu sechs Stunden an. Der halluzinogene Effekt steigt mit der konsumierten Menge und tritt bei sehr niedriger Dosis selten auf.

Körperliche Folgen des Konsums: Eine **akute Vergiftung** kann zu Chromosomenbrüchen führen, die das Risiko für Fehlbildungen bei Schwangerschaft erhöhen. Körperliche Folgen beim **chronischen Gebrauch** von Halluzinogenen sind nicht bekannt.

Psychische Folgen des Konsums: Die **akute Vergiftung** wirkt zunächst stimulierend und es kommt zu Veränderungen der Wahrnehmung, vor allem von Raum und Zeit. Das äußert sich in Halluzinationen. Die Gedanken sind nicht mehr strukturiert, sondern fließen frei und ungefiltert. Zudem kommt es zu einer Depersonalisation – das Ich scheint sich aufzulösen. All diese Symptome können Panikattacken („Horrortrip"), Fehleinschätzungen der Realität und Wahnzustände zur Folge haben. Nach Abklingen der Intoxikation sind noch Wochen später Flashbacks möglich, bei denen der Rauschzustand plötzlich und ohne erneuten Konsum der Droge wieder auftritt. Ein **chronischer Gebrauch** kann zu bleibenden Wesensveränderungen führen.

Tabak

Tabak ist neben Alkohol die **am meisten verbreitete legale Droge**. Der Konsum galt lange Zeit vor allem als Genuss, der Geselligkeit und Zusammengehörigkeit fördert. Heute sind die Gefahren des Rauchens mit seinen zahlreichen körperlichen Folgeschäden mehr im Bewusstsein der Öffentlichkeit präsent, was durch gesetzliche Regelungen unterstützt wird.

Dennoch sehen viele Kinder und Jugendliche das Rauchen – wie den Alkoholkonsum – oft als Zeichen des „Erwachsenseins“ an. Entsprechend machen sie die ersten Erfahrungen mit etwa 12 bis 14 Jahren, dabei nimmt der Anteil der Mädchen zu. Meist spielen die Modellfunktion von Eltern und der Peergroup ebenso eine Rolle wie Probleme mit der Familie oder der Schule. Wegen der körperlichen Langzeitfolgen des Rauchens ist die Prävention durch Aufklärung und eine Einschränkung der Verfügbarkeit gerade bei Jugendlichen besonders wichtig. Die Wirkung von Nikotin tritt nach wenigen Sekunden ein und hält etwa zehn Minuten an. Dieser psychotrope Wirkstoff ist ein **Nervenzellgift**. er hat ein höheres Potential für psychische Abhängigkeit als Alkohol und führt schnell zu einer Toleranzentwicklung.

Körperliche Folgen des Konsums: Die **akute Vergiftung** verursacht Funktionsstörungen von Herz, Kreislauf, Magen und Darm. Eine Überdosis führt zu Kopfschmerzen, Übelkeit, Schwindel und Schweißausbrüchen. Mehr als 60 Zigaretten am Tag können Krampfanfälle auslösen.

Der **chronische Gebrauch** schädigt die Lunge und das Herz-Kreislauf- System. Raucher haben ein deutlich erhöhtes Risiko, an Bronchitis, einer Lungenblähung (Emphysem) und Lungenkrebs oder anderen Krebsarten zu erkranken. Sehr häufig kommt es aufgrund von erheblichen Gefäßveränderungen zu Durchblutungsstörungen bis hin zum Herzinfarkt und zu Arterienverschluss, wie beim sogenannten „Raucherbein“.

Psychische Folgen des Konsums: Bei einer akuten Vergiftung ist zunächst ein leicht stimulierender Effekt zu spüren. In höheren Dosen wirkt Nikotin dämpfend, was als Entspannung und Verminderung des Hungergefühls empfunden wird. Auch die Konzentration lässt nach. Bei **chronischem Gebrauch** kommt es in der Regel zu einer psychischen Abhängigkeit. Bei Rauchern sinkt die Leistungsfähigkeit und sie ermüden leichter. Entzugssymptome sind Nervosität, Anspannung, verminderte Konzentration, Hunger und depressive Verstimmungen.

Flüchtige Lösungsmittel

Eine billige, leicht zugängliche und legale Droge sind lösungsmittelhaltige Produkte, zum Beispiel **Klebstoff, Verdünner, Nagellackentferner, Fleckenmittel, Sprays oder Feuerzeuggas**. Sie werden aus Plastiktüten, von Lappen oder direkt aus der Verpackung inhaliert oder, wie es in der Szene heißt, **geschnüffelt**. Die enthaltenen psychoaktiven Wirkstoffe sind unter anderem Äther, Benzol, Benzin, Chloroform oder Lachgas.

Häufig handelt es sich bei den Konsumenten um sehr junge Kinder aus Randgruppen und Straßenkinder, aber auch Jugendliche aus geordneten Verhältnissen inhalieren aus Neugier Schnüffelstoffe. Manche probieren sie – wie Alkohol oder Nikotin – in der Gruppe, die meisten aber allein. Betroffen sind zehnmal mehr Jungen als Mädchen im Alter von etwa 12 bis 25 Jahren. Nicht wenige steigen auf Alkohol oder Opiate um. Das Schnüffeln von Lösungsmitteln kann stark psychisch abhängig machen und führt auf jeden Fall bei häufigem Gebrauch zu einer Steigerung der Toleranz. Die Wirkung tritt innerhalb von Sekunden ein und dauert bis zu 30 Minuten. Hinweise auf Schnüffeln sind Lösungsmittelgeruch in der Kleidung sowie Haut- und Schleimhautreizungen an Nase und Mund

Körperliche Folgen des Konsums: Eine **akute Vergiftung** löst zunächst Sprach-, Bewegungs- und Bewusstseinsstörungen aus, zudem Übelkeit und Erbrechen. Darüber hinaus kann es zu Atemnot bis hin zur Atemlähmung und zu Herzrhythmusstörungen bis hin zum Herzstillstand kommen. **Chronischer Gebrauch** hat Schädigungen der Nasenschleimhaut, des Nervensystems und verschiedener Organe wie Lunge und Leber zur Folge. Bei hirnorganischen Schädigungen durch die Lösungsmittel können Wesensveränderungen auftreten. Auch eine Ataxie, eine anhaltende Störung der Bewegungsabläufe, ist möglich.

Psychische Folgen des Konsums: Bei einer akuten Vergiftung verspürt man zunächst Euphorie, übersteigertes Selbstbewusstsein und

Erregung. Dann lässt die Konzentration nach und es kommt zu verfälschter Wahrnehmung vorhandener Gegenstände, Sinnestäuschungen, Bewusstseinsstörungen und Verwirrtheit. Der Rausch endet mit totaler Erschöpfung. Bei **chronischem Gebrauch** tritt oft eine psychische Abhängigkeit auf. Hinzu kommen sinkende Leistungsfähigkeit und mangelnde Ausdauer.

Verhaltenssüchte

Sucht kann nicht nur durch den Konsum psychoaktiver Substanzen entstehen – auch **exzessives Verhalten** erfüllt oft die Kriterien einer Abhängigkeit: Die „Dosis" muss ständig erhöht werden, die Kontrolle über die Tätigkeit geht verloren und andere Lebensbereiche werden immer mehr vernachlässigt. Trotz negativer psychischer, körperlicher und sozialer Folgen ist eine Änderung des Verhaltens nicht möglich. Bis heute fehlen jedoch genaue Definitionen. Wissenschaftliche Untersuchungen werden in den nächsten Jahren sicher mehr Aufschluss über das Phänomen geben können.

Etwa 60 Prozent der 12- bis 19-Jährigen spielt mindestens 2- bis 3- mal pro Woche am Computer bzw. am Handy. 9 Prozent von ihnen verbringen täglich mehr als dreieinhalb Stunden damit oder tauchen pro Woche rund 35 Stunden in **virtuelle Spielwelten** ein – dieser Anteil der Jugendlichen gilt im Allgemeinen als suchtgefährdet. Meistens handelt es sich um Jungen. Zu nennen sind in diesem Zusammenhang vor allem die zeitintensiven online-Rollenspiele, in denen man sich virtuell zum gemeinsamen Spielen verabredet und bei denen man sich eine Persönlichkeit mit fiktiver Identität (Avatar) geben kann. Das **Spielen am Computer** vermittelt zunächst ein Gefühl der Entspannung und kann einer Ablenkung von Problemen dienen. Auch das Selbstbewusstsein kann bei guten Spielergebnissen vorübergehend gesteigert werden. So sind Kinder und Jugendliche besonders gefährdet, die soziale Schwierigkeiten und ein vermindertes Selbstwertgefühl haben. Exzessives Spielen kann zu Schlafstörungen, Unruhe und Problemen in der Schule oder in der Ausbildung führen, in Extremfällen zu völliger sozialer Isolation.

Der Umgang mit dem Computer sollte jedoch nicht grundsätzlich als „gefährlich" eingestuft werden. Er gehört nun einmal selbstverständlich zum heutigen Leben und zum zukünftigen Berufsleben der Jugendlichen. Deshalb ist es schwierig und auch problematisch, eine bestimmte Stundenzahl vor dem Computer festzulegen, ab der der Gebrauch als Suchtverhalten zu bezeichnen ist. Entscheidender ist die Frage, ob eine deutliche **Steigerung der Computernutzung in einem definierten Zeitraum** stattgefunden hat.

Die typischen **negativen Folgen einer Computersucht** liegen im Bereich der sozialen Interaktion, der Kommunikation und der Vernachlässigung der Alltagspflichten. So ziehen sich die Jugendlichen aus dem Alltag zurück, gehen nicht mehr zur Schule und kommunizieren nur noch über den oder mit dem Computer. Oft lassen auch schulische Leistungen nach oder es zeigen sich andere erkennbare Veränderungen. Je jünger die Kinder sind, desto strenger sollte der Maßstab angelegt werden, da es hier vorrangig um das Verhindern von Entwicklungsschäden und zunächst weniger um Suchtverhalten geht.

12.1.2 Diagnostik

In einer ausführlichen **Anamnese** ist erst einmal zu erfragen, welche Substanzen konsumiert werden. Oft sind die Angaben ungenau und die Betroffenen leugnen den Konsum teilweise oder vollständig. Deshalb lässt sich nicht immer eindeutig klären, welche Stoffgruppen wie oft, wie lange und in welcher Konzentration eingenommen wurden. In manchen Fällen wissen nicht einmal die Jugendlichen selbst, was genau sie konsumiert haben. Sie nehmen in der Gruppe oder allein irgendwelche „Pillen" oder „Pülverchen" ein, ohne sich weiter Gedanken darüber zu machen. Häufig ist es zunächst ein Experimentieren.

Unerlässlich für die Diagnostik ist die **körperliche Untersuchung**. Bei akuter Intoxikation lässt sich Alkohol im Atem oder im Blut feststellen. Der Konsum vieler illegaler Drogen kann durch Urintests mit Trockenchemie-Sticks nachgewiesen werden, was je nach Substanz noch Stunden, Tage und Wochen nach dem Konsum möglich ist. Mit Hilfe der aufwendigeren und sehr teuren Haaranalyse ist der Nachweis bestimmter Drogen auch noch nach längerer Zeit möglich (**Tabelle 12-1**).

In der Tabelle sind Durchschnittswerte dargestellt. In der Praxis können die angegebenen Zeitgrenzen zum Teil erheblich variieren. So sind Abbauprodukte von Cannabis fettlöslich – und werden je nach der individuellen Körperfettmasse zu einem größeren oder geringeren Teil gespeichert. Auch ist eine Freisetzung der Stoffe noch nach Monaten ohne Konsum möglich, zum Beispiel bei Gewichtsabnahme oder bei intensivem Sport.

Deshalb lässt sich die Frage nach einem akuten Konsum allein durch **qualitative Urintests** mit Sticks nicht sicher beantworten. Dazu sind die aufwendigeren und teureren **quantitativen Blutanalysen** notwendig.

Ebenso sollte man sich darüber im Klaren sein, dass bei einem Drogentest nur das gefunden werden kann, was auch gesucht wird. Ein generelles „Drogenscreening" für alle Drogen gibt es nicht. Wenn der Jugendliche kooperativ ist, sind die Konsumgewohnheiten abzuklären. Wurde die Substanz nur probiert oder liegt bereits ein schädlicher Gebrauch oder eine Abhängigkeit vor? In der körperlichen und laborchemischen Untersuchung lassen sich mögliche körperliche Folgeschäden feststellen. In der psychiatrischen Untersuchung sind die Auswirkungen auf die Psyche und eventuelle zusätzliche (komorbide) Störungen abzuklären. Auch die Motivation zur Behandlung sollte eingeschätzt werden.

12.1.3 Ätiologie

Das bio-psycho-soziale Modell

Nach diesem Modell entsteht die Störung durch ein komplexes Zusammenspiel verschiedener biologischer, psychologischer und sozialer Faktoren. Die Entwicklung im Jugendalter ist von typischen psychischen und sozialen An-

Tabelle 12-1: Drogen und ihre Nachweisbarkeit im Urin

Droge	Nachweisbarkeit im Urin
Amphetamine („Speed")	2–4 Tage, abhängig vom Urin-ph-Wert
Benzodiazepine	bis 72 Stunden für mittellang wirksame Benzodiazepine 4–6 Wochen nach hochdosiertem oder längerem Gebrauch
Cannabis	2–3 Tage nach einmaligem Konsum 5–30 Tage bei regelmäßigem moderaten Konsum 30–120 Tage bei starkem Konsum Abbauprodukte sind teilweise bis zu 6 Monaten nachweisbar
Kokain	2–4 Tage nach einmaligem Konsum 6–30 Tage bei regelmäßigem Gebrauch
Ecstasy (MDMA)	1–3 Tage
Psilocybin (Pilze)	1–3 Tage
LSD	1–4 Tage
Methadon	3–5 Tage
Opiate (Heroin, Codein)	2 Tage, Abbauprodukte auch länger

forderungen geprägt: Dazu gehören neben der Suche nach der eigenen Identität, der Loslösung von den Eltern und der Auseinandersetzung mit Werten und Normen auch die ersten sexuellen Beziehungen, die Zugehörigkeit zu Gruppen Gleichaltriger und wichtige Entscheidungen bezüglich Schule und Beruf. Diese **Entwicklungsaufgaben** lösen bei Jugendlichen oft Überforderung und Unsicherheit aus. Hier scheinen sich psychoaktive Substanzen geradezu als Problemlöser anzubieten. Sie können die Stimmung heben, entspannen und die Hemmschwelle für soziale Kontakte abbauen. Gleichzeitig stehen sie symbolhaft für **Autonomie** oder auch für **nicht-konforme Werte** und dienen als Zeichen für **Gruppenzugehörigkeit.** Im Jugendalter besteht also ein erhöhtes Risiko, legale oder illegale Drogen zu konsumieren. Doch ob sich eine Abhängigkeit entwickelt, hängt vom Zusammenspiel individueller biologischer, psychologischer und sozialer Faktoren ab – und vom Suchtpotential der Substanz.

Zahlreiche Studien sehen **biologische Faktoren** an der Suchtentstehung beteiligt. Vor allem bei der Alkoholerkrankung gibt es Hinweise auf eine genetische Belastung. Dabei handelt es sich aber wahrscheinlich nicht um ein einziges „**Suchtgen**", sondern um eine individuelle Vulnerabilität, die gemeinsam mit anderen Faktoren das Risiko für eine Substanzabhängigkeit erhöht. So sind Kinder von Alkoholikern, die von Nicht-Alkoholikern adoptiert wurden, häufiger betroffen als der Durchschnitt. Auch das männliche Geschlecht scheint eine Rolle zu spielen. unter den Alkoholikern sind 4- bis 5-mal mehr Männer als Frauen – wobei sicher auch soziale Aspekte einen Einfluss ausüben, da exzessives Trinken bei Männern eher toleriert wird. Neben der genetischen Komponente spielen noch zwei weitere Systeme eine Rolle: Das **Belohnungssystem** (motivationales System) und das **Lernsystem.** Seit den 1950er-Jahren ist die Existenz eines Belohnungssystems im Gehirn nachgewiesen worden. Verhaltensweisen, die dem Überleben und der Arterhaltung dienen (Essen, Trinken, Vermehrung) sind mit einer Reaktion im Belohnungssystem verknüpft. Botenstoffe (Neurotransmitter) werden ausgeschüttet. Diese bewirken durch Aktivierung innerhalb des limbischen Systems eine positive Bewertung der Situation (Vermittlung von Glücksgefühlen) und eine Befriedigung der physiologischen Bedürfnisse. Suchtmittel unterschiedlicher Substanzklassen greifen ebenfalls an diesen Aktivierungsstellen (Synapsen) an. Diese Substanzen wirken teilweise 5- bis 10-mal stärker und in der Regel rascher. Der Lernprozess durch die Einnahme von psychotropen Substanzen besteht in der Erfahrung: „Das war gut – also noch einmal". Das kann dazu führen, dass unter Suchtmittelwirkung physiologische Bedürfnisse vernachlässigt werden, weil das Belohnungssystem auf die „natürlichen Reize" nicht mehr oder nicht mehr ausreichend anspricht

Bestimmte Persönlichkeitsmerkmale können als **psychologische Faktoren** einen Einfluss bei der Entstehung einer Sucht ausüben. So scheinen ein hohes Neugierverhalten und Streben nach Unabhängigkeit von Bedeutung zu sein. Sie können die Wahrscheinlichkeit erhöhen, eine Substanz auszuprobieren und neue Erfahrungen zu machen. Auch ein geringes Selbstwertgefühl, Ängstlichkeit – oft eine soziale Phobie – und eine labile, depressive Stimmungslage stellen Risikofaktoren dar, da die Betroffenen nicht selten Drogen zur „Behandlung" dieser als negativ empfundenen Eigenschaften einsetzen. Auch eine mangelnde Fähigkeit zur Bewältigung von belastenden Situationen kann an der Entstehung einer Sucht beteiligt sein. Statt konstruktive Lösungen zu suchen, wird eine Auseinandersetzung mit der Situation vermieden. Dabei dienen Drogen oft zur Flucht aus der Realität und verstärken so das Vermeidungsverhalten. Bestimmte psychiatrische Erkrankungen können möglicherweise ebenfalls die Entwicklung einer Abhängigkeit begünstigen. Hier sind vor allem Depressionen, Störungen des Sozialverhaltens und ADHS zu nennen. Gerade Jugendliche mit ADHS, die gleichzeitig dissoziale Symptome aufweisen, scheinen besonders anfällig für den Konsum illegaler Drogen zu sein.

Im familiären Umfeld lassen sich verschiedene **soziale Risikofaktoren** erkennen. So erhöht sich die Wahrscheinlichkeit für die Entwicklung einer Abhängigkeit, wenn die Eltern selbst Drogen konsumieren oder süchtig sind und eine entsprechende „Vorbildfunktion" einnehmen. Auch psychiatrische Störungen innerhalb der Familie, ständige Konflikte und Bindungsstörungen spielen eine Rolle, ebenso wie der Abbruch enger Beziehungen, Misshandlungen, ein dissoziales Umfeld und ein niedriger ökonomischer Status. Solche ungünstigen sozialen Bedingungen stellen gerade in Verbindung mit der Unsicherheit in der Pubertät ein erhöhtes Risiko dar, dass Jugendliche zu psychoaktiven Substanzen greifen. Zudem sind bei den legalen Drogen das Ausmaß des kulturell akzeptierten Konsums, die allgemeine Verfügbarkeit und Einflüsse der Peergroup von großer Bedeutung.

12.1.4 Verlauf

Ein **frühes Einstiegsalter** stellt einen der wichtigsten Risikofaktoren für den ungünstigen Verlauf einer Abhängigkeit dar. Zusätzlich spielen psychiatrische Begleiterkrankungen – vor allem in Verbindung mit frühen dissozialen Entwicklungen – sowie negative Vorbilder, Schulversagen, familiäre Probleme, ökonomische Benachteiligung und der einfache Zugang zu Drogen eine Rolle. Alkohol, Zigaretten und Cannabis können in manchen Fällen Einstiegsdrogen für andere, „harte" Drogen sein, die Regel ist es aber nicht. Bei einer Abhängigkeit kommt es häufig zu Konflikten in der Familie und der Partnerschaft sowie zu Problemen in der Schule oder am Ausbildungsplatz. Auch der Freundeskreis kann komplett wechseln. Nicht selten gehen Gewaltausbrüche und Kriminalität, bei einigen Drogen auch Beschaffungskriminalität, mit einer Sucht einher. Oft besteht ein erhöhtes Suizidrisiko, da manche psychoaktiven Substanzen die Hemmschwelle senken. Viele Betroffene sehen ihren schädlichen Gebrauch oder die Abhängigkeit nicht als Krankheit und akzeptieren daher nicht die Notwendigkeit einer Behandlung. Bei den Therapien ist eine hohe Abbruch- und Rückfallquote festzustellen, vor allem bei illegalen Drogen.

Ein besonderes Merkmal von Abhängigkeitserkrankungen ist die **Ambivalenz**. Sie ist gekennzeichnet durch die Widersprüchlichkeit des Erlebens von konflikthaften, meist gegensätzlichen Gefühlen, Gedanken, Wünschen und Gelüsten sowie von entsprechenden Erlebens- und Verhaltensweisen. Die Ambivalenz des Kindes oder Jugendlichen führt häufig dazu, dass Versprechungen oder Äußerungen in voller Überzeugung getätigt werden, die kurze Zeit später aus der Ambivalenz heraus, wieder verworfen werden. Das gilt dementsprechend auch für den Gebrauch oder nicht Gebrauch von Drogen.

Eine **Alkoholabhängigkeit** beginnt oft mit heimlichem Trinken und einer psychischen Abhängigkeit. Der zunehmende Kontrollverlust führt zu Leistungseinbußen sowie zu körperlichen und psychischen Schäden, die bei schwerer Sucht den sozialen Abstieg und eine verkürzte Lebenserwartung zur Folge haben. Viele Betroffene schämen sich wegen ihrer Problematik und ziehen sich in der Folge weiter in die Sucht zurück. So vergehen im Falle der Alkoholabhängigkeit bei Männern im Durchschnitt zehn, bei Frauen sechs Jahre, ehe Hilfe in Anspruch genommen wird.

Das hohe Suchtpotential von **Heroin** hat schnell eine soziale Isolation, Kontrollverlust und den sozialen Abstieg zur Folge. Die Kosten für die Droge werden oft durch Beschaffungskriminalität, Drogenhandel und Prostitution aufgebracht. Da immer wieder nicht-sterile Nadeln benutzt und Spritzen untereinander getauscht werden, ist das Risiko für HIV-Infektionen in der Heroinszene besonders groß. Häufige Todesursachen sind die versehentliche

Überdosierung bei „reinem" oder höheranteiligem Heroin, mit giftigen Wirkstoffen gestreckte Drogen sowie Suizid durch Überdosierung, der so genannte „Goldene Schuss".

Bei einer **Lösungsmittel-Abhängigkeit** kommt es schon früh zur sozialen Isolation und zu einer Veränderung der Persönlichkeit. Auch Verbrennungen und Verstümmelungen durch Explosionen der oft leicht entzündlichen Stoffe sind nicht selten.

Häufigkeit

Internationalen Statistiken zufolge sind Abhängigkeitserkrankungen im Jugendalter – vor allem von illegalen Drogen – seit den 1970er-Jahren angestiegen und dann in den folgenden Jahren zunächst wieder gesunken. Seit den 1990er-Jahren nimmt die Rate wieder zu und das Einstiegsalter wird immer niedriger. Dagegen sind Abhängigkeitserkrankungen von Alkohol vor dem 18. Lebensjahr insgesamt eher selten, da sie sich erst nach einem gewissen Zeitraum herausbilden. Tatsache ist, dass das Risiko für schädlichen Gebrauch oder eine Abhängigkeit bei Jugendlichen höher liegt als bei Erwachsenen. Jungen sind deutlich häufiger betroffen als Mädchen, vor allem wenn sie illegale Drogen konsumieren.

Prävention

Allgemein ist es notwendig, Kinder und Jugendliche möglichst frühzeitig über Sucht und Abhängigkeit zu informieren, zum Beispiel durch **Präventionsprogramme** im Rahmen des Schulunterrichts. Doch auch die Aufklärung Erwachsener ist von großer Bedeutung, weil Eltern, Lehrer und andere Bezugspersonen eine **Vorbildfunktion** haben. Da Kinder aus suchtbelasteten Familien besonders gefährdet sind, sollten hier ebenfalls Präventionsprogramme ansetzen, bei denen Sozialpädagogen und Mediziner zusammenarbeiten. Ein weiterer wichtiger Schritt ist es, Abhängigkeit bei Jugendlichen möglichst früh zu diagnostizieren und zu behandeln, um einen chronischen Verlauf zu vermeiden. Schließlich gilt es, die Verfügbarkeit von legalen und illegalen psychotropen Substanzen zu begrenzen sowie die gesellschaftliche Akzeptanz von übermäßigem Alkohol- und Nikotinkonsum zu verändern – was beim Rauchen bereits erfolgreich vorangetrieben wurde. Die derzeitige Planung zur Freigabe von Cannabis geht in eine andere Richtung. Sie wird nicht nur unter Fachleuten, sondern auch in der Gesellschaft sehr kontrovers diskutiert.

12.1.5 Differenzialdiagnosen

Bei psychotischen Zuständen ist es wichtig zu klären, ob diese durch die Einnahme von Halluzinogenen hervorgerufen wurden oder ob eine beginnende **schizophrene Psychose** als eigenes Krankheitsbild vorliegt.

12.1.6 Komorbidität

Komorbide Störungen werden im Zusammenhang mit Sucht häufig auch als Doppeldiagnosen bezeichnet. Bei einer Substanzabhängigkeit sind psychiatrische Begleitstörungen sehr häufig vorhanden, oft schon vor der Entwicklung einer Sucht. Allerdings ist nicht immer einfach zu erkennen, ob die zusätzliche Störung möglicherweise auch als Folge der Abhängigkeit aufgetreten ist. Komorbide Störungen und Sucht nehmen wechselseitig einen negativen Einfluss auf den Verlauf.

Störungen des Sozialverhaltens treten häufig in Kombination mit Alkoholabhängigkeit und Drogengebrauch auf. Zudem können Alkohol und Substanzen wie Ecstasy oder Amphetamine aggressives Verhalten verstärken.

ADHS im Kindesalter ist ein wesentlicher Risikofaktor für die Entwicklung von Substanzmissbrauch. Bei unbehandelter ADHS wird häufig eine Sucht im Erwachsenenalter festgestellt. Als ein Grund dafür gilt starkes Neugierverhalten, das sowohl bei ADHS als auch bei Abhängigkeit eine Rolle spielt. Da ADHS bei Kindern auch eine häufige Folge von missbräuchlichem

Alkoholkonsum einer oder beider Elternteile vor und während der Schwangerschaft sein kann, spielen hier genetische und lerntheoretische Aspekte eine wichtige Rolle. Kinder und Jugendliche mit ADHS neigen früher als der Durchschnitt zum Missbrauch von Nikotin, Alkohol und Cannabis. Das lässt sich als Versuch einer Selbstmedikation interpretieren, da diese Substanzen zunächst eine entspannende Wirkung haben. Kokain oder Amphetamine wirken bei ADHS nicht stimulierend. Stattdessen können sie die motorische Unruhe senken und die Konzentrationsfähigkeit verbessern.

Abhängigkeit von psychoaktiven Substanzen geht häufig mit **Angststörungen** einher. Oft sind es Phobien, also Ängste vor bestimmten Situationen oder Objekten. Hier ist vor allem die soziale Phobie zu nennen, die Angst, von anderen negativ beurteilt zu werden. Die zunächst angstlösende Wirkung von Alkohol, Cannabis und Beruhigungsmitteln wird deshalb als Erleichterung empfunden. Da die Substanzen ihrerseits bei Missbrauch und Entzug Angstzustände auslösen, kann ein Teufelskreis aus Sucht und Ängsten entstehen.

Vor allem bei Alkoholkonsum sind häufig **depressive Störungen** festzustellen. Die Symptomatik kann bereits vorher bestanden haben, durch schädlichen Gebrauch und Entzug ausgelöst werden oder eine Reaktion auf die Suchtproblematik darstellen. Die Kombination von Depressionen und Substanzmissbrauch erhöht die Suizidgefahr. Bei der Therapie sollte in diesen Fällen neben einer Entgiftung auch eine antidepressive Behandlung vorgenommen werden.

Essstörungen treten bei Suchterkrankungen immer wieder auf. Meist handelt es sich um Bulimie und die Binge-Eating-Störung. Beide sind mit Essattacken und dem Verzehr übermäßiger Mengen an Nahrungsmitteln verbunden. Wie bei der Substanzabhängigkeit trägt eine verminderte Impulskontrolle zur Entstehung dieser Störungen bei. Oft besteht eine Abhängigkeit von Amphetaminen, die als Appetitzügler genutzt werden.

12.2 Kinder- und Jugendpsychiatrische Behandlungsmöglichkeiten

Wie bei anderen psychiatrischen Störungen ist es auch bei einer Abhängigkeit von entscheidender Bedeutung, möglichst früh mit einer Behandlung zu beginnen, damit ein chronischer Verlauf verhindert wird. Da die Jugendlichen die Notwendigkeit einer Therapie oft nicht einsehen, muss der erste Schritt darin bestehen, sie zu einer freiwilligen Teilnahme zu motivieren. Zwangsbehandlungen sollten nur in Ausnahmefällen erwogen werden. Es ist deshalb wichtig, die **Motivation zu einer Verhaltensänderung** und einem Ausstieg aus dem Konsum einzuschätzen. Die Einschätzung der aktuellen Motivationslage eines Jugendlichen kann zum Beispiel anhand des Stadienmodells der amerikanischen Psychologen Prochaska und Diclemente vorgenommen werden. Darin werden die Veränderungen des Suchtverhaltens als dynamischer Prozess dargestellt.

Das Modell legt einen geradlinigen Verlauf nahe, doch in der Realität ist der Weg zum Ausstieg immer mit Fort- und Rückschritten, schwankender Motivation und Rückfällen verbunden. Deshalb sollten **Stagnation und Rückschläge** stets als Teil des Veränderungsprozesses betrachtet werden und nicht als dessen Ende. Wünschenswert ist ein **pragmatisches Vorgehen**, um den Betroffenen einen einfachen und zeitnahen Zugang zu Beratung, Diagnose und Behandlung zu ermöglichen. Dabei sollten medizinische, psychologische und sozialpädagogische Angebote zusammengefasst werden. Wenn es die individuelle Verfassung des Jugendlichen erlaubt, sind ambulante Therapiemöglichkeiten vorzuziehen.

Ziel der Therapie ist es, eine dauerhafte Abstinenz aufrechtzuerhalten. in bestimmten Fällen wird mittlerweile auch ein kontrollierter Umgang mit der Substanz akzeptiert. Die Erfahrung zeigt allerdings, dass dies nur sehr wenigen Menschen gelingt. Zudem gilt es,

Tabelle 12-2: Einschätzung der Motivation zum Drogenausstieg

Einschätzung der Motivation zum Drogenausstieg	
Absichtslosigkeit	Im Zustand der Absichtslosigkeit sehen die Jugendlichen eher die Vorteile ihres Substanzkonsums. Sie haben nicht vor, ihr Verhalten zu ändern. es ist in dieser Phase sinnvoll, die Betroffenen über Alternativen zum Konsum zu informieren und ihnen Denkanstöße zu geben.
Absichtsbildung	Im Stadium der Absichtsbildung erwägen die Jugendlichen, mit dem Substanzkonsum aufzuhören. Gleichzeitig sehen sie jedoch auch zahlreiche Gründe, es nicht zu tun. Nun gilt es, sie in ihrer Motivation zur Veränderung zu bestärken.
Vorbereitung auf eine Veränderung	Während der Vorbereitung auf eine Veränderung entwickeln die Jugendlichen konkrete Vorstellungen, wie sie abstinent werden wollen. Dabei sind sie jedoch ambivalent und unsicher, ob sie es auch tatsächlich schaffen können. In dieser Phase sollte man die Betroffenen weiterhin motivieren, beraten und in ihrer Absicht unterstützen.
Phase der Handlung	In der Phase der Handlung wird das Vorhaben umgesetzt. Eventuell müssen eine Entgiftung und eine Entwöhnung durchgeführt werden. Auch hier ist es wichtig, die Jugendlichen in ihrer Haltung zu bestärken und ihre Motivation immer wieder zu fördern.
Aufrechterhaltung der Veränderung	Zur Aufrechterhaltung der Veränderung schließlich gilt es, einen drogenfreien Lebensentwurf umzusetzen und Rückfällen vorzubeugen.

Selbstkontrolle und soziale Fertigkeiten zu verbessern sowie ein selbständiges Leben zu ermöglichen und Entwicklungspotentiale auszuschöpfen.

12.2.1.1 Das multimodale Behandlungskonzept

Bei der multimodalen Therapie der Abhängigkeit werden Behandlungsmaßnahmen aus verschiedenen Bereichen verknüpft und auf mehreren Ebenen eingesetzt. Im Allgemeinen verläuft die Behandlung in vier Phasen.

In der **Motivations- oder Kontaktphase** stehen die Beratung und die Information über die Notwendigkeit und die Möglichkeiten einer Behandlung an erster Stelle. Dies kann in der Familie, in der Schule, in der Jugendhilfeeinrichtung, am Ausbildungsplatz oder durch einen Arzt erfolgen. Unterstützend kann der Kontakt zu einer Drogenberatungsstelle vermittelt werden. Vorrangiges Ziel sollte es sein, den Jugendlichen zu einer Therapie zu motivieren

Die **Entgiftungsphase** erfolgt meist stationär. Dabei werden durch eine medizinische Behandlung die Entzugssymptome gelindert oder ganz vermieden. Je nach Substanz dauert die Entgiftungsphase zwischen drei Tagen, zum Beispiel bei Alkohol, und mehreren Wochen, zum Beispiel bei Benzodiazepinen. Die Kosten werden von den Krankenkassen übernommen.

Die **Entwöhnungsphase** wird entsprechend der Schwere der Suchtsymptomatik stationär, teilstationär oder ambulant durchgeführt. Je nach Substanz, Komorbidität und Dauer der Abhängigkeit muss man mit einem Zeitraum von mehreren Wochen bis sechs Monaten rechnen. In besonders schweren Fällen sind Behandlungen von zwölf Monaten und länger keine Seltenheit. Die Kosten werden je nach Versicherungsverhältnis bei länger berufstätigen Jugendlichen von der Rentenversicherung, sonst von den Krankenkassen übernommen.

In der **Nachsorgephase** schließlich stehen die Rückfallprophylaxe und die bleibende Abstinenz im Mittelpunkt. Folgende therapeutische Maßnahmen haben sich bei Sucht und Abhängigkeit bewährt:

- Psychotherapie, sowohl verhaltenstherapeutisch als auch psychodynamisch (Einzel- und Gruppentherapie)
- Familientherapie
- Arbeitstherapie
- Ergotherapie
- Bewegungs- und Sporttherapie
- Musik- und Kunsttherapie
- Selbsthilfegruppen, auch für Angehörige

Ambulant oder stationär?

Eine stationäre Behandlung erfolgt vor allem
- in Notfällen
- zur Entgiftung
- zur Entwöhnung bei schwerer Symptomatik
- bei psychotischen Zuständen.

Eine ambulante Therapie ist möglich
- zur Entwöhnung bei leichter Symptomatik
- bei entsprechender Motivation
- bei schulisch/beruflich und sozial gut integrierten Jugendlichen
- wenn keine schwerwiegenden körperlichen und psychischen Erkrankungen vorliegen
- zur Nachsorgebehandlung nach einer stationären Rehabilition.

Psychotherapie

Eine Psychotherapie bei Sucht und Abhängigkeit findet in der Regel unter der Prämisse statt, dass der **Betroffene abstinent** ist. Die psychotherapeutischen Maßnahmen sollten möglichst schon während der medizinischen Behandlung bei der Entgiftung einsetzen, spätestens aber mit Beginn der Entwöhnungsphase. Vor allem die kognitive Verhaltenstherapie und die psychodynamischen Behandlungsmethoden haben sich – auch in der Gruppe – als wirksam erwiesen. Gerade im Kindes- und Jugendalter wird zudem eine Familientherapie empfohlen.

In der **kognitiven Verhaltenstherapie** soll das Suchtverhalten abgebaut werden, indem die Jugendlichen bestimmte Denkmuster verändern, die zum Auslöser für Drogenkonsum werden können. Sie sollten lernen, zu erkennen, warum und in welchen Situationen sie Drogen nehmen, um gezielt Gegenmaßnahmen ergreifen zu können. Häufig spielen Angst, Unsicherheit, Wut oder Anspannung eine Rolle. Im Rahmen der Therapie werden Techniken zur Selbstkontrolle und zur Entspannung geübt, Möglichkeiten des Stressmanagements erlernt sowie das Selbstwertgefühl und die soziale Kompetenz gestärkt. Im Vorfeld gilt es, gemeinsam mit dem Jugendlichen die Problematik zu definieren und die Therapieziele abzuklären. Dabei sollten genaue Vereinbarungen in Therapieverträgen und Behandlungsplänen festgelegt werden. In der Suchtbehandlung ist damit zu rechnen, dass es zu Rückfällen kommt (**Abstinenzunterbrechung**). Im Vorfeld sollte für diese Situation gemeinsam mit dem Jugendlichen ein „Notfallplan" ausgearbeitet werden. Es ist wichtig, dass der Betroffene nach einer Abstinenzunterbrechung möglichst bald wieder „Boden unter die Füße" bekommt und nicht das Gefühl hat: „Jetzt ist alles vorbei und das Ganze hat sowieso keinen Sinn". In der Praxis bedeutet dies, den Alltagsanforderungen wieder nachzukommen, die Therapie fortzusetzen und den Rückfall zu bearbeiten.

Die **psychodynamische Psychotherapie** geht davon aus, dass eine Sucht auch in unbewussten frühkindlichen Konflikten und Bindungsstörungen begründet ist. Diese führen zu Defiziten in der psychischen Entwicklung. Der Konsum von psychotropen Substanzen im Jugendalter kann einen unbewussten Selbstheilungsversuch darstellen. Eine stabile emotionale Bindung zum Psychotherapeuten ist eine wichtige Voraussetzung, um frühkindliche Störungen und Konflikte zu bearbeiten. Die Ich-

Funktionen des Jugendlichen sollen gestärkt werden, um das Suchtverhalten zu verändern.

Medikamentöse Therapie

Medikamente kommen bei der Suchtbehandlung in unterschiedlichen Bereichen zum Einsatz, aber immer ergänzend zu psychotherapeutischen und sozialpädagogischen Maßnahmen. Während sie **zur Behandlung von Entzugssymptomen bei der Entgiftung** sowie **zur Therapie von bestimmten psychiatrischen Begleiterkrankungen** allgemein üblich sind, wird die Einnahme zur Drogensubstitution oder bei der Rückfallprophylaxe kontrovers diskutiert. In der Entgiftungsphase können Medikamente medizinische Komplikationen vermeiden und zur Stabilisierung des Jugendlichen beitragen. Bei entsprechenden komorbiden Störungen sind angstlösende, beruhigende Mittel sinnvoll. Dabei sollten jedoch Medikamente mit Suchtpotential vermieden werden.

Das bekannteste Mittel zur **Substitution** ist sicherlich **Methadon**, das bei Heroinsucht eingesetzt werden kann. es ist ebenfalls ein Opiat mit eigenem Suchtpotential, löst aber den euphorisierenden „Kick“ nicht aus, wenn es oral eingenommen wird. Zudem verhindert Methadon körperliche Entzugserscheinungen. Die rezeptpflichtige Abgabe, die Beschaffungskriminalität vermeiden soll, wird staatlich überwacht. Dennoch ist das Mittel auch am illegalen Drogenmarkt erhältlich, weil es bei intravenöser Verabreichung eine heroinähnliche Wirkung hat. In einigen Städten wird medizinisches Heroin als Substitution bei Schwerstabhängigen eingesetzt. Die Erfolgsquote und die Nachfrage entsprechen allerdings nicht den hoffnungsvollen Erwartungen. Zur Unterstützung des Entzuges und bei der **Rückfallprophylaxe** werden gelegentlich sogenannte Anti-Craving-Substanzen eingesetzt, die das Verlangen nach der Droge unterdrücken sollen. Dies ist – wenn überhaupt – nur kurzfristig und in bestimmten Fällen vertretbar. In jedem Fall sollten diese Medikamente ausschließlich von erfahrenen Ärzten sehr differenziert und individuell eingesetzt werden.

Wo gibt es psychotherapeutische Hilfe?

- In Suchtberatungsstellen
- Bei niedergelassenen Kinder- und Jugendpsychiatern
- Bei niedergelassenen Kinder- und Jugendpsychotherapeuten
- Bei psychiatrischen Institutsambulanzen/Kliniken

12.3 Der pädagogische Umgang

Allgemeine Anforderungen an Einrichtungen und Mitarbeiter

Über den pädagogischen Umgang mit dem Thema Suchtmittelkonsum bestehen kontroverse Einstellungen. Deswegen ist es für das Team unverzichtbar, sich in dieser Hinsicht auf einen **verbindlichen Rahmen** zu verständigen. Dabei spielen die Vorgaben des Trägers einer Einrichtung und pädagogische Überlegungen im Team ebenso eine Rolle wie die Einstellung der einzelnen Mitarbeiter. Das Spektrum reicht von der Null-Toleranz gegenüber allen Drogen über partielles Zulassen legaler Drogen bis hin zur Verharmlosung des Konsums und Wegschauen. Es ist sinnvoll, im Rahmen einer **Hausordnung** Regeln zum Umgang mit legalen und illegalen Drogen sowie zur Mediennutzung zu formulieren. Ebenso sollte klar festgelegt sein, welche Konsequenzen eine Missachtung zur Folge hat. In der Praxis erweist sich die **Umsetzung der vereinbarten Regeln** nicht selten als schwierig. Es können heftige Auseinandersetzungen und Machtkämpfe zwischen Betreuern und Jugendlichen entstehen. In akuten Konfliktsituationen kann es vorkommen, dass Betreuer einem Konflikt ausweichen wollen oder die vorher festgelegten Konsequenzen in Frage stellen. Dies kann dazu führen, dass die vereinbarten Maßnahmen nicht umgesetzt werden. Dem lässt sich am besten durch gute Kommunikation im Team entgegenwirken. Von Zeit zu Zeit ist es deshalb notwendig, die vereinbarten Regeln und das pädagogische Handeln im Umgang mit der Suchtthematik durch Teamgespräche und **Supervision** zu reflektieren.

Im Jugendalter gehört es zu den wichtigen Entwicklungsaufgaben, den verantwortungsbewussten Umgang mit Drogen und Medien zu lernen. Doch aus dem Sich-Ausprobieren kann Substanzmissbrauch bis hin zur Abhängigkeit entstehen. **Verschiedene Anzeichen** können erste Hinweise darauf sein. So kommt es möglicherweise zu körperlichen Veränderungen wie Gewichtsabnahme, dunklen Ringen unter den Augen und Nachlassen der Hygiene bis hin zur Verwahrlosung. Auch Veränderungen der Persönlichkeit können auftreten, zum Beispiel häufige schlechte Laune, abweisendes Verhalten, Interesselosigkeit, Konzentrationsstörungen oder innere Unruhe. Die alltäglichen Pflichten werden vernachlässigt, bisherige Freundschaften nicht mehr gepflegt und Freizeitaktivitäten abgebrochen. Stattdessen suchen die Betroffenen Anschluss an drogenkonsumierende Peergroups. Auch der Umgang mit Geld und Wertsachen kann sich verändern. All diese Hinweise sind jedoch nicht spezifisch für eine Suchtentwicklung. Darüber hinaus gibt es aber einige **eindeutigere Hinweise** auf Substanzkonsum, zum Beispiel gerötete Augen, verkleinerte oder erweiterte Pupillen, Einstiche, Erregungszustände oder Gleichgültigkeit gegenüber Alltagsanforderungen. Auf jeden Fall ist es notwendig, alle Beobachtungen im Team miteinander abzugleichen und vor allen Dingen auf Veränderungen zu achten, diese wahrzunehmen und zu interpretieren.

Spezifische Empfehlungen

Erhärtet sich der Verdacht, dass es sich um einen regelmäßigen Substanzkonsum handeln könnte, sollte der Bezugsbetreuer mit dem Betroffenen reden und das **Thema zur Sprache** bringen. Selbst auf der Basis einer guten Beziehung sind solche Gespräche schwierig, da die Jugendlichen den Konsum in der Regel abstreiten. Auch wenn die Betroffenen mit Fakten konfrontiert werden, muss man davon ausgehen, dass sie versuchen, auszuweichen, zu bagatellisieren, zu lügen und zu verschleiern. Deshalb sollte man es nicht allein beim Gespräch bewenden lassen, sondern auch konsequent die **Einhaltung der Regeln und Pflichten einfordern**, die mit der Einrichtung getroffen wurden – zum Beispiel regelmäßigen Schulbesuch oder das Befolgen der Hausordnung und der vereinbarten Absprachen.

Für den weiteren Umgang kann es hilfreich sein, in Erfahrung zu bringen, welche Funktion das Suchtmittel für den Jugendlichen erfüllen könnte (Neugier, Langeweile, Zugehörigkeit zu einer Clique, Regulation von unangenehmen Gefühlen, „Lösung" von Problemen).

Lässt sich der Verdacht auf Substanzkonsum nicht ausräumen oder werden die Vereinbarungen ignoriert, gilt es, zeitnah ein **Drogenscreening** vornehmen zu lassen. Solche Konsequenzen sollten als Maßnahmen im Heimvertrag enthalten sein. Drogenscreenings können bei manchen niedergelassenen Ärzten, in einigen Substitutionsambulanzen und vereinzelt auch in Drogenberatungsstellen durchgeführt werden. Dazu ist es notwendig, im Vorfeld Kontakt zu diesen Einrichtungen aufzunehmen und zu klären, wann und zu welchen Kosten die Untersuchung möglich ist. Theoretisch besteht auch die Möglichkeit, in der Einrichtung selbst **Drogenschnelltests** durchzuführen. Sie sind über den Medizin-Fachhandel erhältlich und können von Laien ohne Vorkenntnisse angewendet werden. Allerdings sollte eine solche Maßnahme im Konzept der Einrichtung verankert sein, und sie muss von den Mitarbeitern getragen werden. Man sollte sich aber bewusst sein, dass sich mit einem Drogenschnelltest nur die Substanzen erkennen lassen, für die der Test spezifisch ist.

Ein Drogentest kann dazu beitragen, den Mitarbeitern mehr Sicherheit zu geben, bevor sie Konsequenzen durchsetzen müssen. Das heißt jedoch nicht unbedingt, dass sich die Diskussionen und Machtkämpfe mit den Jugendlichen reduzieren. Ist der Drogentest positiv ausgefallen, sollten die mit den Jugendlichen bei der **Aufnahme vereinbarten Konsequenzen** umgesetzt werden. Sie können je nach Einrichtung variieren und hängen von den konzeptionellen Vorgaben sowie von der Kooperationsbereitschaft der Betroffenen ab. Bei zunächst fortgesetztem Drogenkonsum können regelmäßige medizinische Kontrollen notwendig sein, um zu überprüfen, ob der Konsum reduziert oder ganz aufgegeben wurde. Auch stationäre Maßnahmen wie eine **Entgiftung**, eine **Entwöhnung** und eine **psychiatrische Behandlung** sind möglicherweise erforderlich.

Schwere **akute Intoxikationen** müssen notfallmedizinisch behandelt werden. Das gilt insbesondere bei drogeninduzierten Erregungszuständen. Man sollte versuchen, den Betroffenen zu beruhigen und umgehend den Notarzt verständigen. Bei akuter Selbst- oder Fremdgefährdung muss auch die Polizei oder die Ordnungsbehörde informiert werden.

Notizen

13 Suizidalität

Suizidgefährdung (Suizidalität) ist keine psychische Krankheit. Vielmehr handelt es sich um einen besonderen psychischen Zustand, in dem Gedanken, Impulse oder Handlungen einer Person darauf ausgerichtet sind, sich selbst zu töten. Viele Menschen haben irgendwann in Zeiten der Verzweiflung oder der Ausweglosigkeit darüber nachgedacht, wie es wäre, nicht mehr zu leben. Diese Phasen werden jedoch in den meisten Fällen – mit Unterstützung von anderen oder aus eigener Kraft – bewältigt. Dennoch gehört das Phänomen „Suizidalität" zur menschlichen Existenz.

Der verbreitete Begriff „Selbstmord" ist in diesem Zusammenhang ebenso wenig zutreffend wie der Ausdruck „Freitod", da beide mit einer moralischen Bewertung verbunden sind: Weder die Einordnung als „Mord" – mit Merkmalen wie Heimtücke oder niedrigen Beweggründen – noch die Annahme einer Freiheit des Handelns werden dem Phänomen gerecht. Deshalb benutzt man heute für die absichtliche Selbsttötung die **neutrale Bezeichnung „Suizid"**.

Die Zahl der Suizide ist – bezogen auf alle Altersstufen – in Deutschland seit 10 Jahren konti-

Gängige Vorurteile

Suizide sind ein seltenes Phänomen: Keineswegs. Durch Suizid sterben – bezogen auf die Gesamtbevölkerung – jedes Jahr etwa doppelt so viele Menschen wie durch Verkehrsunfälle.

Wer über Suizid redet, will nur Aufmerksamkeit erregen und meint es nicht ernst – jemand, der tatsächlich Suizidabsichten hat, spricht nicht darüber: Das stimmt so nicht: Viele Menschen kündigen den Suizid direkt oder indirekt an.

Wenn jemand Suizidabsichten äußert, muss man ihm klar machen, dass er alles viel zu negativ sieht: Das mag nahe liegend klingen, doch es kann bei dem Betroffenen den Eindruck von Desinteresse erwecken oder das Gefühl auslösen, nicht ernst genommen zu werden.

Vermutet man, dass jemand suizidgefährdet ist, sollte man ihn auf keinen Fall darauf ansprechen: Im Gegenteil: Es ist wichtig, das Thema direkt zur Sprache zu bringen. Für die Betroffenen bedeutet es oft eine Erleichterung, darüber reden zu können. Das Suizidrisiko wird dadurch eher gemindert.

Wer Suizid begeht oder einen Suizidversuch unternimmt, hat immer eine psychiatrische Erkrankung: Tatsächlich treten – bezogen auf die Gesamtbevölkerung – Suizidtendenzen häufig als Folge oder in Verbindung mit einer psychischen Störung auf. Bei Kindern und Jugendlichen ist eine enge Relation jedoch wissenschaftlich nicht belegt, da der Suizidversuch häufig die erste Auffälligkeit darstellt.

Wenn jemand, der Suizidabsichten geäußert hat, das Thema nicht mehr anspricht und erleichtert zu sein scheint, ist die Suizidgefahr vorüber: Ganz im Gegenteil: Die wahrgenommene Erleichterung kann ein Zeichen dafür sein, dass die Ambivalenz beendet und der Entschluss zum Suizid gefasst ist.

nuierlich gesunken. Betrug Anfang der 1990er-Jahre die Anzahl aller Sterbefälle durch Suizid noch ca. 19.000 in Deutschland, so sind es heute noch ca. 12.000 pro Jahr. Suizide rufen im sozialen Umfeld in besonderem Maß Hilflosigkeit und Schuldgefühle, aber auch Wut hervor. Noch immer handelt es sich um ein **Tabuthema**, das als gesellschaftliches Problem meist unterschätzt wird. Tatsächlich sterben in Deutschland etwa doppelt so viele Menschen durch Suizid wie durch Verkehrsunfälle; zudem sind Suizide die zweithäufigste Todesursache im Jugendalter nach Unfällen. Gerade in der Zeit des Erwachsenwerdens erleben viele Jugendliche krisenhafte Phasen, die unter anderem mit Identitätsproblemen, Liebeskummer oder familiären und schulischen Konflikten einhergeht. In diesem Zusammenhang kommt es sehr häufig zu Gedankenspielen: „Was wäre wenn ...?". Dazu können auch Suizidphantasien gehören: „Was wäre, wenn ich tot wäre?". Solche Vorstellungen führen jedoch in den meisten Fällen nicht zu einer akuten Suizidgefährdung.

Nicht selten werden Gedanken an den Tod sowie Suizidvorstellungen und -phantasien auch provokativ geäußert, um die Reaktionen von Erwachsenen und Gleichaltrigen zu testen. Dieses Verhalten kann den Jugendlichen auch helfen, sich zu orientieren und kann somit Bestandteil einer normalen Entwicklung sein.

Kinder sind aufgrund ihrer kognitiven und emotionalen Entwicklung noch nicht in der Lage, die Tragweite von Sterben und Tod in vollem Umfang zu erfassen. Deshalb sind Suizide bei Kindern unter 10 Jahren sehr selten.

13.1 Grundlagen

13.1.1 Symptomatik

Suizidalität kann als ein **Kontinuum** beschrieben werden: Es reicht vom Wunsch nach einer „Pause im Leben" über unspezifische Todessehnsüchte, allgemeine Suizidphantasien und konkrete Suizidpläne bis hin zu Suizidhandlungen.

Gerade Jugendliche haben oft das Bedürfnis, ihren Alltagsproblemen dauerhaft zu entfliehen – das kann mit Todessehnsucht und gelegentlichen Suizidphantasien als denkbarer Möglichkeit des eigenen Handelns verbunden sein. Dabei ist allerdings zu beachten, dass Suizideen sehr häufig vorkommen, während tatsächliche Suizidhandlungen deutlich seltener sind. Nach dem Grad ihrer Häufigkeit lassen sich verschiedene Phänomene und Erscheinungsweisen beschreiben, die im Rahmen von Suizidalität auftreten können. Sie müssen jedoch nicht zwangsläufig aufeinander folgen. An jeder Stelle dieses Ablaufs kann die Entwicklung anhalten.

Entwicklung der Suizidalität

Häufig

Allgemeine Suizidphantasien und -ideen

Konkrete Suizidgedanken und -drohungen

Suizidpläne

Suizidvorkehrungen

Suizidhandlungen

Selten

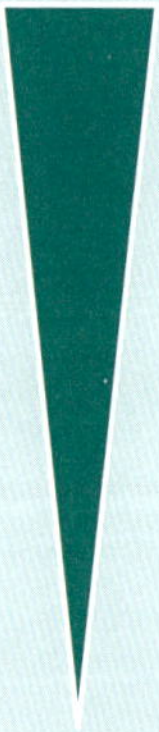

Häufig liegt den allgemeinen **Suizidphantasien und -ideen** das Bedürfnis nach Veränderung, Entlastung und Ruhe zugrunde. In der Vorstellung werden vorübergehend Möglichkeiten durchgespielt, diese Wünsche zu realisieren. Unter Umständen malt sich der Betroffene aus, wie es wäre, tot zu sein, und wie Freunde und Familie darauf reagieren würden. Solche Überlegungen sind noch sehr unbestimmt und bleiben nicht selten über einen längeren Zeitraum in dieser Form bestehen. Die Phantasien können sehr bedeutsam für die Betroffenen sein, doch in diesem Stadium werden sie nicht konkretisiert.

Konkrete Suizidgedanken sind dadurch gekennzeichnet, dass die Betroffenen in Gedanken ernsthaft in Erwägung ziehen, sich selbst zu töten. Dabei stellen sie sich die Ausführung genau vor. Auslöser für konkrete Suizidgedanken können zum einen ausweglos erscheinende Situationen, persönliche Krisen und psychische Erkrankungen sein. Zum anderen kann aber auch der Nachahmungseffekt durch Suizide in der Familie und im Freundeskreis sowie durch Sensationsberichte in den Medien ein Auslöser sein (Werther-Effekt).

Suiziddrohungen können im Rahmen einer suizidalen Entwicklung vorkommen, sie werden jedoch auch manipulativ eingesetzt. Dann dienen die Drohungen zum Beispiel als Ventil bei innerfamiliären Spannungen oder als Mittel, um Wünsche durchzusetzen. Das Verhalten löst bei den Bezugspersonen häufig heftige Reaktionen wie Betroffenheit, Hilflosigkeit oder Ärger aus. Sie wirken damit als positive Verstärkung, mit der Folge, dass Suiziddrohungen bei Auseinandersetzungen immer wieder eingesetzt werden.

Suizidpläne beinhalten Überlegungen, auf welche Weise, an welchem Ort und zu welcher Zeit die Selbsttötung erfolgen soll und was dafür benötigt wird. Der Suizid wird konkret geplant und die Absicht oft auch direkt oder indirekt gegenüber anderen geäußert. In dieser Phase besteht weiterhin die Ambivalenz, die Pläne tatsächlich umzusetzen.

Es werden grundsätzlich zwei **Methoden von Suizid** unterschieden: Als „**weiche**" Methode werden Vergiftungen mit Substanzen oder toxischen Gasen bezeichnet; „**harte**" Methoden sind zum Beispiel Erhängen, Ertrinken, Erschießen, das Aufschneiden der Pulsadern, sich überfahren lassen oder der Sprung aus großer Höhe. Die Methode des Suizids wird unter anderem von den individuellen Plänen und der Verfügbarkeit der Mittel beeinflusst.

Je nachdem, für welche Suizidmethode sich die Betroffenen entschieden haben, werden **Suizidvorkehrungen** getroffen. Sie besorgen sich zum Beispiel Medikamente, Rasierklingen oder Waffen und suchen nach geeigneten Orten wie Gleisen oder Brücken. Während dieser Phase kann es indirekte Hinweise auf die konkrete Vorbereitungen geben. Oft werden Bücher und Webseiten über Suizid gelesen, eventuell wird auch ein Abschiedsbrief verfasst. Bis zu diesem Zeitpunkt ist der Betroffene weiterhin ambivalent, was die konkrete Umsetzung angeht.

Wurde der **Entschluss zum Suizid** endgültig gefasst, kann sich das Verhalten in auffallender Weise ändern. Die Betroffenen reden nicht mehr über das Thema und wirken besonnen und ausgeglichen, manchmal sogar euphorisch. Nach dem Entschluss zur Umsetzung erfolgt die **Suizidhandlung** häufig innerhalb kürzester Zeit.

Alters- und geschlechtsspezifische Aspekte

Bei Kindern kann man noch nicht von Suizid als bewusster Selbsttötung sprechen, da sie noch keine **Vorstellung von der Endgültigkeit des Todes** haben. Im Alter von 3 bis 5 Jahren sehen sie den Tod als einen vorübergehenden Zustand wie Schlaf oder eine Reise an – jemand ist weg, könnte aber jederzeit wiederkommen. Erst ab etwa 10 Jahren beginnen Kinder zu begreifen, dass früher oder später jedes Lebewesen stirbt und nicht mehr ins Leben zurückkehren kann: Sie verstehen allmählich, dass der Tod unvermeidlich, universell und irreversibel ist.

Mit etwa 13 Jahren vollzieht sich dann eine „kognitive Wende". Diese Zeit des Übergangs vom Kind zum Jugendlichen ist eine Phase der Identitäts- und Sinnsuche, in der neue, experimentelle Gedanken und verschiedene Selbstinszenierungen ausprobiert werden. Dazu kann es auch gehören, Grenzen zu überschreiten. Etwa 30 Prozent der Jugendlichen erleben die zur normalen **Pubertätsentwicklung** gehörenden Veränderungen als besonders belastend. Sie sind niedergeschlagen, gedrückter Stimmung, verzweifelt, wütend und voller Widersprüche. Lebensangst, Weltschmerz und Todessehnsucht bestimmen ihre Gefühle, und Liebeskummer kann als existentielle Katastrophe erlebt werden. Suizid wird dann nicht selten als eine Möglichkeit in Betracht gezogen, die Probleme zu lösen. Bei dieser Gruppe von Jugendlichen gelten **Suizidversuche** als sehr häufig, vollendete Suizide allerdings nicht. Es ist davon auszugehen, dass die Zahl der versuchten Suizide 20- bis 50-mal höher ist als die Zahl der vollendeten Suizide.

Empirisch zeigt sich, dass Mädchen 4-mal so häufig Suizidversuche unternehmen wie Jungen. Andererseits ist die Rate der vollendeten Suizide bei Jungen jedoch doppelt so hoch wie bei Mädchen. Die Begründung hierfür ist darin zu sehen, dass Mädchen eher „weiche" Methoden wählen, während Jungen sich oft für „harte" Suizidarten entscheiden.

13.1.2 Diagnostik

Besteht der Verdacht auf eine akute Suizidgefährdung, ist die Vorstellung bei einem Facharzt für Kinder- und Jugendpsychiatrie unverzichtbar. Im ärztlichen Gespräch sollte die Selbsttötungsabsicht offen und direkt angesprochen werden. Das wird von den Betroffenen überwiegend als entlastend empfunden und kann ihnen helfen, sich von den Suizidgedanken zu distanzieren. Um die aktuelle Gefährdung abschätzen zu können, sind Informationen über die **Lebensumstände**, die **Lebensgeschichte** und die **Probleme des Jugendlichen** wichtig.

Ferner muss untersucht werden, ob eine psychische Störung vorliegt. Etwa 90 Prozent der Betroffenen sind psychisch belastet. Sie erleben entweder eine akute Krise oder leiden unter einer länger dauernden psychiatrischen Störung – dazu gehören Depressionen, schizophrene Psychosen, beginnende Persönlichkeitsstörungen sowie Alkohol- und Drogensucht.

Zur Orientierung werden auch die individuelle und die familiäre Vorgeschichte erhoben. Dabei sind frühere und aktuelle psychische Störungen sowie vorangegangene Suizidversuche des Betroffenen und in der Familie von Bedeutung. Ferner ist es erforderlich, sich einen Überblick über die persönlichen Ressourcen, die Perspektiven und das psychosoziale Netz des jungen Menschen zu verschaffen.

Bei der Beurteilung der akuten Suizidalität ist unter anderem zu berücksichtigen, inwieweit der betroffene Jugendliche sich glaubhaft von seinen suizidalen Gedanken oder Handlungen distanzieren kann. Die ärztliche Einschätzung spiegelt immer nur eine Momentaufnahme wider und schließt das erneute Auftreten einer akuten Suizidalität zu einem späteren Zeitpunkt nicht aus.

13.1.3 Ätiologie

Das bio-psycho-soziale Modell

Da Suizidalität keine psychische Erkrankung ist, lässt sich das bio-psycho-soziale Modell nicht in der gewohnten Weise anwenden. Trotzdem spielen biologische, psychologische und soziale Faktoren eine Rolle. Es ist bekannt, dass in manchen Familien Suizide häufiger vorkommen. Deshalb lag die Annahme einer genetischen Disposition nahe. Doch die Zwillingsforschung konnte keine überzeugenden Befunde dafür erbringen. Als **biologische Faktoren** lassen sich diese Häufungen vielmehr als Tendenz zur Nachahmung suizidaler Handlungen erklären, die innerhalb der Familie tradiert sind. Der Suizid wird dort eher als „Konfliktlösestrategie" in Erwägung gezogen. Hinweise hierfür kann es auch durch die Tatsache geben, dass es in manchen Regionen „traditionell" eine Häufung von Suiziden gibt.

Zu den **psychologischen Faktoren**, die zu suizidalem Verhalten führen können, zählen psychiatrische Erkrankungen sowie psychische Krisen. Psychiatrische Erkrankungen wie Depressionen, schizophrene Psychosen oder Alkohol- und Drogenmissbrauch können suizidales Verhalten auslösen. Dieser Zusammenhang ist allerdings bei Erwachsenen deutlich häufiger zu beobachten als bei Kindern und Jugendlichen.

Darüber hinaus spielen psychische Krisen, die auf belastende Erfahrungen in der Lebensgeschichte zurückzuführen sind, ebenso eine Rolle wie akute Belastungen durch Liebeskummer, Schulschwierigkeiten, Trennung, Streit, Misshandlungen oder soziale Isolation. Suizidale Jugendliche befinden sich häufig in einer grundlegenden Krisensituation. Viele von ihnen haben Identitätsprobleme, fühlen sich zu wenig anerkannt, geliebt und geschätzt, sind verzweifelt und hoffnungslos und empfinden Gefühle der Ohnmacht und Ausweglosigkeit. Dadurch können Selbstbewusstsein und Selbstwertgefühl so sehr reduziert sein, dass die Betroffenen sich als bedeutungslos erleben und den einzigen Ausweg im Suizid sehen.

Zu den **sozialen Faktoren**, die bei der Entstehung von Suizidalität eine Rolle spielen, zählen Einflüsse der modernen Zivilisation wie die neuen Medien (zum Beispiel Cybermobbing), der Wertewandel und eine Tendenz zur Vereinzelung. Auch familiäre Faktoren beeinflussen die Suizidgefährdung, zum Beispiel ein gestörtes Beziehungsgeflecht, die Trennung der Eltern, Alkoholismus bei den Eltern und Suizide in der Familie. Bei Jugendlichen spielen vor allem aufgrund der veränderten wirtschaftlichen Situation Fragen zur beruflichen Zukunft eine wichtige Rolle. Das Risiko, nach der Schule keinen Ausbildungs- und Arbeitsplatz zu bekommen, kann zu Perspektivlosigkeit führen.

Weitere theoretische Erklärungsmodelle

Auch **Nachahmungseffekte** (Imitationssuizid, „Werther-Effekt") üben einen erheblichen Einfluss aus. In seinem 1794 erschienenen Briefroman „Die Leiden des jungen Werther" schilderte Goethe die Geschichte eines Mannes, der sich aus Liebeskummer erschießt. Die Veröffentlichung hatte nicht beabsichtigte und nicht vorhersehbare Folgen. In mehreren Ländern nahmen sich junge Männer auf die gleiche Weise das Leben; oft trugen sie das Buch bei sich und waren sogar wie Werther gekleidet. Dass es sich dabei nicht um einen einzigartigen, allein aus dem damaligen Zeitgeist zu begründenden Vorgang handelt, lässt sich immer wieder beobachten. So haben zum Beispiel Suizide von prominenten Persönlichkeiten regelmäßig zu Nachahmungstaten geführt, und auch nach regionalen oder lokalen Berichten in den Medien ist eine erhöhte Suizidrate zu verzeichnen. Besonders hoch ist das Risiko für Nachahmungseffekte bei Suiziden aus dem unmittelbaren sozialen Umfeld (Freunde, Mitschüler). Im Zusammenhang mit Suiziden bei Jugendlichen ist die sechsteilige ZDF-Fernsehserie „Tod eines Schülers" aus dem Jahr 1980 zu erwähnen. Nach Ausstrahlung der Serie, die sich ernsthaft mit dem Thema beschäftigte und zur Aufklärung gedacht war, stieg die Suizidrate bei den 15- bis 19-Jährigen um 175 Prozent an. Die Sendung wurde deshalb nie mehr wiederholt.

Um derartige Imitationssuizide zu vermeiden, lassen sich wirkungsvolle Maßnahmen treffen. Die **Berichterstattung in den Medien** sollte so weit wie möglich reduziert werden, und – wenn überhaupt – das Geschehen so abstrakt wie möglich schildern. So ist zum Beispiel in Wien die Rate der U-Bahn-Suizide um 75 Prozent zurückgegangen, seit darüber keine Berichte mehr veröffentlicht werden. In Deutschland existiert seit 1997 eine Richtlinie des Presserats, die besagt, dass Berichterstattungen über Selbsttötungen mit Zurückhaltung erfolgen sollten. Vor allem die Nennung von Namen und die Schilderung von Begleitumständen sollen vermieden werden. Ausnahmen sind Suizide von Persönlichkeiten des Zeitgeschehens.

Gerade im Zusammenhang mit Jugendlichen sind sogenannte **Cyber-Suizide** ein aktuelles Phänomen. Im Internet gibt es seit einigen Jahren Webseiten und Foren, die sich intensiv mit der Thematik beschäftigen und dabei häufig den Suizid idealisieren. In den Foren findet ein reger Austausch statt. Suizidmethoden werden detailliert besprochen, Ankündigungen veröffentlicht und Verabredungen zum gemeinsamen Suizid getroffen. Sicher bewegen sich dort viele Jugendliche vor allem deshalb, weil sie die Neugier oder die Beschäftigung mit einem Tabuthema reizt, und nicht, weil sie sich wirklich selbst töten wollen. Doch für gefährdete Mädchen und

Jungen kann das Internet dazu beitragen, Suizidgedanken in die Tat umzusetzen. Da sich die Teilnehmer in den Foren anonym und ohne jegliche Zensur äußern können, ist eine rechtzeitige Hilfe nur sehr schwer möglich.

13.1.4 Verlauf

Früheres suizidales Verhalten ist ein wichtiger Einflussfaktor für weitere Suizidversuche, vor allem innerhalb von zwölf Monaten nach dem ersten Mal. Je mehr Suizidversuche bereits unternommen wurden, desto größer ist auch das Risiko, dass die Betroffenen es erneut probieren.

Viele Jugendliche lehnen nach einem Suizidversuch therapeutische Hilfe ab, und etwa 12 Prozent wiederholen den Versuch innerhalb eines Jahres. 4 Prozent der Menschen, die während der Adoleszenz versucht haben, sich selbst zu töten, sterben später infolge eines Suizids.

Häufigkeit

Jedes Jahr sterben in Deutschland etwa 9.000 bis 12.000 Menschen durch Suizid; dabei ist seit den frühen 80er-Jahren ein allgemeiner Rückgang zu verzeichnen. Bei Suizidversuchen besteht eine **hohe Dunkelziffer**. Viele werden gar nicht bemerkt, weil keine ärztliche Behandlung folgt. Zudem werden Suizidversuche aus Datenschutzgründen nicht offiziell registriert; es gibt dazu nur Schätzungen. Experten gehen davon aus, dass Suizidversuche bis zu 200-mal häufiger vorkommen als vollendete Suizide.

Eine Suizidgefährdung ist bei Kindern unter 10 Jahren extrem selten. In dieser Altersgruppe findet man aber auch schon Todessehnsüchte und Suizidphantasien und am ehesten Suiziddrohungen. Ab dem zwölften Lebensjahr kommt es zu einem Anstieg von Suizidversuchen und vollendeten Suiziden. Etwa 25 Prozent der Jugendlichen haben in der Pubertät Suizidgedanken, 14 Prozent konkrete Suizidpläne. Bei Jugendlichen kommen Suizidversuche im Vergleich zu Erwachsenen häufiger vor, allerdings ist die Rate vollendeter Suizide niedriger. In der Altersgruppe der 15- bis 20-Jährigen sind Suizide die zweithäufigste Todesursache nach Unfällen.

13.1.5 Differentialdiagnosen

In Abgrenzung zum Suizidversuch wird der Begriff **selbstschädigende Handlung** verwendet: Dabei besteht in der Regel nicht die Absicht, sich zu töten. Vielmehr soll durch Selbstverletzungen, zum Beispiel durch das blutige Ritzen der Haut, eine Veränderung des körperlichen und seelischen Befindens herbeigeführt werden. Auf diese Weise haben die Betroffenen das Gefühl, als unerträglich empfundene Spannungen vorübergehend besser ertragen zu können. Bei selbstschädigendem Verhalten besteht ein dysfunktionales Muster der Selbstregulation, vor allem in Anspannungs- und Konfliktsituationen; dies gilt es zu erkennen und in geeigneter Weise zu behandeln. Näheres wird im Kapitel über Borderline-Persönlichkeitsstörungen beschrieben. Auch wenn selbstschädigendes Verhalten vorliegt, schließt es nicht aus, dass die Jugendlichen zusätzlich suizidale Absichten haben.

13.1.6 Komorbidität

Auch von Komorbidität – also von Begleiterkrankungen – kann man genau genommen nicht sprechen, da Suizidalität keine Erkrankung darstellt. Doch etwa 90 Prozent der Erwachsenen, die Suizid begehen, leiden an einer psychischen Belastung oder Störung, die häufig nicht erkannt oder nicht behandelt wurde. Bei Kindern und Jugendlichen hat man einen engen Zusammenhang zwischen einer psychiatrischen Diagnose und Suizidverhalten zwar kaum festgestellt – allerdings können Suizidversuche im Jugendalter Anzeichen für eine beginnende oder bisher nicht erkannte psychische Störung sein.

Bei Menschen mit **Depressiven Störungen** zeigt sich ein besonders hohes Suizidrisiko, vor allem, wenn die Depression nicht behandelt wird.

Bei Menschen mit **Schizophrenen Erkrankungen** steht der Suizid an erster Stelle der nicht-natürlichen Todesursachen; vor allem männliche Jugendliche sind gefährdet. Häufig werden harte Methoden eingesetzt wie der Sprung von einem Gebäude oder vor einen Zug, Erhängen und Selbstverstümmelung. Oft ist ein Suizidversuch für das soziale Umfeld der erste Hinweis auf eine beginnende schizophrene Psychose.

Zwischen **Suchterkrankungen** und Suizidverhalten bestehen enge Zusammenhänge. So ist bei einer Substanzabhängigkeit das Suizidrisiko deutlich erhöht, vor allem bei Alkoholabhängigkeit. Als Ursachen werden die enthemmende Wirkung der Substanzen gesehen, aber auch depressive Verstimmungen und Angstsymptome, die häufig bei längerem Drogen- und Alkoholmissbrauch vorkommen. Beim schädlichen Gebrauch von illegalen Drogen und von Medikamenten ist die Grenze zwischen beabsichtigter und unbeabsichtigter Selbsttötung nicht immer eindeutig. Bei Heroin zum Beispiel lässt sich kaum sagen, ob es ein bewusster „Goldener Schuss“ war oder ob die Überdosis aus Versehen gespritzt wurde.

Auch antisoziale oder emotional instabile **Persönlichkeitsstörungen** wie Borderline-Persönlichkeitsstörungen sind mit Suizidgefährdung verbunden. Eine erhöhte Impulsivität, die bei einigen dieser Störungen häufig vorliegt, stellt generell ein höheres Suizidrisiko dar. In diesen Fällen werden viele Suizidversuche als unmittelbare Reaktion auf ein aktuelles Ereignis durchgeführt. Die Suizidalität im Rahmen einer Persönlichkeitsstörung kann ganz unterschiedliche Funktionen haben, die in der Akutsituation erkannt werden müssen. So ist die Selbsttötungsabsicht nach schweren belastenden Lebensereignissen und Traumatisierungen möglicherweise ein Ausdruck dafür, dass die betreffende Person ihre Situation nicht mehr ertragen kann. Auch kann suizidales Handeln im Rahmen der Grunderkrankung manipulativ eingesetzt werden – zum Beispiel um andere Personen an sich zu binden oder Forderungen durchzusetzen.

13.2 Kinder- und Jugendpsychiatrische Behandlungsmöglichkeiten

13.2.1 Das multimodale Behandlungskonzept

Liegt bei einem Jugendlichen **akutes suizidales Verhalten** vor, gilt es, schnell und zielgerichtet zu handeln. **Nach einem Suizidversuch** steht zunächst – je nach der Schwere der Verletzungen – die lebenserhaltende notfallmedizinische Behandlung durch den Notarzt im Vordergrund. Anschließend sollte der oder die Betroffene umgehend einem Kinder- und Jugendpsychiater vorgestellt werden, dessen Einschätzung der weiteren Suizidgefahr von entscheidender Bedeutung ist. Kann sich der Jugendliche nicht glaubhaft von einem Suizidversuch oder von Suizidgedanken distanzieren oder hält es der Arzt aufgrund seiner Einschätzung für notwendig, ist die Aufnahme in die geschützte Station einer kinder- und jugendpsychiatrischen Klinik erforderlich.

Bei einer **stationären Krisenintervention** ist es die vorrangige Aufgabe, den Betroffenen zu schützen. Zudem müssen die Auslöser der Suizidabsicht geklärt werden. Weiterhin ist eine psychische Erkrankung auszuschließen. Die Behandlung ist darauf gerichtet, das Selbstwertgefühl des Betroffenen zu stärken und Handlungsalternativen für zukünftige Krisen zu entwickeln.

Ist nach der Krisenintervention eine Anschlussbehandlung notwendig, kommen unterschiedliche Therapiemöglichkeiten wie Psychotherapie, medikamentöse Behandlung und/oder psychosoziale Beratung in Frage. Auch das soziale Umfeld des Betroffenen sollte einbezogen werden. Bei Bedarf werden wichtige Bezugspersonen über suizidales Verhalten aufgeklärt und beraten.

Für den weiteren Verlauf nach einem Suizidversuch ist die **Einschätzung des Wiederholungsrisikos** durch den behandelnden Arzt von größter Bedeutung. Die Umstände des Versuchs, die Vorgeschichte und das soziale Umfeld können bei der Beurteilung helfen. Von einer hohen Gefährdung ist auszugehen, wenn der Jugendliche bereits einen oder mehrere Suizidversuche unternommen hat und einen schwer zugänglichen Ort sowie eine „harte Methode" gewählt hat. Auch eine fortbestehende Krisensituation und der anhaltende Wunsch, sich zu töten, weisen auf eine hohe Wahrscheinlichkeit für einen erneuten Suizidversuch hin. Eine psychiatrische Grunderkrankung, geringe Bewältigungsmöglichkeiten und mangelnder Rückhalt bei Familie und Freunden gelten als weitere Risikofaktoren.

Ambulant oder stationär?

Für eine ambulante Therapie sprechen folgende Kriterien:

- keine psychiatrischen Grunderkrankungen
- gute Mitarbeit und Motivation bei den Betroffenen und der Familie
- keine Suizidversuche in der Vorgeschichte
- glaubhafte Distanzierung vom Suizidversuch.

Für eine stationäre Therapie sprechen folgende Kriterien:

- schwere somatische oder psychiatrische Grunderkrankung
- wenig Mitarbeit und Motivation bei dem Betroffenen und der Familie
- Hinweise auf eine Wiederholung des Suizidversuchs
- fachärztliche Einschätzung.

Psychotherapie

Ziel einer Psychotherapie bei Suizidverhalten ist die Behandlung der zugrunde liegenden Problematik, sei es eine psychiatrische Störung oder eine entwicklungsspezifische Krise. In der Praxis haben sich sowohl tiefenpsychologisch orientierte Therapien als auch die kognitive Verhaltenstherapie bei der Behandlung suizidgefährdeter Jugendlicher bewährt. Für beide Behandlungsmethoden hat sich der Abschluss eines mündlichen oder schriftlichen „Vertrags" zwischen Therapeut und Betroffenem als wirkungsvoll erwiesen. Der Jugendliche versichert, innerhalb eines vereinbarten Zeitraums keine Suizidhandlungen zu begehen und sich in Krisensituationen sofort zu melden. Auch klare, erreichbare Zielsetzungen mit eindeutigen Terminabsprachen sind hilfreich.

Bei der **tiefenpsychologisch fundierten Psychotherapie** geht es darum, bewusste und unbewusste Konflikte zu erkennen, die zur Suizidgefährdung beigetragen haben. Ausgehend von den akuten Auslösern und Motiven für Suizidalität wird im Gespräch mit dem Betroffenen versucht, diese Themen auf den lebensgeschichtlichen Kontext zu beziehen und dadurch die Konflikte zu bearbeiten. Da Suizidalität in der Regel kein isoliertes Symptom darstellt, sondern im Rahmen einer krisenhaften Entwicklung oder psychiatrischen Erkrankung auftritt, wird sich die Therapie primär auf die Grunderkrankung richten und nicht ausschließlich auf die Bearbeitung der Selbsttötungsabsicht beschränken.

Auch in der **kognitiven Verhaltenstherapie** werden zunächst die zugrunde liegenden Probleme und die bisher eingesetzten, dysfunktionalen Handlungs- und Verhaltensstrategien identifiziert. Auf dieser Basis sollen Fertigkeiten vermittelt werden, mit deren Hilfe der Betroffene angemessener und für sich zufriedenstellender mit Konflikten umzugehen lernt. Die Jugendlichen lernen, belastende Situationen aus anderen Perspektiven zu betrachten und alternative Lösungsstrategien zu entwickeln. Auch die Verbesserung sozialer Fähigkeiten und Methoden zur Stressregulierung sind Gegenstand der Therapie.

Medikamentöse Therapie

Für Suizidgefährdung gibt es keine speziellen Medikamente. In medizinisch begründeten Fällen können Tranquilizer für einen begrenzten Zeitraum hilfreich sein. Sie sollten wegen ihres Suchtpotentials jedoch nicht über längere Zeit gegeben werden. Bei entsprechender Diagnose sind spezielle Psychopharmaka sinnvoll, zum Beispiel Neuroleptika bei Psychosen und Antidepressiva bei depressiven Störungen.

Wo gibt es psychotherapeutische Hilfe?

- Bei niedergelassenen Kinder- und Jugendpsychiatern
- Bei niedergelassenen Kinder- und Jugendpsychotherapeuten
- Bei psychiatrischen Institutsambulanzen/Kliniken

13.3 Der pädagogische Umgang

Allgemeine Anforderungen an Einrichtungen und Mitarbeiter

Suizidalität ist ein emotional sehr bewegendes Thema, das bei allen Beteiligten vielfältige emotionale Reaktionen wie **Hilflosigkeit, Angst, Aggressionen** oder **Schuldgefühle** auslösen kann. Auch professionelle Helfer sind davon nicht ausgenommen. Im Umgang mit Betroffenen oder Hinterbliebenen ist es wichtig, diese Gefühle wahrzunehmen. Grenzen der eigenen Belastbarkeit sollten im Team offen besprochen werden; dabei sollte auch die Möglichkeit gegeben sein, die unterschiedlichen und teilweise divergierenden Empfindungen zu thematisieren, die das suizidale Verhalten bei den Mitarbeitern auslöst.

Diese unterschiedlichen Reaktionen sind vorhanden; die Gefühle lassen sich dabei nicht als richtig oder falsch einordnen, sondern müssen als **Übertragungsphänomen** der Suizidalität des Jugendlichen verstanden werden. Die Auseinandersetzung mit den eigenen Empfindungen und denen der Kollegen dient nicht nur der Psychohygiene, sondern erlaubt es auch, das gemeinsame Vorgehen zu reflektieren und Aufgaben gezielter zu verteilen. Für die Reflexion sind Fallkonferenzen und Supervisionen hilfreich, die den Mitarbeitern möglichst frühzeitig zur Verfügung stehen sollten.

Spezifische Empfehlungen

Bei **Verdacht auf eine akute Suizidgefährdung** ist es für die Beteiligten wichtig, Hilfe von außen in Anspruch zu nehmen. Für die Betroffenen bedeutet dies, dass eine freiwillige fachärztliche Abklärung durch die Vorstellung in einer Praxis oder einer Ambulanz für Kinder- und Jugendpsychiatrie erforderlich ist. Diese Maßnahme sollte dann sofort in der nächsten erreichbaren Einrichtung veranlasst werden.

Weigert sich der Jugendliche, die Praxis aufzusuchen oder lehnt er eine Untersuchung ab, sollte man zunächst versuchen, einen Facharzt zu finden, der ins Haus kommt. Manchmal ist es dann doch noch möglich, mit dem Jugendlichen eine **freiwillige Abklärung** zu vereinbaren. Ist dies nicht möglich, muss eine Klärung der Eigengefährdung auf ordnungsrechtlicher Grundlage durchgeführt werden – auch gegen den Willen des Betroffenen.

Die **ordnungsrechtliche Vorgehensweise** richtet sich nach den entsprechenden Gesetzen der einzelnen Bundesländer. In Hessen regelt das Hessische Freiheitsentzugsgesetz (HFEG) die Befugnisse des Ordnungsamts und der Polizei für die ordnungsrechtliche Unterbringung. In anderen Bundesländern gelten die Psychisch-Kranken-Gesetze oder die entsprechenden Ordnungsgesetze des jeweiligen Landes.

Zivilrechtlich ist eine **freiheitsentziehende Unterbringung** auf der Grundlage des § 1631b des Bürgerlichen Gesetzbuches (BGB) möglich. Diese setzt das Einverständnis der Sorgeberechtigten voraus und berechtigt dazu, den Betroffenen auch gegen seinen Willen unterzubringen. Ein Richter verschafft sich durch eine persönliche Anhörung einen Eindruck vom Zustand des Betroffenen und von der Notwendigkeit der Unterbringungsmaßnahme. Damit die betroffenen Kinder und Jugendlichen ihre Rechte wahrnehmen können, wird ein Verfahrenspfleger eingesetzt. Liegen die Voraussetzungen für eine Unterbringung mit Freiheitsentziehung in der Klinik nicht mehr vor, kann der Beschluss vorzeitig aufgehoben werden. In manchen Fällen sind weder die Jugendlichen noch die Sorgeberechtigten mit einer stationären Weiterbehandlung einverstanden, obwohl sie medizinisch indiziert ist. Dann muss vom Jugendamt geprüft werden, ob ein kompletter oder partieller Sorgerechtsentzug erforderlich ist. Im Zusammenhang mit Suizidalität sollten also die rechtlichen Rahmenbedingungen unbedingt bekannt sein und mitbedacht werden.

Ein wichtiger Bestandteil der **Suizidprävention** in der stationären Jugendhilfe ist die Entwicklung einer vertrauensvollen und tragfähigen Beziehung zwischen Mitarbeitern und den betreuten Jugendlichen. In krisenhaften Situationen ist diese Beziehung eine wesentliche Ressource, um mit dem Jugendlichen in Kontakt zu bleiben und eine mögliche Suizidgefährdung frühzeitig zu erkennen. Im stationären Jugendhilfebereich ist in der Regel der Bezugsbetreuer der wichtigste Ansprechpartner; er sollte bei heiklen Themen wie vermuteten Suizidabsichten immer eingebunden werden. Wenn sich der Jugendliche – aus welchen Gründen auch immer – an einen anderen Betreuer wendet, sollte dies im Team sofort angesprochen werden, um Spaltungen zu vermeiden.

Gesprächsangebote sollten nicht unter Zeitdruck gemacht werden. Die Jugendlichen müssen sich darauf verlassen können, dass ihr Ansprechpartner ausreichend Zeit für sie hat. Gerade im pädagogischen Alltag der Jugendhilfe ist dies aber nicht immer der Fall. Deshalb sollten der pädagogische Mitarbeiter und das Team im Vorfeld besprechen, wie man mit spontanen Gesprächswünschen des betroffenen Jugendlichen umgehen kann und wie sich ein geeigneter Rahmen dafür schaffen lässt. Bei Jugendlichen mit Suizidabsichten kann es entscheidend sein, alle verfügbaren Hilfen zu kennen und zu nutzen. Vor allem den freundschaftlichen und verwandtschaftlichen Beziehungen kommt eine besondere Bedeutung zu, weil sich Personen darunter befinden können, die einen positiven Einfluss auf den betroffenen Jugendlichen ausüben. Deshalb sollten diese **Vertrauenspersonen** außerhalb der Jugendhilfeeinrichtung den Betreuern bekannt sein.

Wenn Themen wie Sterben und Tod über längere Zeit große Bedeutung haben, die Jugendlichen sich aus ihrem Alltag zurückziehen und ihre sozialen Kontakte vernachlässigen, bedeutet das nicht zwangsläufig eine akute Suizidgefährdung – doch diese Verhaltensweisen können auch Alarmzeichen sein. In solchen Fällen ist es immer sinnvoll, das **Gespräch mit dem Betroffenen zu suchen**, um eine Gefährdung zu erkennen. Liegt die Vermutung nahe, dass bei einem Jugendlichen Suizidgedanken bestehen, ist es wichtig, das **Thema direkt anzusprechen** und gezielt nachzufragen. Dadurch erhöht sich nicht etwa die Suizidgefahr, im Gegenteil: Viele sind erleichtert, wenn sie offen über das reden können, was sie im Inneren beschäftigt.

Dennoch: Es ist nicht einfach, Suizidabsichten direkt anzusprechen. Und manche Gesprächsimpulse und Reaktionen sind auch ungeeignet und sollten vermieden werden:

- Ermahnen oder Belehren
- Ratschläge geben oder vorschnelles Trösten
- Herunterspielen des auslösenden Problems
- Ausfragen oder Nachforschen
- Beurteilen oder Kommentieren
- Uneinlösbare Zusagen und nichterfüllbare Versprechen

In der Regel gelingt es aber nur selten, eine wirklich klare Einschätzung der Situation zu bekommen. Deshalb sollte im Zweifelsfall eine kinder- und jugendpsychiatrische Untersuchung erfolgen. Besteht der Verdacht einer akuten Suizidgefährdung, muss dafür gesorgt werden, dass der Jugendliche ständig – zum Beispiel auch beim Toilettengang – unter **Aufsicht** ist und unverzüglich eine fachärztliche Untersuchung erfolgt. Für die **fachärztliche Untersuchung** suizidgefährdeter Jugendlicher sollten im Vorfeld möglichst alle wichtigen Informationen zusammengetragen werden, zum Beispiel über akute Probleme, die Familiensituation, vorangegangene Suizidversuche und psychische Störungen.

Bei einem **vollzogenen Suizid** darf die Betreuung der Angehörigen – auch der Geschwister – und gegebenenfalls der Freunde, Mitschüler und Mitbewohner nicht außer Acht gelassen werden. Sie dient nicht nur der Verarbeitung und der Vorbeugung gegen eventuelle Traumatisierungen, sondern auch der Suizidprävention bezüglich des Nachahmungseffekts. Das gilt vor allem für feste Gemeinschaften in Schulklassen und stationären Jugendhilfeeinrichtungen. Die Betreuungsmöglichkeiten sind regional sehr unterschiedlich, zum Beispiel können Schulpsychologen, Notfallseelsorger, Kriseninterventionsteams, niedergelassene Ärzte und Psychotherapeuten angefragt werden.

Notizen

14 Zwangsstörungen

Früher galten Zwangsstörungen bei Kindern und Jugendlichen als seltene psychische Erkrankung. Neuere Untersuchungen haben jedoch gezeigt, dass sie in dieser Altersgruppe gar nicht so selten sind. Betrachtet man die Krankheitsgeschichte von Erwachsenen mit einer Zwangsstörung, zeigt sich, dass die Symptomatik in vielen Fällen schon vor dem Eintritt ins Erwachsenenalter begonnen hat. Die Betroffenen verbergen lange ihre Einschränkungen und suchen erst spät Hilfe auf. Es besteht eine hohe **Neigung zur Chronifizierung**.

Bei Zwangsstörungen drängen sich den Betroffenen ständig **quälende Gedanken oder Handlungen** auf. Sie stellen sich beispielsweise immer wieder vor, sich mit einer schweren Krankheit zu infizieren, sie waschen sich unzählige Male am Tag die Hände, obwohl diese sauber sind oder sie kontrollieren Türschlösser immer wieder, um sicher zu gehen, dass sie tatsächlich abgeschlossen sind. Menschen mit Zwangsstörungen ist es prinzipiell bewusst, dass solche Vorstellungen und Handlungen „sinnlos“ sind. Dennoch können sie sich diesen Gedanken und Impulsen nicht willentlich entziehen. Sie empfinden das eigene Denken und Verhalten als quälend und peinlich und versuchen so lange wie möglich, die Störung zu verheimlichen.

Gängige Vorurteile

Wer an Zwangsstörungen leidet, sollte sich einfach zusammenreißen: Dies ist den Betroffenen nicht möglich, da die Unterdrückung von Zwangsgedanken und Zwangsimpulsen massive Ängste auslöst.

Menschen mit einer Zwangsstörung finden es normal, sich hundert Mal am Tag die Hände zu waschen: Die Betroffenen können sich zwar ihren Zwangsgedanken und -impulsen nicht widersetzen, wissen aber um deren Unsinnigkeit. In der Regel besteht ein hoher Leidensdruck, weil sie die Impulse nicht willentlich unterdrücken können, ohne von starker Angst gequält zu werden.

Man hilft den Betroffenen, indem man ihnen die Sinnlosigkeit ihrer Handlungen klarmacht: Im Gegenteil: Solche Äußerungen verursachen nur Schuldgefühle, Ängste und Scham, was die Symptomatik weiter verstärkt. Die Betroffenen sehen ihr Verhalten selbst als „sinnlos“ an, können es aber nicht durch Willenskraft beeinflussen.

Es ist doch völlig verrückt, stundenlang mit der Kontrolle von Türschlössern zu verbringen, sich ständig die Hände zu waschen, unaufhörlich Bleistifte zu ordnen oder Gegenstände zu zählen: Auch wenn Zwangsgedanken und Zwangshandlungen nach außen hin als „verrückt“ und nicht nachvollziehbar erscheinen, folgen sie doch einer inneren Logik für die Betroffenen.

14.1 Grundlagen

14.1.1 Symptomatik

Zwangsstörungen können in ihrer Symptomatik und ihrem Verlauf individuell sehr unterschiedlich sein. Grundsätzlich können Zwangsgedanken und Zwangshandlungen vorkommen. Meistens treten beide Symptombereiche gleichzeitig auf. Charakteristisch ist, dass Zwangsgedanken und Zwangshandlungen immer wiederkehren, nicht durch Willenskraft unterdrückt werden können und vordergründig keinen Sinn ergeben. Die Betroffenen wissen, dass sie etwas Unsinniges denken oder tun und empfinden dies als belastend. Sie schämen sich dafür. Versuchen sie jedoch, die Gedanken zu unterdrücken beziehungsweise die Handlungen nicht auszuführen, kommt es zu schwerem Angsterleben.

Zwangsgedanken sind sehr intensive, sich aufdrängende Gedanken. Die gedanklichen Inhalte sind unrealistisch und übertrieben. Zwangsgedanken dienen oft der vermeintlichen Gefahrenabwehr. Im Sinne eines magischen Denkens entsteht die Vorstellung, dass der Zwangsgedanke nicht unterbrochen oder abgewehrt werden darf, da sonst ein Unheil passiert. Häufige Inhalte der Zwangsgedanken sind Angst vor Ansteckung oder Verschmutzung (Kontamination), pathologischer Zweifel, Sexualität, Ordnung, Religion sowie Aggression.

- Bei der Kontamination werden die Betroffenen von einer übermäßigen Angst beherrscht, sich mit lebensgefährlichen Krankheiten zu infizieren, und zwar schon, wenn sie eine Türklinke berühren oder jemandem die Hand reichen.
- Wird der Betroffene von ständigen Zweifeln geplagt, ob er alles richtig und vorschriftsmäßig gemacht hat, zum Beispiel das Licht wirklich gelöscht, die Kühlschranktür geschlossen, den Herd abgedreht hat, bezeichnet man diese Zwangsgedanken als pathologischen Zweifel. Sie führen im Verhalten häufig zu Kontrollhandlungen.
- Auch sexuelle Themen wie Vorstellungen von obszönen Handlungen, Homosexualität, Inzest oder Vergewaltigung spielen bei Zwangsgedanken eine wichtige Rolle.
- Die Gedanken können auch Ordnungsaspekte betreffen. Dabei werden eigene Regeln und Kriterien aufgestellt, nach denen Gegenstände geordnet werden müssen, bspw. parallel, symmetrisch, nach Größe, Farbe.
- Verbreitet sind auch Zwangsgedanken mit religiösen Inhalten (Verfehlungen, Versündigungen oder Gotteslästerungen).
- Zwangsgedanken können schließlich auch aggressive Inhalte zum Thema haben, beispielsweise sich selbst oder anderen Schaden zuzufügen. So haben Betroffene z.B. die irrige Befürchtung, sie könnten andere allein durch den Anblick eines Messers verletzen oder gar töten. Das Denken wird von der bildhaften Vorstellung beherrscht, was alles mit dem Messer Schlimmes passieren könnte.

Oft werden **Zwangsimpulse** den Zwangsgedanken zugeordnet. Dabei handelt es sich um Impulse, die als sehr bedrängend erlebt werden, so dass es großer Mühe bedarf, sie nicht sofort in die entsprechende Handlung umzusetzen. Die Betroffenen lehnen diese Impulse ab und erleben sie als ich-fremd (ich-dyston). In dem Bemühen, die Impulse zu unterdrücken, entstehen Spannungszustände, einhergehend mit der Befürchtung, die Kontrolle über das eigene Handeln zu verlieren. Die Inhalte sind häufig aggressiver oder sexueller Natur. Beispielsweise kann der dranghafte und wiederkehrende Impuls empfunden werden, einer nahestehenden Person etwas antun zu wollen oder an ihr sexuelle Handlungen auszuführen, die subjektiv als Perversion empfunden werden.

Zwangshandlungen manifestieren sich oft im Kontrollieren, Anordnen, Zählen, Wiederholen und Waschen. Sie haben ihren Ursprung in den Zwangsgedanken und erfüllen meistens den Zweck, Ängste zu minimieren.

- Beim Kontrollieren wird immer wieder überprüft, ob eine Handlung tatsächlich durchge-

führt wurde, beispielsweise das Licht ausgeschaltet oder die Haustür abgeschlossen ist.
- Manche Kinder und Jugendliche ordnen Gegenstände immer in einer bestimmten Art und Weise an und können es nicht ertragen, wenn Veränderungen daran vorgenommen werden (zum Beispiel Schreibtisch, Schultasche, Kleiderschrank).
- Besteht ein Zählzwang, so werden bestimmte Gegenstände (zum Beispiel vorbeifahrende Autos, Knöpfe an der Kleidung, Bücher in Regalen) gezählt. Ein vermeintlicher Fehler führt dazu, dass der Zählvorgang von vorne begonnen werden muss.
- Ebenso kann der Betroffene im Sinne eines Wiederholungszwanges einer eigenen Vorgabe folgen, eine bestimmte Tätigkeit immer in einem selbst festgelegten Umfang durchführen zu müssen (zum Beispiel exakt fünfundzwanzigmal das Licht an- und ausschalten).
- Die übermäßige Angst vor Ansteckung kann in häufiges, oft stundenlanges Waschen oder Duschen und in die zwanghafte Vermeidung „verseuchter" Objekte münden.
- Manche Zwangshandlungen führen zu Selbstbeschädigungen, beispielsweise Hautverletzungen durch häufiges Händewaschen oder exzessives Schneiden der Fingernägel.

Gelegentlich werden die Zwangshandlungen zu Ritualen ausgeformt. Dann haben sie immer denselben, oft komplizierten Ablauf. Wird er gestört oder unterbrochen, muss das ganze Ritual wieder von vorne begonnen werden.

Im **Verlauf** der Erkrankung nehmen die Zwangsgedanken und -handlungen immer mehr Zeit in Anspruch. Dies beeinträchtigt die alltäglichen Lebensvollzüge der Kinder und Jugendlichen. Gelingt es zunächst noch häufig, die Zwangshandlungen einige Zeit zu verheimlichen und ihnen möglichst erst nachzugeben, wenn niemand dabei ist, wird das irgendwann nicht mehr möglich. Im Allgemeinen dienen Zwangsgedanken und -handlungen dazu, Ängste zu reduzieren. Nicht selten werden die Eltern und Geschwister in die Zwangshandlungen einbezogen. Dann müssen die Familienangehörigen zum Beispiel immer wieder dasselbe tun oder sagen, bis das Kind die Sache für beendet erklärt. Wollen sie vorher aufhören oder weigern sie sich mitzumachen, löst dies beim betroffenen Kind Ängste aus, die sich in Aggressivität, Weinen, Schreien und Panikattacken äußern können. Um das zu vermeiden, geben viele Eltern verständlicherweise nach und tragen so zur Verfestigung der Symptomatik bei.

Wann spricht man von Zwangsstörungen?

Nach den Diagnosekriterien der Weltgesundheitsorganisation ICD-10 liegen Zwangsstörungen vor, wenn mindestens zwei Wochen lang an den meisten Tagen Zwangsgedanken und/oder -handlungen auftreten, die zu einer schweren Beeinträchtigung des Lebens führen. Die Gedanken und Handlungen müssen folgende Merkmale aufweisen:
- Sie werden als eigene Gedanken oder Impulse erlebt, nicht als von außen gesteuert.
- Sie wiederholen sich ständig und werden von den Betroffenen als unangenehm empfunden.
- Sie werden als sinnlos und übertrieben erlebt.
- Die Betroffenen versuchen sich meist erfolglos gegen sie zu wehren.
- Die Durchführung der Zwangshandlung wird nicht als etwas Angenehmes erlebt.

14.1.2 Diagnostik

Bei Zwangsstörungen von Kindern und Jugendlichen sind es meist die Eltern, die therapeutische Hilfe für notwendig halten. Die Betroffenen selbst versuchen eher, die Störung zu verheimlichen und bagatellisieren das Ausmaß der Symptomatik.

Im **Untersuchungsgespräch** reagieren die Kinder oder Jugendlichen häufig mit Unmut auf die Schilderungen ihrer Eltern, oder sie weigern sich, Auskunft zu geben – nicht nur aus Scham, sondern auch, weil die Aussicht auf Veränderungen zusätzliche Ängste bei ihnen auslösen kann. Bei der Befragung der Eltern ist es wichtig, zu klären, ob es schon früher Verhaltensauffälligkeiten gab, welche Zwangssymptome wann und wie häufig auftreten, ob andere Familienmitglieder in die Zwangshandlungen einbezogen sind und ob es eine „positive" Familienanamnese für Zwangserkrankungen gibt. Ferner muss erhoben werden, ob eine generelle Überforderungssituation besteht oder ob es belastende, unverarbeitete Lebensereignisse in der Vorgeschichte gab. Des Weiteren ist es wichtig, das Ausmaß der Einschränkungen durch die Symptomatik zu erfassen, insbesondere im Hinblick auf die schulische und soziale Integration. In einer **körperlichen Untersuchung** sollte eine organische Ursache (zum Beispiel Hirnerkrankungen) für die Zwangssymptomatik ausgeschlossen werden. Fragebögen zur Fremd- und Selbsteinschätzung komplettieren die Diagnostik.

14.1.3 Ätiologie

Das bio-psycho-soziale Modell

Biologische Faktoren, die zur Entstehung einer Zwangsstörung beitragen, sind eine entsprechende genetische Disposition sowie neurobiologische Funktionsstörungen des Gehirns. Familien- und Zwillingsstudien deuten darauf hin, dass eine genetische Belastung das Risiko für die Entwicklung von Zwangsstörungen erhöhen kann. So hat sich gezeigt, dass bei eineiigen Zwillingen häufiger beide Geschwister betroffen sind als bei zweieiigen. Störungen in der neurobiologischen Funktion des Gehirns scheinen einen Einfluss auf die Entstehung zu haben. Es gibt Hinweise auf eine fehlerhafte Kommunikation zwischen Hirnarealen (Frontalhirn, Basalganglien und Thalamus), die motorische, kognitive und emotionale Impulse regulieren. Weitere Befunde deuten auf Regulationsstörungen der Gehirnbotenstoffe hin, hier insbesondere bezüglich des Botenstoffes Serotonin. Man geht davon aus, dass er an den Kontaktstellen (Synapsen) nicht in ausreichender Menge vorhanden ist. Bestimmte Medikamente (zum Beispiel Antidepressiva, die als Serotonin-Wiederaufnahmehemmer wirken) erhöhen den Serotoninspiegel in den Synapsen, was die Reizübertragung zwischen den Nervenzellen verbessert und auf diese Weise die Symptomatik verringert.

Zu den als prädisponierend wirkenden **psychologischen Faktoren** gehören bestimmte Persönlichkeitsmerkmale, vor allem Unsicherheit, Furcht vor Fehlern und Ablehnung, allgemeine Ängstlichkeit, ein geringes Selbstwertgefühl und ein hoher Anspruch an sich selbst (Perfektionismus). Hinzu kommen ein großes Sicherheitsbedürfnis und Angst vor Veränderungen.

Bei den **sozialen Faktoren** spielt insbesondere das Erziehungsverhalten der Eltern eine wichtige Rolle. Übermäßige Strenge, Rigidität, ein Klima der Angsterzeugung durch Drohungen und eine strikte Betonung von Sauberkeit, Ordnung und Perfektion können einen Einfluss auf die Entstehung von Zwangsstörungen haben. Akute Lebenskrisen und belastende Ereignisse können ebenfalls Risikofaktoren darstellen, zum Beispiel der Verlust einer nahestehenden Person, die Scheidung der Eltern oder anhaltende familiäre Konflikte, ebenso Lebenseinschnitte wie ein Schulwechsel, der Beginn der Ausbildung oder erste sexuelle Kontakte. Nach heutigen Erkenntnissen scheint dies aber nur eine untergeordnete Rolle zu spielen.

Weitere theoretische Erklärungsmodelle

Beim **psychodynamischen Modell** gelten ungelöste und unbewusste frühkindliche Konflikte als Entstehungsfaktor für Zwangsstörungen. Danach gilt die sogenannte anale Phase (ca. im Alter von 2 bis 3 Jahren) als besonders sensible Zeitperiode. In dieser Zeit lernen Kinder, ihren eigenen Willen zu bekunden und bewusst durchzusetzen. Nach psychodynamischem Verständnis handelt es sich um Konflikte, welche die Themen Autonomie, Macht und Sauberkeit zum Gegenstand haben (anal-aggressive Konflikte). Mit ihrem Bestreben nach Selbstbestimmung treten die Kleinkinder in eine Auseinandersetzung mit den Anforderungen der Eltern. Gelingt den Eltern ein feinfühliger Umgang, in dem die Interessen und Forderungen von Eltern und Kind angemessen berücksichtigt werden, lernt das Kind, seine aggressiven Impulse adäquat zu integrieren und auszudrücken. Die elterlichen Anforderungen werden im weiteren Verlauf internalisiert und tragen zur Gewissensbildung bei. Nach dem psychodynamischen Modell wird das Gewissen dem Über-Ich, welches die internalisierten Anforderungen der Eltern repräsentiert, zugeordnet. In manchen Fällen entwickelt sich diese innere Instanz jedoch zu einer unnachgiebigen und rigiden Kontrollinstanz, die hohe, zum Teil nicht erfüllbare Anforderungen an das Kind stellt. Gelingt es dem Kind jedoch nicht, die eigenen Autonomiebestrebungen mit den Über-Ich-Anforderungen zu vereinbaren, entsteht ein unbewusster Konflikt, der Spannungen und Ängste verursacht. Die Zwangssymptomatik stellt den Versuch dar, diese Spannungen und Ängste in Schach zu halten.

In **verhaltenstherapeutischen Erklärungen** wird klassischerweise das Zwei-Faktoren-Modell angeführt. Es wurde zur Erklärung von Phobien entwickelt und dann auf Zwangsstörungen übertragen. Danach werden Zwangsstörungen in einem zweistufigen Prozess erworben und aufrechterhalten. Zunächst erfolgt durch klassische Konditionierung die Ausbildung einer pathologischen Angstreaktion: Ein ursprünglich neutraler Reiz führt durch Kopplung mit einem belastenden Ereignis zu einem ausgeprägten Angstempfinden. In einem zweiten Schritt wirkt die Ausführung spezieller Denk- und Handlungsmuster (Zwangsgedanken/Zwangshandlungen) im Erleben der Betroffenen angstreduzierend. In der Folge wird dieses Verhalten häufiger angewandt (operante Konditionierung).

Heute spielen **kognitive Modelle** eine größere Rolle. Eine unangemessene, nicht realitätsgerechte Bewertung von eigentlich harmlosen Gedanken stellt demnach den Ausgangspunkt einer Zwangssymptomatik dar. Die Gedanken werden über Gebühr beachtet (selektive Aufmerksamkeit). Dies führt dazu, dass sie als bedrohlich bewertet und mit Gefahr und Unheil gleichgesetzt werden. Auf diese Weise kann eine Angstreaktion entstehen. Um die Gedanken unschädlich zu machen (zu „neutralisieren“) werden Denk- oder Handlungsmuster (Zwangsgedanken/Zwangshandlungen) „entwickelt“, die kurzfristig als „Gegenmaßnahmen“ die Angst reduzieren können. Über die scheinbare Wirksamkeit dieser „Gegenmaßnahmen“ wird aber die dysfunktionale Annahme bestätigt, es wäre tatsächlich etwas Schlimmes passiert, wenn die Zwangsgedanken/Zwangshandlungen nicht durchgeführt worden wären.

14.1.4 Verlauf

Zwangsstörungen **beginnen meistens schleichend**, mit zunächst nur wenigen oder schwach ausgeprägten Symptomen. Mit der Zeit können diese stärker und umfassender werden. Ein früher Beginn der Störung hat eine ungünstige Prognose. Ein frühzeitiger Behandlungsbeginn sowie deren konsequente Fortführung wirken sich dagegen prognostisch günstig aus. Zwangsstörungen mit Beginn im Kindes- und Jugendalter **neigen zur Chronifizierung**. In solchen Fällen entwickeln sich häufig zusätzliche psychische Störungen (Angsterkrankungen und Depressionen). Oft ist auch die gesellschaftliche Teilhabe beeinträchtigt, da die Betroffenen Schwierigkeiten in den zwischenmenschlichen Beziehungen und bei der altersadäquaten Verselbständigung haben.

Häufigkeit

Zwangsstörungen treten überall auf der Welt etwa gleich häufig auf. Der Inhalt der Zwangsgedanken und -handlungen kann aber je nach den kulturellen Gegebenheiten stark variieren. Im Kindes- und Jugendalter beträgt die Prävalenz bis zu drei Prozent. Bei etwa 20 Prozent der erwachsenen Betroffenen hat die Störung bereits vor dem zehnten Lebensjahr begonnen, bei 80 Prozent vor dem 18. Lebensjahr. Der Erkrankungsbeginn liegt also häufig in der Adoleszenz. Sind im Kindesalter noch dreimal mehr Jungen betroffen als Mädchen, ist später die Verteilung etwa gleich.

14.1.5 Differentialdiagnosen

Psychiatrische Störungen

Bei jüngeren Kindern kann die Abgrenzung zu vorübergehendem entwicklungstypischem Verhalten schwierig sein. Auch **Rituale**, die Kindern Sicherheit geben oder ihnen helfen, Erfahrungen zu verarbeiten, können manchmal mit Zwangshandlungen verwechselt werden. Diese Rituale wirken jedoch stabilisierend auf die Betroffenen und schränken ihre Entwicklung nicht ein. Es gibt viele psychiatrische Störungen, die mit zwangsähnlichen Symptomen einhergehen können.

Die Abgrenzung zu **Angststörungen** ist oft schwierig. Zum Teil werden Zwangsstörungen ohnehin als Ausprägung von Angststörungen angesehen. Auch das angstbesetzte, eingeengte Denken bei Phobien kann Zwangsgedanken sehr ähnlich sein.

Magersucht ist unter anderem durch die zwanghafte Beschäftigung mit den Vorgängen bei der Nahrungsaufnahme und durch ein ritualisiertes Essverhalten gekennzeichnet. Kalorienzählen, die Angst zu dick zu werden oder die Einteilung in erlaubte und verbotene Lebensmittel beherrschen das Denken. Die Mahlzeiten werden oft möglichst langsam und in kleinen Häppchen eingenommen. Die Symptomatik wird aber nicht – wie bei einer Zwangsstörung – bekämpft, sondern im Gegenteil als sinnvoll empfunden.

Bei Jugendlichen mit **Schizophrenie** können Symptome einer Zwangsstörung mit Zwangsgedanken auftreten. Sie lassen sich dadurch abgrenzen, dass sie nicht als sinnlos empfunden werden und die Jugendlichen nicht dagegen ankämpfen. Zwangssymptome können im Vorfeld oder nach einer schizophrenen Episode für das Individuum auch eine stabilisierende Funktion haben.

Kinder und Jugendliche mit motorischen **Tic-Störungen** leiden unter plötzlich einschießenden, unwillkürlichen Muskelzuckungen, während bei der Zwangsstörung eine intendierte Handlung vorliegt. Stereotype motorische Abläufe (Stereotypien), die wie Zwangssymptome aussehen können, sind bei Kindern und Jugendlichen mit einer **geistigen Behinderung** häufig zu beobachten. Bei Kindern und Jugendlichen mit **Autismus** gehören Rituale, die zwanghaft imponieren können, oft zur typischen Symptomatik. Allerdings werden sie von den Betroffenen nicht als sinnlos empfunden.

Körperliche Ursachen

Zwangssymptome, die in Folge eines Schädel-Hirn-Traumas oder einer Hirnhautentzündung auftreten, werden als organische Psychosyndrome eingeordnet. Ferner gibt es Hinweise, dass die Infektion mit einer bestimmten Streptokokkenart zu einer Autoimmunreaktion führen kann, die bei Kindern eine plötzliche Zwangssymptomatik auslöst.

14.1.6 Komorbidität

Zwangsstörungen können durchaus isoliert auftreten. In den meisten Fällen bestehen aber zusätzliche psychiatrische Störungen wie Depressionen, Angststörungen, Essstörungen, Ticstörungen oder Aufmerksamkeitsdefizit-/Hyperaktivitätsstörungen.

14.2 Kinder- und Jugendpsychiatrische Behandlungsmöglichkeiten

Die Behandlung von Zwangsstörungen galt lange als wenig effektiv. Heute gibt es zwar gute Therapiemöglichkeiten, doch die Rückfallquote ist im Vergleich zu vielen anderen psychiatrischen Störungen hoch. Daher sollte die Behandlung möglichst frühzeitig beginnen und langfristig angelegt sein. Ziel ist es, Möglichkeiten zum Umgang mit der Störung zu vermitteln und die zugrunde liegenden Ängste abzubauen.

14.2.1 Das multimodale Behandlungskonzept

Es werden unterschiedliche Maßnahmen kombiniert und individuell auf das betroffene Kind oder den Jugendlichen abgestimmt. Wichtig ist, dass auch die Familie und gegebenenfalls Lehrer oder Erzieher einbezogen werden. Ist die Diagnose gestellt, sollten die Kinder und Jugendlichen, die Eltern und andere Bezugspersonen über Symptomatik, Ursache, Verlauf und Prognose der Störung informiert werden; darüber hinaus werden den Betroffenen und ihren Eltern die Behandlungsmöglichkeiten erläutert (**Psychoedukation**). Hauptsächlich werden **psychotherapeutische Behandlungsverfahren** sowie in schweren Fällen zusätzlich **Medikamente** eingesetzt. Je nach der individuellen Situation können auch eine Familientherapie und die Teilnahme an einer Selbsthilfegruppe sinnvoll sein.

Gerade wenn die Kinder und Jugendlichen ihre Eltern und Geschwister in Zwangshandlungen einbeziehen, kommt **den familienbezogenen Maßnahmen** eine wichtige Bedeutung in der Behandlung zu. Die Faktoren, die die Störung aufrechterhalten, sollten identifiziert werden. So kann eine leichte Symptomatik bei jüngeren Kindern oft schon durch Elterntrainings positiv beeinflusst werden, in denen der richtige Umgang mit der Situation und ein angemessenes Erziehungsverhalten im Mittelpunkt stehen. In Gesprächen mit den Eltern lassen sich dysfunktionale familiäre Verhaltensmuster klären, emotionale Konflikte bearbeiten und Lösungsmöglichkeiten aufzeigen.

Ambulant oder stationär?

Eine ambulante Therapie ist zu empfehlen
- bei leichteren Formen der Störung
- bei guter Kooperationsfähigkeit der Familie.

Eine stationäre Behandlung ist notwendig
- bei schwerer Symptomatik
- wenn eine intensive Behandlung in einem therapeutischen Milieu notwendig ist
- bei einer ungünstigen Familiensituation
- wenn die ambulante Therapie nicht erfolgreich war.

Psychotherapie

Zwangsstörungen stehen unmittelbar mit Ängsten in Verbindung. So hat sich in der **kognitiven Verhaltenstherapie** unter anderem eine Methode als erfolgreich erwiesen, die auch zur Behandlung von Phobien eingesetzt wird: Die Exposition mit Reaktionsverhinderung. Nach einer intensiven Vorbereitung setzen sich die Kinder und Jugendlichen in Anwesenheit des Therapeuten bewusst ihren angstauslösenden Stimuli aus. Sie sollen dabei lernen, die zunehmende Anspannung auszuhalten (Habituation), ohne der Zwangssymptomatik nachzugeben. Dabei erleben die Betroffenen, dass die Anspannung ein physiologischer Prozess ist, der nach einem Höhepunkt wieder nachlässt. Entscheidend ist die Erfahrung, dass die erwarteten katastrophalen Folgen nicht eintreten (therapeutischer Effekt).

Eine weitere Maßnahme ist die **kognitive Umstrukturierung**. Die Kinder und Jugendlichen lernen, ihre Zwangsgedanken und -impulse neu zu bewerten, so dass sie sich ihnen nicht mehr ausgeliefert fühlen müssen. Sie lernen dabei, ihren Zwangsgedanken und -impulsen offensiver und aktiver gegenüberzutreten. So können sie diese eher aushalten und müssen sie nicht mit Zwangsreaktionen abwehren. Darüber hinaus üben die Kinder und Jugendlichen Techniken ein, mit denen sie Konfliktsituationen besser bewältigen können. Auch **Entspannungsverfahren** wie autogenes Training oder progressive Muskelrelaxation können unterstützend wirken.

Die **psychodynamisch orientierte Psychotherapie** sieht Zwangsstörungen als Reaktion auf einen unbewussten Konflikt aus der frühen Kindheit. Dieser soll identifiziert und bearbeitet werden. Bei jüngeren Kindern haben sich Spieltherapien bewährt. Durch das therapeutische Spiel können die unbewussten Konflikte ausgedrückt werden, sodass sie vom Therapeuten verstanden und in Worte oder Symbole „übersetzt" werden können. Außerdem bietet der geschützte Rahmen Möglichkeiten, Handlungsalternativen zu erproben. Bei älteren Kindern und Jugendlichen wird über Gespräche ein Zugang zu den unbewussten Phantasien gesucht. Außerdem wird eine Stärkung der Ich-Funktionen angestrebt, so dass beispielsweise Frustrationstoleranz, Konflikt- und Urteilsfähigkeit und der Umgang mit Gefühlen in altersgemäßer Weise entwickelt werden können.

Medikamentöse Therapie

Medikamente zur Behandlung einer Zwangsstörung sind indiziert, wenn eine Psychotherapie allein nicht den gewünschten Erfolg erzielt. In der Regel ist **eine langfristige medikamentöse Behandlung mit Antidepressiva** notwendig. Da erst nach bis zu zehn Wochen mit einem Wirkungseintritt zu rechnen ist, sollte der therapeutische Effekt nicht vor Ablauf von drei Monaten beurteilt werden. Sofern zu diesem Zeitpunkt keine positive Wirkung auf die Zwangssymptomatik festzustellen ist, sollte ein Medikamentenwechsel vorgenommen werden.

Wo gibt es psychotherapeutische Hilfen?

- Bei niedergelassenen Kinder- und Jugendpsychiatern
- Bei niedergelassenen Kinder- und Jugendpsychotherapeuten
- Bei psychiatrischen Institutsambulanzen/Kliniken

14.3 Der pädagogische Umgang

Allgemeine Anforderungen an Einrichtungen und Mitarbeiter

In der Betreuung von Kindern und Jugendlichen mit einer Zwangsstörung werden Mitarbeiter häufig damit konfrontiert, dass sie wenig Einfluss auf die Zwangssymptomatik nehmen können. Dies kann Gefühle wie Frustration, Ärger und Hilflosigkeit auslösen. Informationen über die Erkrankung können helfen, die zum Teil bizarren Verhaltensweisen (Zwangshandlungen) der Betroffenen angemessen einzuordnen. Es empfiehlt sich, die eigenen Empfindungen, die durch die Konfrontation mit der Störung ausgelöst werden, im Rahmen der **Eigen- und Teamreflexion** sowie Supervision zu bearbeiten, um inadäquate Reaktionen (Ärger zeigen, ins Lächerliche ziehen) zu verhindern. Hilfreich ist es, sich von Zeit zu Zeit zu vergegenwärtigen, dass der junge Mensch an seiner Symptomatik keine persönliche Schuld trägt. Häufig besteht die Überzeugung, der Betroffene könne die Zwänge durch Willenskraft oder Disziplin einstellen. Doch gut gemeinte Appelle wie zum Beispiel „Reiß dich zusammen" oder „Hör auf" sowie Diskussionen über Sinn und Unsinn der Zwänge führen zu keiner Verhaltensänderung. Im Gegenteil, sie setzen die Kinder und Jugendlichen zusätzlich unter Druck und können Schuldgefühle auslösen.

Um das **Selbstwertgefühl zu stärken**, ist es wichtig, auch kleine Fortschritte anzuerkennen und auf zu erwartende Rückfälle nicht mit Vorwürfen zu reagieren. Die Förderung und Nutzung individueller Ressourcen und die Verbesserung der Konfliktfähigkeit stellen allgemeine stabilisierende Maßnahmen dar. Eine **gute Kooperation** und Rückkopplung mit den Behandlern ist unverzichtbar. Dies kann beispielsweise auch Absprachen mit dem Therapeuten zum Umgang mit der Zwangssymptomatik im Alltag beinhalten.

Spezifische Empfehlungen

Bezüglich der **Alltagsgestaltung** ist es sinnvoll, mit den betroffenen Kindern und Jugendlichen zu vereinbaren, inwieweit Rücksicht auf die Ausübung der Zwangssymptomatik genommen wird. Dabei ist darauf zu achten, dass die Zwänge nicht die Alltagsabläufe dominieren oder andere in Mitleidenschaft ziehen, beispielsweise indem die betroffenen Kinder und Jugendlichen anderen verbieten, bestimmte Räume zu betreten.

Sowohl Mitarbeiter als auch Mitbewohner sollten darauf gefasst sein, dass Kinder und Jugendliche mit einer Zwangsstörung andere in die Zwangshandlungen einbeziehen wollen. Die Betroffenen fordern dann Unterstützung bei der Durchführung der Zwangsrituale oder in Form von verbalen Zusicherungen – wie etwa die Bestätigung, dass die Tür wirklich geschlossen, die Kleidung richtig geordnet, die Autonummern korrekt addiert oder der Herd tatsächlich ausgeschaltet wurde. Falls die einbezogene Person diesen Aufforderungen nachkommt, kann es für den Betroffenen zunächst zu einer Entlastung mit Verringerung der Zwangssymptomatik kommen. Langfristig jedoch verstärkt ein „Mitmachen" die Zwänge und schwächt zusätzlich das Selbstbewusstsein. Deshalb ist es gerechtfertigt, es abzulehnen, in Zwangsrituale einbezogen zu werden. Eine **Weigerung, sich einbeziehen zu lassen**, kann bei den betroffenen Kindern und Jugendlichen zu Wutausbrüchen und Aggressionen führen, da dies den vorhandenen inneren Druck verstärkt.

Zwangssymptome folgen einem festen Ablauf, so dass im Laufe der Zeit regelrechte **Rituale** entstehen können. Dies hat zur Folge, dass der Betroffene glaubt, einen bestimmten Ablauf „zwingend" einhalten zu müssen. Treten während des Rituals Störungen auf, die zu einer Unterbrechung des Ablaufs führen, muss es so oft durchgeführt werden, bis es „stimmt". Ansonsten kann dies ebenfalls zu aggressiven Reaktionen führen.

In der Gruppe ist es wichtig, darauf zu achten, dass junge Menschen mit einer Zwangsstörung nicht aufgrund ihres meist wenig nachvollziehbaren Verhaltens gemieden werden und in eine Außenseiterposition geraten. Eine sachliche **Information und Aufklärung der Mitbewohner** ist daher sinnvoll. Sie sollte in der (teil-)stationären Jugendhilfe mit der Empfehlung verbunden werden, sich als Mitbewohner nicht in die Zwangsrituale einbeziehen zu lassen.

Notizen

Glossar

Affekt: Der Affekt ist ein beobachtbares Verhaltensmuster einer Emotion. Affekte manifestieren sich in Änderungen des Gesichtsausdrucks, der Stimmfrequenz sowie der Hand- und Körperbewegungen.

Anamnese: Die allgemeine Erhebung der Krankengeschichte anhand einer systematischen Befragung, um Informationen für die Diagnosestellung zu erhalten.

Ätiologisch: die Ursache betreffend

Betäubungsmittel: Laut deutschem Betäubungsmittelgesetz handelt es sich um Wirkstoffe, die zur Abhängigkeit führen können. Das Spektrum reicht von bewusstseinsverändernden illegalen Substanzen wie Cannabis oder Heroin bis hin zu Medikamenten wie Schlaf- oder Aufputschmittel.

Bio-psycho-soziales Modell: Danach entsteht eine psychische Störung durch ein komplexes Zusammenspiel biologischer, psychischer und sozialer Faktoren.

BMI: Body Mass Index, zur Bewertung des Körpergewichts. Berechnung: Körpergewicht in kg im Verhältnis zur Körpergröße in m^2

BMI-Perzentilen: Zur Bewertung des Körpergewichts bei Kindern und Jugendlichen werden – zusätzlich zum BMI – Alter und Geschlecht berücksichtigt. Ein Gewicht auf der 90. Perzentille bedeutet zum Beispiel, dass 90 Prozent der Kinder gleichen Geschlechts und Alters weniger wiegen.

Compliance: Mitarbeit des Patienten, Einhaltung der Anordnung des Arztes

Cortisol: Ein Hormon der Nebennierenrinde, dessen Produktion in einem Regelkreis im Gehirn gesteuert wird. Es wird bei psychischem Stress ausgeschüttet.

Craving: Bei Abhängigkeitserkrankungen: beinahe unbeherrschbares Verlangen nach einer Droge oder Tätigkeit (Spielen, Kaufen etc.)

Depersonalisation: sich selbst als fremd oder unwirklich erleben, nicht mehr Herr seiner Gefühle, Gedanken oder Erinnerungen sein

Derealisation: seine Umgebung als fremd und unwirklich erleben

Differenzialdiagnose: Erkrankungen, bei denen eine ähnliche oder identische Symptomatik auftritt.

DSM-V: Diagnostic and Statistical Manual of Mental Disorders. Klassifikationssystem für psychische Störungen der American Psychiatric Association (APA). Die 5. Auflage ist die seit Mai 2013 gültige Ausgabe und löste die seit 2003 in Deutschland verbindliche 4. Auflage (DSM-IV ab).

Dissoziation: die Unterbrechung der normalerweise miteinander in Verbindung stehenden Funktionen des Bewusstseins, des Gedächtnisses, der Gefühle, der Identität oder der Wahrnehmung der Umwelt

Dopamin: ein chemischer Botenstoff im Gehirn, der unter anderem die Regulation von Motorik und Empfindungen beeinflusst und eine wichtige Rolle für das Belohnungssystem im Gehirn spielt

Dopaminhypothese: Danach wird die übermäßige Ausschüttung des Botenstoffs im Gehirn als Risikofaktor für die Entstehung von Schizophrenie und Abhängigkeitserkrankungen angesehen.

Dysfunktionale Kognition: Unangemessene, unrichtige und wenig hilfreiche Bewertung von Situationen und Ereignissen, oft negativ. Beispielsweise wir eine Situation negativ bewertet, die – objektiv gesehen – neutral oder positiv ist.

Exploration: In der Medizin bezeichnet sie die gezielte Erhebung von physischen oder psychischen Krankheitsbefunden durch Befragung des Patienten.

Externalisierende Störungen: nach außen gerichtete Störungen, zum Beispiel ADHS, aggressives Verhalten (siehe auch internalisierende Störungen)

Flashback: Es handelt sich hierbei um unwillkürlich auftauchende, real wirkende Erinnerungen an belastende Erlebnisse. Die Betroffenen haben das Gefühl, tatsächlich wieder in der belastenden Situation zu sein, und reagieren entsprechend mit Angst, Panik, Zittern, Schweißausbrüchen und Herzrasen. Flashbacks können sowohl durch innere als auch äußere Reize ausgelöst werden.

Freiheitsentziehende Maßnahmen: Alle Maßnahmen, welche die Bewegungsfreiheit von Patienten oder Heimbewohnern einschränken, zum Beispiel Fixierung im Bett, Einschließen in einem Zimmer oder Hindern am Verlassen des Hauses. Solche Maßnahmen sind genehmigungspflichtig und nur unter bestimmten Voraussetzungen erlaubt, beispielsweise bei Selbst- oder Fremdgefährdung.

Hippocampus: Region des Gehirns, die wichtig für Gedächtnis, Orientierung und Emotionen ist

ICD-10: International Statistical Classification of Diseases and Related Health Problems. Klassifikationssystem für Krankheiten der Weltgesundheitsorganisation WHO. Mit einer flexiblen Übergangsfrist von 5 Jahren trat im Januar 2022 die IDC-11 in Kraft.

Ich-dyston: Phänomene, Zustände oder Symptome, die von dem Betroffenen als fremd und nicht zur eigenen Person gehörend empfunden werden. Beispiel: Zwangshandlungen im Rahmen einer Zwangsstörung werden vom Betroffenen als eigenartig und störend empfunden. (Gegenteil: ich-synton).

Internalisierende Störungen: nach innen gerichtete Störungen, zum Beispiel: Depressionen, Angststörungen (siehe auch externalisierende Störungen)

Intoxikation: Vergiftung

Intrusion: Wiedererleben traumatischer Ereignisse, zum Beispiel als Flashback oder Albtraum

Komorbidität: Krankheiten, die zusätzlich zu einer Grunderkrankung auftreten

Konditionierung: ein Begriff aus der Lerntheorie, aus deren theoretischen Grundlagen die Verhaltenstherapie entwickelt wurde

Klassische Konditionierung: Ein mehr oder weniger beliebiger Reiz kann mit einer bestimmten psysiologischen Reaktion gekoppelt werden.

Operante Konditionierung: Lernen kann durch Belohnung („positive Verstärkung") oder das Beenden eines unangenehmen Zustands („negative Verstärkung") gefördert werden.

Konkordanz: Übereinstimmung bestimmter Merkmale

Lebenszeitprävalenz: gibt den Anteil der Personen aus einer definierten Gruppe an, die in ihrem Leben mindestens einmal an der untersuchten Störung erkrankt sind

Lerntheorie: Unter diesem Begriff werden verschiedene Modelle zusammengefasst, die Veränderungen im Erleben und Verhalten aufgrund von Erfahrungen des Individuums erklären. Ausgehend von den frühen Konditionierungstheorien von Pawlow und Skinner zu Beginn des 20. Jahrhunderts erfuhr die Lerntheorie vielfache Weiterentwicklungen, beispielsweise durch das Lernen am Modell und durch die Hinzunahme von Kognitionen und emotionalen Erlebnisinhalten. Die Lerntheorien sind gleichzeitig theoretische Grundlage der Verhaltenstherapie.

Multimodale Therapie: in der Psychiatrie Kombination unterschiedlicher Behandlungsformen, die einander ergänzen (zum Beispiel Medikamente, Psychotherapie und Entspannungstechniken)

Neuroleptika: Medikamente, die durch Einwirkung auf die Neurotransmitter des Gehirns ihre Wirkung entfalten. Sie wirken antipsychotisch, können das Anspannungsniveau senken, entängstigend wirken und werden vor allem zur Behandlung von Psychosen eingesetzt.

Neurose: Begriff aus der Psychoanalyse; er bezeichnet eine psychische Störung, die nach psychoanalytischer Modellvorstellung durch ungelöste Konflikte in der frühen Kindheit hervorgerufen wird.

Neurotransmitter: chemische Botenstoffe, die bei der Erregungsübertragung an den Synapsen – den Kontaktstellen der Nervenzellen – freigesetzt werden und auf diese Weise hemmend oder erregend wirken

Noradrenalin: chemischer Botenstoff im Gehirn, der unter anderem die Stressreaktion des Körpers steuert

Prävalenz: die Häufigkeit einer Krankheit oder Störung in einer definierten Population zu einem bestimmten Zeitpunkt oder in einem bestimmten Zeitraum

Prodromalsymptome: Vorläufersymptome, erste Anzeichen für eine mögliche Störung

Psychodynamische Theorie: Erklärungsmodell zur Entstehung psychischer Krankheiten auf der Basis der Psychoanalyse

Psychogen: durch die Psyche bedingt

Psychomotorik: bezeichnet willkürliche und unwillkürliche körperliche Bewegungen, die aus dem Zusammenwirken von äußerliche sichtbarer Bewegung (Motorik) und dem inneren Erleben (Psyche) entstehen

Psychotrop, psychoaktiv: Jede von außen zugeführte Substanz, die Veränderungen der Psyche und des Bewusstseins eines Menschen zur Folge hat, wird als psychotrop oder psychoaktiv bezeichnet.

Psychose: allgemeiner Begriff zur Beschreibung einer schweren psychischen Erkrankung, welche mit einer Aufhebung des Realitätsbezuges einhergeht. Beispielhafte Symptome sind Wahn und Halluzinationen.

Serotonin: ein chemischer Botenstoff, der im Gehirn als Neurotransmitter wirkt und unter anderem die Stimmungslage beeinflusst

Somatisch: körperlich

Somatisierung: körperlich wahrgenommene Symptomatik, die nicht oder nicht alleine auf eine körperliche Erkrankung zurückzuführen ist und bei der eine seelische (Mit-)Verursachung angenommen wird. Auch: Umwandlung von psychischen Problemen in Körpersymptome

SSRI: Selektive Serotonin-Wiederaufnahme-Hemmer („selective serotonin reuptake inhibitors“) sind Antidepressiva, welche die bei depressiven Erkrankungen erniedrigte Serotonin-Konzentration im Gehirn erhöhen.

Vulnerabilität: Anfälligkeit für eine bestimmte Störung oder Erkrankung

Autorenverzeichnis

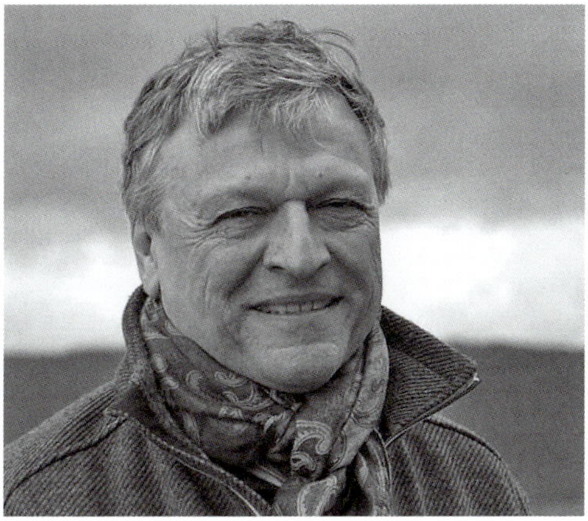

Dr. med. Hans-Joachim Kirschenbauer, Facharzt für Psychiatrie und Psychotherapie, Sozialmedizin – Rehabilitation – Suchtmedizin, Leitender Medizinaldirektor i.R.

Hans-Joachim Kirschenbauer, geboren in Frankfurt am Main, Studium und Facharztausbildung, tiefenpsychologische/analytische Psychotherapieausbildung sowie psychoanalytische Psychosen-Therapie.

Als Chefarzt erwirkte er die Reorganisation und Neustrukturierung von Kliniken für Psychosomatik und Abhängigkeitserkrankungen. Für die Stadt Frankfurt am Main förderte er als leitender Medizinaldirektor den Aufbau einer neuen städtischen Struktur und der Organisation der psychiatrischen Versorgung unter Implementierung des preisgekrönten Projektes „ALFI" für die Versorgung von psychisch kranken Kindern und Jugendlichen.

Er ist tätig als Dozent und Gutachter, ferner ehrenamtlich in leitender Funktion auf Regional- und Bundesebene. Er ist Mitglied der Expertenkommission der PSNV-Konsensuskonferenzen des Bundes, wo er als Leiter PSNV und PSNV-Fachberater die psychosoziale Notfallversorgung (PSNV) für die Fußballweltmeisterschaft konzipierte und aufbaute.

Diverse Veröffentlichungen, intensive Beschäftigung mit den Themen ICF und Qualitätsmanagement.

Bernhard Gerhards, Diplom-Psychologe, Diplom-Pädagoge, Kinder- und Jugendpsychiatrischer Dienst des Amtes für Gesundheit, Frankfurt am Main.

Dr. med. Joëlle Penzkofer, Ärztin für Kinder- und Jugendpsychiatrie, Psychotherapie, Kinder- und Jugendpsychiatrischer Dienst des Amtes für Gesundheit, Frankfurt am Main.

Heike Sänger-Seul, Diplom-Psychologin, Erzieherin, Kinder- und Jugendpsychiatrischer Dienst des Amtes für Gesundheit, Frankfurt am Main.

Dr. med. Tobias Stegmann, Arzt für Kinder- und Jugendpsychiatrie und -psychotherapie, Kinder- und Jugendpsychiatrischer Dienst des Amtes für Gesundheit, Frankfurt am Main.

Literatur

Carr, A. (2006). *The Handbook of Child and Adolescent Clinical Psychology. A Contextual Approach* (2nd ed.). East Sussex: Routledge.

Margraf, J. & Schneider, S. (1990). *Panik. Angstanfälle und ihre Behandlung* (2. Aufl.). Berlin/Heidelberg: Springer. https://doi.org/10.1007/978-3-662-22280-5

(No authors listed). (Dec. 1999). A 14-month randomized clinical trial of treatment strategies for attention-deficit/hyperactivity disorder. The MTA Cooperative Group. Multimodal Treatment Study of Children with ADHD. *Archives of Genereal Psychiatry*, *56*(12), 1073–1086, PMID: 10591283. https://pubmed.ncbi.nlm.nih.gov/10591283/ https://doi.org/10.1001/archpsyc.56.12.1073

World Health Organization (WHO). (2019/2021). *International Classification of Diseases, Eleventh Revision (ICD-11)*. Licensed under Creative Commons Attribution-NoDerivatives 3.0 IGO licence (CC BY-ND3.0 IGO). Verfügbar unter https://icd.who.int/browse11

Weiterführende Literatur bei Hogrefe

Dresbach, E. & Döpfner, M. (2020). *Gleichaltrigenprobleme im Jugendalter*. Hogrefe. https://doi.org/10.1026/02234-000

Eigenheer, R., Rhiner, B., Schmid, M. & Schramm, E. (2015). *Störung des Sozialverhaltens bei Jugendlichen*. Hogrefe.

Gollwitzer, M., Pfetsch, J., Schneider, V., Schulz, A., Steffke, T. & Ulrich, C. (2007). *Gewaltprävention bei Kindern und Jugendlichen*. Hogrefe.

Grasmann, D., Legenbauer, T. & Holtmann, M. (2018). *Wütend, traurig und gereizt*. Hogrefe. https://doi.org/10.1026/02511-000

Landolt, M.A. (2021). *Psychotraumatologie des Kindesalters*. Hogrefe. https://doi.org/10.1026/02879-000

Lehmkuhl, G., Poustka, F., Holtmann, M. & Steiner, H. (2012). *Lehrbuch der Kinder- und Jugendpsychiatrie*. Hogrefe.

Lehmkuhl, G., Poustka, F., Holtmann, M. & Steiner, H. (2015). *Praxishandbuch Kinder- und Jugendpsychiatrie*. Hogrefe. https://doi.org/10.1026/02538-000

Lukesch, H. (2016). *Auffälligkeiten im Erleben und Verhalten von Kindern und Jugendlichen*. Hogrefe. https://doi.org/10.1026/02746-000

Petermann, F. (2013). *Lehrbuch der Klinischen Kinderpsychologie*. Hogrefe.

Pinquart, M., Schwarzer, G. & Zimmermann, P. (2018). *Entwicklungspsychologie – Kindes- und Jugendalter*. Hogrefe. https://doi.org/10.1026/02861-000

Schneider, S. & Popp, L. (2020). *Emotionale Störungen und Verhaltensauffälligkeiten*. Hogrefe.

Streeck-Fischer, A., Cropp, C., Streeck, U. & Salzer, S. (2016). *Borderline-Störungen bei Jugendlichen*. Hogrefe. https://doi.org/10.1026/02701-000

Verbeek, D. & Petermann, F. (2015). *Essstörungen bei Jugendlichen vorbeugen*. Hogrefe. https://doi.org/10.1026/02683-000

Aus der Reihe Leitfaden der Kinder- und Jugendpsychotherapie

Büch, H., Döpfner, M. & Petermann, U. (2015). *Soziale Ängste und Leistungsängste*. Hogrefe.

Goldbeck, L., Allroggen, M., Münzer, A., Rassenhofer, M. & Fegert, J.M. (2016). *Sexueller Missbrauch*. Hogrefe.

Holtmann, M., Legenbauer, T. & Grasmann, D. (2017). *Störungen der Affektregulation*. Hogrefe. https://doi.org/10.1026/02510-000

Rassenhofer, M., Hoffmann, U., Hermeling, L., Berthold, O., Fegert, J.M. & Ziegenhain, U. (2020). *Misshandlung und Vernachlässigung*. Hogrefe. https://doi.org/10.1026/02668-000

Wewetzer, C. & Quaschner, K. (2019). *Suizidalität*. Hogrefe. https://doi.org/10.1026/02657-000

Ratgeber

Petermann, F., Döpfner, M. & Görtz-Dorten, A. (2016). *Ratgeber aggressives und oppositionelles Verhalten bei Kindern*. Hogrefe. https://doi.org/10.1026/02649-000

Rassenhofer, M., Berthold, O., Kliemann, A., Ziegenhain, U., Fegert, J. M. & Hoffmann, U. (2022). *Ratgeber Misshandlung und Vernachlässigung*. Hogrefe. https://doi.org/10.1026/02712-000

Wewetzer, G. & Bohus, M. (2016). *Borderline-Störung im Jugendalter*. Hogrefe. https://doi.org/10.1026/02563-000

Sachwortverzeichnis

B

C

D

E

W

Z